临床神经病理学经典与疑难病例荟萃

——北京市神经科临床病理讨论会 40 周年纪念专辑

北京市神经科临床病理讨论会组织委员会
中华医学会神经病学分会神经病理学组 编

北京大学医学出版社

图书在版编目（CIP）数据

临床神经病理学经典与疑难病例荟萃：北京市神经
科临床病理讨论会 40 周年纪念专辑 / 北京市神经科临床
病理讨论会组织委员会、中华医学会神经病学分会神经
病理学组编 . -- 北京：北京大学医学出版社，2020.1
　　ISBN 978-7-5659-2015-8

　　Ⅰ . ①临… Ⅱ . ①北… ②中…Ⅲ . ①神经病学－病理
学②神经病－疑难病－病案 Ⅳ . ① R741.02

　　中国版本图书馆 CIP 数据核字 (2019) 第 168843 号

临床神经病理学经典与疑难病例荟萃——北京市神经科临床病理讨论会40周年纪念专辑

主　　编：北京市神经科临床病理讨论会组织委员会、中华医学会神经病学分会神经病理学组
出版发行：北京大学医学出版社
地　　址：（100191）北京市海淀区学院路38号　北京大学医学部院内
电　　话：发行部 010-82802230；图书邮购 010-82802495
网　　址：http : //www.pumpress.com.cn
E - m a i l : booksale@bjmu.edu.cn
印　　刷：北京强华印刷厂
经　　销：新华书店
责任编辑：刘　燕　　责任校对：靳新强　　责任印制：李　啸
开　　本：889 mm × 1194 mm　1/16　　印张：18.5　　字数：534千字
版　　次：2020年1月第1版　2020年1月第1次印刷
书　　号：ISBN 978-7-5659-2015-8
定　　价：180.00元

编　委　会

（按姓氏汉语拼音排序）

卫　华　首都医科大学宣武医院神经内科

焉传祝　山东大学齐鲁医院神经内科

姚　生　中国人民解放军总医院第六医学中心神经内科

于生元　中国人民解放军总医院第一医学中心神经内科

袁　云　北京大学第一医院神经内科

张　俊　北京大学人民医院神经内科

张微微　中国人民解放军总医院第七医学中心神经内科

张　巍　北京大学第一医院神经内科

张英爽　北京大学第三医院神经内科

张在强　首都医科大学附属北京天坛医院神经内科

赵玉英　山东大学齐鲁医院神经内科

赵重波　复旦大学附属华山医院神经内科

钟延丰　北京大学医学部病理学系

朱明伟　中国人民解放军总医院第一医学中心神经内科

前　言

栉风沐雨四十载，"北京市神经科临床病理讨论会"正步入不惑之年。

四十年前，由我国著名神经病学及神经病理学家黄克维教授倡导并创立了"北京市神经科临床病理讨论会"。此后薪火传承，经过一代又一代神经科学工作者的共同努力，使之成为神经病学界历时最久、延续性最好的继续教育项目之一。该讨论会在全国的影响力日渐扩大，由最初北京市十余家医院每月一次轮流提供病例进行讨论，发展到由上海、济南、石家庄、江西甚至国外专家展示疑难或罕见病例，大大丰富了临床病理的讨论内容，提升了临床医生的诊治水平。

回顾"北京市神经科临床病理讨论会"四十年的发展历程，我们首先要感恩老一辈专家的卓越贡献。他们精益求精、严谨务实的学术风格构筑了"北京市神经科临床病理讨论会"永远的精神家园。无论时代如何变迁，科学技术如何发展，这种学术文化积淀永远是我们最宝贵的精神财富。

"北京市神经科临床病理讨论会"的四十年是教书育人的四十年，每一次病例讨论都使与会者受益匪浅。目前我国神经病学界许多中青年骨干及学术带头人是神经病理讨论会的亲历者、实践者及受益者。相信在今后的学科建设道路上，他们将弦歌不辍、继往开来，将老一辈医务工作者的学术风范代代相传。

"北京市神经科临床病理讨论会"的四十年也是神经病学界同仁和衷共济、通力合作的四十年。每一次病例讨论的准备过程都渗透着临床、病理、神经影像乃至基础研究实验室医生的辛勤汗水。正是由于他们的不懈努力，不断地将神经科学发展的新技术和新方法引入临床病理讨论会，才使讨论会的内容越来越丰富，越来越深入。"北京市神经科临床病理讨论会"是多学科交叉融合、相互学习、协同发展的范例。

不积跬步，无以至千里；不积小流，无以成江海。"北京市神经科临床病理讨论会"以其坚实的步伐走过了四十年的行程，积累了大量疑难罕见病例，成为神经病学界的宝贵资源，供临床医生参考，供后生晚辈学习。今天组委会的同志们特遴选出近年讨论的部分优秀病例汇集成册，以飨读者。

走进新时代，肩负新使命，祝愿"北京市神经科临床病理讨论会"在新的征途上续写新篇章。

王鲁宁

中华医学会神经病学分会神经病理学组原组长

中国人民解放军总医院第一医学中心教授

2019 年 5 月于北京

目　录

第二部分　周围神经肌肉病

第一部分

中枢神经系统疾病

病例 1

84 岁男性进行性认知功能减退伴间断性精神行为异常 5 年余，行动迟缓 3 年

临床资料

患者，男，84 岁，主因"进行性认知功能减退伴间断性精神行为异常 5 年余，行动迟缓 3 年"于 2011 年 4 月 1 日入院。

现病史：患者自 2007 年（80 岁）起无明显诱因逐渐出现近记忆力减退。表现为日常生活中刚做过的事情转瞬即忘，重复相同的问题，伴精神和行为异常，表现为多疑及妄想，比如怀疑家里有坏人，经常半夜起来重复关门窗。如老伴与单位同事在一起，其就怀疑老伴有不忠行为。患者同时间断出现幻视症状，如看见小鸟飞进房间，墙壁有虫子，时常向家人诉说有陌生人进家门了。期间曾就诊于某专科医院，诊断为"精神分裂症"，给予奥氮平治疗，未规律服药。2009 年出现方向感缺失，如在家中找不到自己的卧室及卫生间，外出后找不到家门。同年开始逐渐出现动作迟缓、言语笨拙及双手抖动症状，多次无故跌倒，并有小便次数频及便秘症状。在家曾检查（老伴为医务工作者），发现存在直立性低血压（立位时血压最低 60/40 mmHg）。2009 年 5 月于门诊就诊后收住神经科。查体发现患者存在近记忆力、远记忆力及计算力等认知功能减退，构音不清，饮水呛咳。双上肢肌张力高，右侧病理征阳性。出院诊断为"老年性痴呆可能"。之后在本院门诊随诊，仍诊断"老年性痴呆"。服用胆碱酯酶抑制剂后出现精神和行为症状加重，后调整药物为盐酸美金刚片及奋乃静治疗，症状改善不明显。2009 年 7 月出现夜间睡眠差、躁动及幻视，自行服用艾司唑仑（1 mg）后出现嗜睡。2011 年 3 月 28 日精神受刺激后出现被害妄想，打骂老伴，夜间不眠，拒绝服药。3 月 31 日因精神症状明显，影响他人日常生活，家人早晨给予患者口服奥氮平（2.5 mg）及硝西泮（2.5 mg）。下午再次服用奥氮平（2.5 mg）后，患者出现嗜睡及小便失禁。门诊以"老年变性痴呆：路易体痴呆可能性大"收住我院老年神经科。

既往史、个人史及家族史：大学文化，医生，已婚，有 2 子 1 女，爱人及子女均体健。无运动障碍及痴呆疾病家族史。其余无特殊。

入院查体：卧位血压 140/80 mmHg，立位血压 80/60 mmHg。内科查体未见明显异常。专科查体：神志清楚，言语含糊，面部表情呆板，初查显示认知功能下降。双侧眼球位置居中，各方向运动正常。双瞳孔等大、等圆，直径约 3 mm，对光反射灵敏。双侧额纹对称正常，闭目有力，示齿口角无偏斜，鼻唇沟对称。双耳听力减退，林纳试验（Rinne test）气导大于骨导，韦伯试验（Weber test）居中。伸舌居中，无舌肌萎缩及震颤。四肢肌力 5 级，双手轻度动作性震颤，四肢肌张力增高，双腕部呈齿轮样增高，以左侧肢体为著。双侧指鼻试验稳准，双侧跟膝胫试验稳准。启动慢，站立姿势及行走步幅异常，转弯不灵便。双侧肱二头肌、肱三头肌及膝腱反射对称存在，双侧跟腱反射对称减低。双侧霍夫曼征阴性，右侧查多克征阳性，左侧病理征未引出。双侧肢体深、浅感觉对称存在。无颈项强直，凯尔尼格征阴性，布鲁津斯征阴性。

辅助检查：入院后查血、尿及大便常规、肿瘤标志物、血清四项、甲状腺功能、叶酸、维生素 B_{12} 和同型半胱氨酸水平均在正常范围。生前简易神经状况检查（minir-mental state examination，MMSE）

评分：2010 年 8 月 14/30 分，2011 年 2 月 8/30 分。2011 年 1 月 12 日正电子发射断层成像（positron emission tomography，PET）和 CT 显示双侧额叶、颞叶和顶叶葡萄糖代谢减低（图 1-1）。

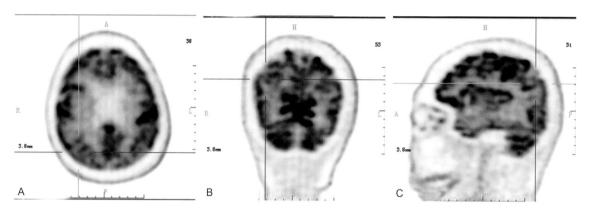

图 1-1　脑 PET 检查显示双侧额叶、颞叶及顶叶葡萄糖代谢减低，水平位额叶皮质代谢减低 (A)，冠状位显示颞叶及顶叶皮质代谢减低 (B)，矢状位显示额叶和顶叶皮质代谢减低 (C)（本图由解放军总医院核医学科富丽萍医师提供）

治疗经过：入院后给予营养神经、改善脑代谢及对症治疗，口服盐酸美金刚及奥氮平等药物，间断加服艾司唑仑助睡眠，神经系统功能呈缓慢进行性下降。住院期间患者呈逐渐进展的痴呆状态，经常白天仍卧床不起，有时自言自语，回答提问时常常不切题，间断伴有精神和行为异常，如易激惹及攻击陪护等行为。经过治疗后，有时精神症状获得一定的改善，可主动与人打招呼，回答简单的问题，可在搀扶下行走。2011 年 9 月出现肺部感染。感染控制后长期卧床不起，并出现语言功能逐渐丧失，四肢及颈部肌张力持续性增高。2014 年 6 月 25 日再次出现肺部感染，予以抗生素治疗，6 月 30 日出现呼吸衰竭，经鼻气管插管及机械通气治疗。期间患者间断出现肢体抽动，持续时间为数秒到数分钟不等。6 月 25 日复查头颅 CT，未见脑实质出血及硬膜下血肿，先后应用氯西泮及左乙拉西坦等药物控制肢体抽动发作，并给予抗生素消炎及胃肠营养等措施，但最终因感染控制不佳，并发心、肝及肾等多脏器衰竭于 2014 年 7 月 8 日死亡。死亡年龄 87 岁，总病程近 8 年。

2011 年 4 月 2 日头部 MRI 检查示脑内多发腔隙缺血灶，未见急性缺血灶，老年性脑改变（轻度萎缩）（图 1-2）。

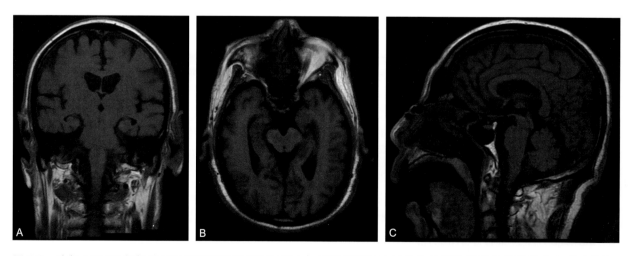

图 1-2　头部 MRI T1 加权像显示脑室系统未见明显扩大，额叶及颞叶皮质和海马等边缘结构及脑干未见明显萎缩。A. 冠状位 T1 像显示海马未见明显萎缩。B. 水平位显示颞叶内侧和中脑未见明显萎缩。C. 矢状位显示脑干和小脑未见明显萎缩

病理结果

肉眼所见：死后24 h内行脑及内脏解剖，但未取脊髓及交感神经链（交感神经节）。新鲜脑重1276 g（图1-3）。常规固定2周后切脑（左侧半球冠状位，右侧半球矢状位）。大体所见：左、右大脑半球基本对称，脑回及脑沟见正常老年性改变，软脑膜稍厚。脑干轻度萎缩。大脑动脉环（Willis环）完整，轻度动脉粥样硬化改变，未见各种脑疝。上矢状窦未见血栓。大脑、脑干和小脑切面观察：两侧半球对称，灰质无明显变薄，灰、白质分界清楚。大脑白质及深部灰质核团未见异常改变，海马结构无明显萎缩（图1-4）。中脑、脑桥及延髓各切面显示萎缩，中脑黑质及脑桥蓝斑色泽变浅（图1-5）。小脑各水平切面未见显著变化。

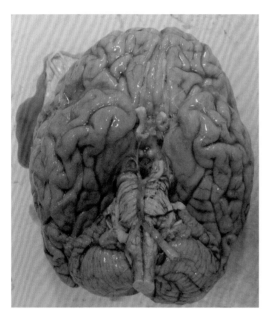

图1-3　新鲜大脑底面观

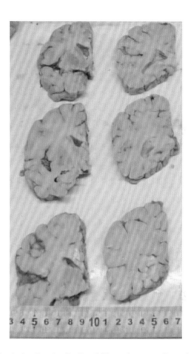

图1-4　大脑白质及深部灰质核团未见异常，海马结构无明显萎缩

镜下所见：①严重神经细胞脱失伴严重胶质细胞增生：见于黑质、蓝斑、迷走神经背核及第三脑室旁核等。②轻中度神经细胞脱失：海马旁回神经细胞中度脱失，皮质浅层呈海绵状改变。海马锥体细胞及齿状颗粒细胞未见明显脱失，CA 1~2段见少数锥体细胞颗粒空泡变性，可见Hirano小体。③大脑新皮质额叶、顶叶、颞叶、枕叶及扣带回等皮质神经细胞分层构筑保留，神经细胞轻度脱失。上述区域存在不同程度的胶质细胞增生。④大量皮质型路易体：额叶、颞叶（图1-6）、顶叶（图1-7）、枕叶、扣带回（图1-8）、岛叶及内嗅皮质等见大量泛素（ubiquitin，Ub）、α-Synuclein阳性路易体（5~10/200倍视野）（图1-9、1-10）。海马偶见Ub阳性路易体。海马旁回及颞叶见稀疏分布Ub及α-Synuclein阳性轴索变性。此外，丘脑及丘脑底核见中等密度Ub及α-Synuclein阳性路易体。杏仁核已可见大量皮质型路易体。⑤脑干型路易体：黑质、蓝斑及迷走神经背核见大量Ub、α-Synuclein阳性多种形态路易体（图1-11、1-12）及稀少轴索变性。这些蛋白质病变亦见于第三脑室旁核、丘脑、丘脑底核、中脑导水管周围灰质、脑干网状核及中缝核等结构。⑥神经原纤维缠结（银染色或tau蛋白染色）：海马及海马旁回稀少。⑦Aβ阳性老年斑：广泛分布于额叶和颞叶（图1-13）、顶叶、枕叶、岛

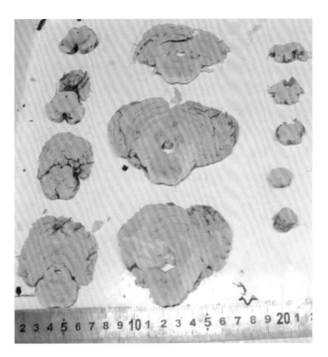

图 1-5 脑干水平面显示中脑黑质及脑桥蓝斑色泽变浅

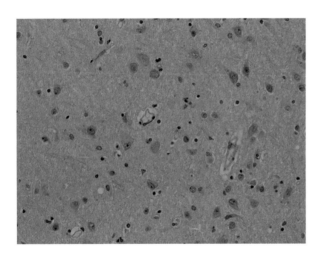

图 1-6 颞叶皮质型路易体 (HE 染色 ×400)

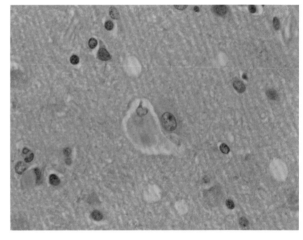

图 1-7 顶叶皮质型路易体 (HE 染色 ×1000)

叶、扣带回、海马及海马旁回、纹状体。⑧神经炎性斑：银染色显示额叶、颞叶、顶叶、枕叶、岛叶、扣带回、海马及海马旁回稀少至常见（密度）。⑨颅内大中型动脉粥样硬化 2 级，颞叶、枕叶蛛网膜下腔及皮质少数 Aβ 阳性血管变性。⑩脑白质及皮质未见脑梗死灶。垂体未见异常改变。

神经病理诊断：①新皮质弥散型路易体痴呆伴脑干及边缘系统严重受累（临床病理诊断为弥散性路易体痴呆）。②阿尔茨海默病病理改变 [tau 蛋白阳性神经原纤维缠结（ Braak 2/6 期）、Aβ 阳性老年斑（ Thal 3/5 期）及神经炎斑（ CREAD 密度稀少 ）]。③大脑类淀粉样血管 病（ cerebral amyloid-angiopathy, CAA ）轻度，脑动脉硬化轻度。

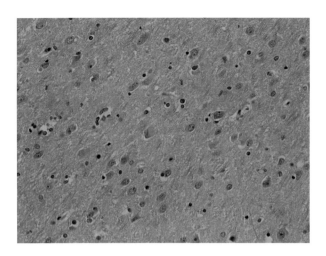

图 1-8　扣带回皮质型路易体（HE 染色 ×400 ）

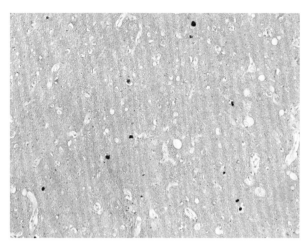

图 1-9　顶叶皮质 α-Synuclein 阳性路易体（HE 染色 ×200 ）

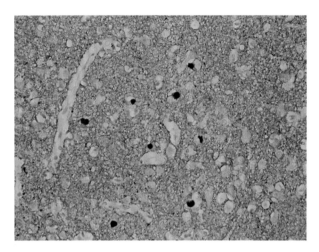

图 1-10　内嗅皮质 α-Synuclein 阳性路易体（HE 染色 ×400

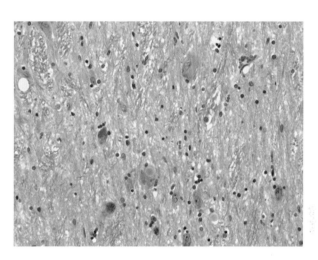

图 1-11　中脑黑质色素细胞脱失，残存神经元色素颗粒减少，可见脑干型路易体（HE 染色 ×400 ）

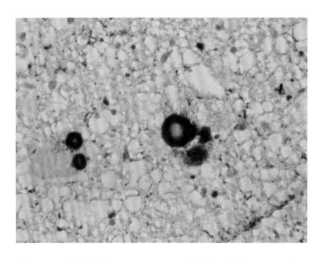

图 1-12　脑桥蓝斑 α-Synuclein 阳性路易体（ ×1000 ）

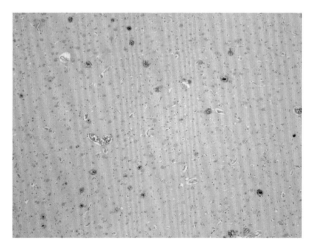

图 1-13　颞叶皮质大量 Aβ 阳性老年斑（ ×100 ）

讨论

本例是我院第二例临床与病理诊断符合的路易体痴呆（dementia with Lewy body，DLB）病例，也是国内第三例解剖病理证实的路易体痴呆病例 [1-2]。

路易体痴呆是一种临床表现为进行性认知功能障碍，病程中存在波动性认知与精神行为症状，伴帕金森综合征为主要特征的独立疾病实体 [3-4]。它与帕金森病（Parkinson disease）、帕金森病痴呆（Parkinson disease dementia，PDD）同属于路易体病谱（Lewy body disease spectrum）。蛋白质病理上归属于突触核蛋白病（synucleinopathies）。早在 20 世纪 60 年代初，就有临床病理学者开始关注到本病的临床病理特征。直到 20 世纪 70 年代初，日本对该病的临床病理特征逐渐开始重视，不断有个案临床病理报告。到了 80 年代末，由于采用了 Ub 免疫组化染色，使得皮质路易体的显示较 HE 染色更为敏感。此后，临床解剖病例报告数量才逐渐增多，本病也才受到越来越多的关注。初期临床病理报告文献中使用的疾病术语不统一，也没有统一的临床及病理诊断标准。为此，从 1996 年初版国际共识文献发表至今，相继针对路易体痴呆的临床、病理及治疗，由国际路易体痴呆协作联盟召开了四次国际研讨会 [3, 5, 8]，达成了有利于临床及病理诊断的共识，提出了有利于对症治疗的方案。国外尸检资料数据显示路易体痴呆仅次于阿尔茨海默病，为老年人第二常见的神经变性痴呆。尸检材料显示它占神经变性痴呆的 15%～20%[7-8]。我国大陆神经变性痴呆病例的尸检率低，不能明确其在变性痴呆疾病中的构成比。国外脑库数据显示大多数路易体痴呆为散发性病例，有少数家族遗传性病例报告。

路易体痴呆患者的临床前期或者前驱期表现与其他突触核蛋白病类似，可表现为快速眼动睡眠行为异常及嗅觉障碍等警示征。典型病例临床表现为波动性认知功能障碍，反复出现真实、具体而生动性幻视，在病初或者认知功能症状开始后不久即出现帕金森综合征。症状呈进行性加重。不同于阿尔茨海默病患者，其早期记忆障碍往往并不明显，但随着病程进展，可以出现记忆力障碍逐渐严重，且注意力涣散、额叶皮质下功能以及视觉空间能力障碍明显。其他临床特点可出现反复跌倒、晕厥或短暂意识丧失发作、对神经安定剂敏感及谵妄等症状。本病与其他神经变性痴呆如阿尔茨海默病及额颞叶变性痴呆综合征等的结构影像不同，其大脑皮质及边缘系统的海马和杏仁核等萎缩在早期并不显著。本病缺乏体液生物标志物特异性指标。新的共识强调路易体痴呆脑分子影像（DAT、PiB 及 FDG-PET）有其自身特征，加之多导睡眠脑电监测，心肌 [131]I 间位碘代苄胍检查有助于对其临床进行早期诊断，并有助于提高生前临床诊断的准确性。

路易体痴呆的大体改变类似于阿尔茨海默病，但额叶、颞叶和顶叶在萎缩程上度仅显示为轻到中度。皮质的萎缩程度与病程和死亡年龄等有关，而边缘系统萎缩稍重，一般为中到重度。通常中脑黑质和脑桥蓝斑色泽变浅。路易体痴呆的病理标志是皮质型路易体的存在，主要见于扣带回和内嗅区等边缘系统，其次是岛叶、颞叶内侧部、杏仁核和顶叶深部皮质的小神经元，额叶皮质也常受累 [5]。此外，Meynert 基底核也出现路易体并伴有神经元脱失。HE 染色可以发现部分皮质型路易体，但采用 α-Synuclein 和 Ub 抗体免疫组化染色更易显示皮质型路易体。除了皮质小神经元内广泛分布路易体外，路易体痴呆的另一个重要病理特征是海马 CA2-3 区存在 Ub 和 α-Synuclein 阳性轴索。有研究发现这种 Ub 和 α-Synuclein 阳性轴索不仅限于海马的 CA2-3 区，也可以出现在海马旁皮质、杏仁核和无名质等边缘系统。目前将路易体和路易相关轴束变性统称为路易体病理改变。有研究报告大脑组织的路易体病理改变出现的顺序首先是杏仁核，接着累及边缘系统，最后累及新皮质区。除了皮质病变外，在路易体痴呆病例的脑干可见黑质、蓝斑和迷走神经背核神经元严重脱失，色素外溢，伴胶质细胞增生。在残留的色素神经元内可见典型的脑干型路易体。这些脑干的病理改变与帕金森病没有本质上的差异。在其他病理改变上路易体痴呆常常合并阿尔茨海默病的病理改变：①文献报告在 80% 的路易体痴呆病例的新皮质可见大量弥散斑和少量神经炎性斑。②在约 60% 的病例内嗅皮质中有中到重度神经原纤维缠结，而新皮质的神经元纤维缠结相对较少。③其中 30% 的病例有足以诊断阿尔茨海默病的组织学改变，表现为海马和新皮质神经元纤维缠结及高密度的神经炎性斑[7]。

路易体痴呆临床诊断的准确率各家报告不一，来自于美国国立阿尔茨海默病协作中心（National Alzheimer's Coordinating Center，NACC）大宗病理证实的路易体痴呆临床病例数据显示生前诊断的准确率有待提高。我国由于尸检率低，目前已发表在国内期刊、经病理证实的路易体痴呆病例仅有 3 例，临床诊断的准确率尚不清楚。与阿尔茨海默病一样，目前对该病没有有效的治疗措施，对临床拟诊的病例可以进行对症治疗。如对认知障碍可以采用胆碱酯酶抑制剂治疗，但对其神经精神症状用药时应该特别谨慎，避免使用长效镇静及经典型神经安定类药。中医中药及针灸等对改善认知、情绪及精神症状是否有效，值得将来进行科学、合理化的研究与探讨。

（中国人民解放军总医院第一医学中心朱明伟、尚延昌、王振福、桂秋萍及王鲁宁整理）

参考文献

[1] 许丹, 王鲁宁, 朱明伟, 等. 临床病理讨论第41例——进行性记忆力减退、行动迟缓伴幻视. 中华神经科杂志, 2001, 34(1): 55-57.

[2] 汪寅, 叶诸榕, 吕传真. Lewy小体病的临床病理研究. 中华神经科杂志, 2001, 34(4): 214-217.

[3] Mckeith JG, Galasko D, Kosaka K, et al. Consensus Guidelines for the Clinical and Pathologic Diagnosis of Dementia with Lewy Bodies (DLB): Report of the Consortium on DLB International Workshop. Neurology, 1996, 47(5): 1113-1124.

[4] Ince P, Perry E, Morris CM. Dementia with Lewy Bodies: a Distinct Non-Alzheimer Dementia Syndrome? Brain Pathol, 1998, 8(2): 299-324.

[5] Mckeith IG, Dickson DW, Lowe J, et al. Diagnosis and Management of Dementia with Lewy Bodies: Third Report of the DLB Consortium. Neurology, 2005, 65(12): 1863-1872.

[6] McKeith IG, Boeve BF, Dickson DW, et al. Diagnosis and Management of Dementia with Lewy Bodies Fourth Consensus Report of the DLB Consortium. Neurology, 2017, 89(1): 88-100.

[7] Fujishiro H, Ferman TJ, Boeve BF, et al. Validation of the Neuropathologic Criteria of the Third Consortium for Dementia with Lewy Bodies for Prospectively Diagnosed Cases. J Neuropathol Exp Neurol, 2008, 67(7): 649-656.

[8] Kosaka K. Lewy Body Disease and Dementia with Lewy Bodies. Proc Jpn Acad, 2014, 8: 301-305.

病例 2

81 岁男性行走困难 8 年，伴肢体不自主抖动、间断性精神异常 1 年半

临床资料

患者，男，81 岁，主因"行走困难 8 年，伴肢体不自主抖动、间断性精神异常 1 年半"于 2011 年 6 月 11 日第二次入住解放军总医院神经科。

现病史：患者于 2004 年 9 月开始无诱因逐渐感到双下肢活动不利，表现为行走时双下肢发僵，起步困难，转弯等动作不灵便，但不伴明显的下肢感觉异常。大小便功能正常。开始本人及家属并未在意。后来上述症状进行性加重，于 2006 年 10 月就诊于某医院骨科，考虑为"腰椎管狭窄"，并行"腰椎后路椎管减压、椎弓根钉内固定及椎间植骨融合术"治疗。术后双下肢活动仍然不灵便，行走步态异常，呈渐进性加重趋势，伴行走时身体前屈，协同动作少，转身困难。2009 年开始，患者行走困难症状明显加重，须扶杖才能行走，并出现双侧手及足不自主的抖动，频率为每秒 5 ~ 8 次，静止时明显。之后间断出现"幻视、幻听、焦虑、恐惧及烦躁"等症状。于 2010 年 3 月入住我院神经科。入院后考虑诊断为"帕金森病，伴焦虑、抑郁"，给予多巴丝肼（美多芭）（62.5 mg，tid 口服）治疗，肢体运动症状有所改善后出院。出院后口服多巴丝肼（62.5 mg，tid 口服）及氢溴酸西酞普兰（20 mg qd）等药物，但感觉肢体运动症状又逐渐加重。2010 年底因行走困难，须坐轮椅活动，仍然间断性出现"幻视，偶有幻听，伴有焦虑和恐惧"等精神症状，多巴丝肼逐渐增加（早 500 mg，中午 500 mg，晚 250 mg）。肢体活动障碍没有明显改善，且伴间断性精神症状。为进一步诊治，于 2011 年 6 月 11 日再次收入我院神经科。病程中患者精神不振，时常睡眠颠倒，经常便秘。

既往史和个人史：因心绞痛发作行冠状动脉支架植入术，无原发性高血压、糖尿病和脑血管疾病病史。有无睡眠行为症状不详。大学文化，从事临床医学工作，无吸烟及饮酒嗜好，无明确的家族性及遗传病史。

入院查体：T 36.6 ℃，P 80 次 / 分，R 18 次 / 分，卧位血压 115/80 mmHg，立位血压 105/80 mmHg，身高 170 cm，体重 68 kg。发育正常。面具面容，表情淡漠，主动言语少。心、肺、腹部脏器查体未见异常，查体配合尚可。神经系统查体：神志清楚，精神萎靡不振。语音低沉，构音欠清。近记忆力减退，时间、地点及人物定向力正常，计算力稍差。粗测嗅觉正常。视力及视野正常。眼底检查：双侧视乳头边界清晰，动、静脉管径比例为 2∶3。双侧眼裂正常等大，两侧眼球同轴，眼球各方向运动幅度正常，但瞬目少。两侧瞳孔等大、正圆，直径约为 3.0 mm，直接、间接对光反射灵敏，调节反射存在。两侧面部痛觉、温度觉及触觉正常。颞肌及咬肌有力，无萎缩。两侧额纹对称，闭目有力，两侧鼻唇沟对称，示齿口角无偏斜。听力正常，林纳试验气导＞骨导，韦伯试验居中。饮水偶有呛咳，无吞咽困难，咽反射存在。下颌反射未引出。转头及耸肩有力，胸锁乳突肌及斜方肌无萎缩。四肢肌肉容积正常，无萎缩，四肢肌力 5 级。四肢可见间断性动作性及静止性震颤，四肢肌张力增高，双腕部齿轮征阳性，颈部肌张力也增高。双侧指鼻试验稳、准。双侧跟膝胫试验稳、准。双手轮替动作稍笨拙。双上肢反击征阴性。龙贝格征睁眼稳，闭眼稳。行走时躯干稍前倾，步幅小，步伐慢，转身困难。面部及四肢痛觉、温觉、触觉、运动觉及位置觉正常。双上肢腱反射对称，稍活跃，

双下肢腱反射对称减弱。双侧病理反射未引出，MMSE 评分 27 分。

辅助检查： 颅脑 MRI 平扫 2010 年 3 月示双侧半卵圆中心及侧脑室旁白质内可见散在点片状长 T2 信号。侧脑室轻度扩大，脑沟、裂及池均增宽，海马体积尚可（图 2-1）。颅脑动脉成像示双侧颈内动脉颅内段、大脑前动脉及左侧大脑中动脉可见血流信号，走行略显僵硬。双侧椎动脉、基底动脉及大脑后动脉可见血流信号，血管未见明显增粗或狭窄。符合动脉粥样硬化改变。血常规、电解质、肝和肾功能、心肌酶、凝血及肿瘤标志物（2010 年 3 月）均在正常值范围。

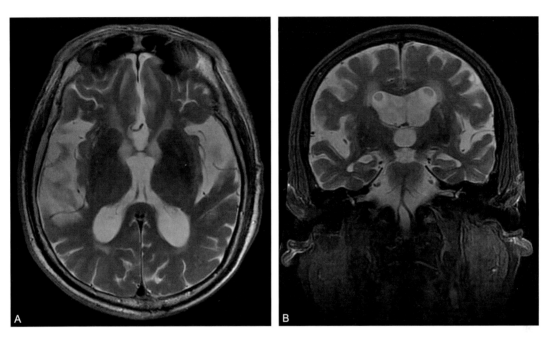

图 2-1　MRI 水平位（图 A）及冠状位 T2 加权像（图 B）。示皮质脑沟及外侧裂轻度增宽，海马体积尚可，侧脑室轻度扩大，双侧额角帽状白质变性，半卵圆中心及侧脑室可见散在点片状长 T2 信号

治疗经过： 患者入院后，家属（为医务工作者）对临床病因诊断存在疑虑，提出停用多巴丝肼等药物治疗。此后患者的肢体活动困难进行性加重，逐渐卧床不起，且仍然间断性出现谵妄及幻视等症状。因饮水和进食经常呛咳，住院期间反复多次出现严重的肺部感染，经抗生素治疗及加强护理等措施，感染得以控制好转。2012 年 10 月 17 日再次因误吸而发生肺部感染，并发呼吸衰竭，经抢救无效死亡。死亡年龄 82 岁，总病程 9 年。

病理结果

肉眼所见： 死后 24 h 内行神经系统解剖，示新鲜脑重 1294 g。固定后大体可见脑表面血管未见异常，矢状窦未见血栓形成。大脑脑回及脑沟未见明显异常，脑干轻度萎缩（图 2-2），未见各种脑疝。大脑冠状切面示大脑皮质灰、白质界限清，双侧海马体积略小，各切面未见出血、梗死及肿瘤性病变。侧脑室中度扩大，皮质及基底节核团未见异常，海马轻度萎缩（图 2-3）。脑干水平切面未见显著变化，双侧中脑黑质及脑桥蓝斑色泽淡（图 2-4），余未见显著变化。小脑水平切面未见异常。

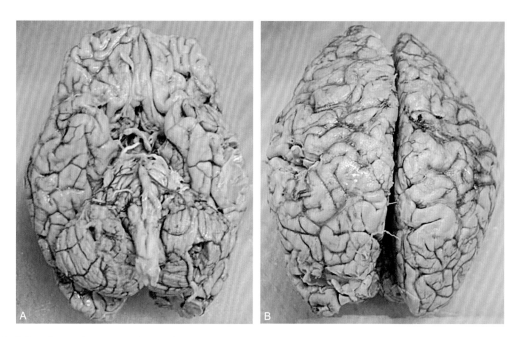

图 2-2　大脑底面（图 A）及顶面观（图 B）示大脑脑回及脑沟未见明显异常，脑干轻度萎缩

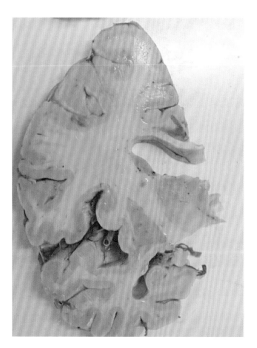

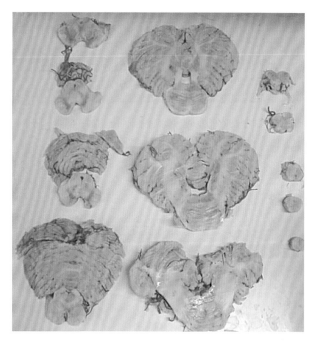

图 2-3　冠状面显示皮质及基底节核团未见异常，海马轻度萎缩

图 2-4　脑干水平切面显示中脑黑质及脑桥蓝斑色泽淡

镜下所见：主要病理改变见于中脑黑质及脑桥蓝斑及延髓舌咽 - 迷走神经背核。表现为相关核团神经细胞严重脱失并伴有胶质细胞增生，尤其是黑质（图 2-5、2-6）及蓝斑色素细胞减少，伴部分色素颗粒外溢，包括黑质、中脑、中缝核蓝斑及迷走神经背核在内的脑干主要运动核团残存神经元内或游离于细胞外。轴突内可见大量 Ub 阳性的脑干型路易体（图 2-7 ~ 2-11）。大脑皮质的分层结构存在，皮质浅层神经元轻度减少并伴胶质细胞增生，部分神经元体积变大并伴细胞质内脂褐素沉积，未见皮质型路易体。大脑白质及血管未见显著变化，部分脑实质表面可见多量淀粉样小体。基底节、丘脑及海马大部神经元细胞质饱满。富含脂褐素，海马 CA1 及 CA2 段的锥体细胞减少并伴胶质细胞增生，部分海马锥体细胞胞质内可见颗粒空泡变性。Gallyas-Braak 银染色或 tau 蛋白免疫组化染色显示海马及海马旁回散在神经元原纤维缠结（图 2-12 ~ 2-14）。部分底节区血管周围间隙加大，在多个小血管周围见吞噬含铁血黄素的格子细胞，个别血管壁见铁沉积。另外，在丘脑底核少许神经元胞质或神经毡内可见中心均质粉染、周边呈空晕的路易体。Aβ 免疫组化染色示大脑皮质及小脑未见阳性斑及阳性 CAA

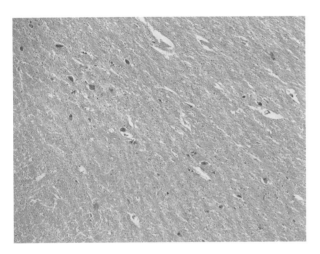

图 2-5　中脑黑质腹外侧色素细胞严重脱失，伴有胶质细胞增生（HE 染色 ×100）

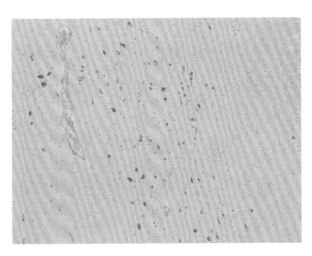

图 2-6　正常对照者的中脑黑质腹外侧色素细胞密度（HE 染色 ×100）

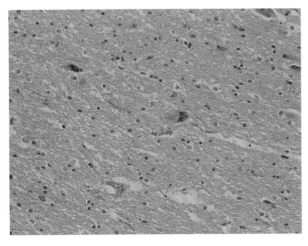

图 2-7　中脑黑质色素细胞胞质内的路易体（HE 染色 ×400）

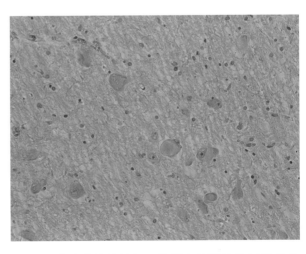

图 2-8　中脑中缝核神经元胞质内的路易体（HE 染色 ×400）

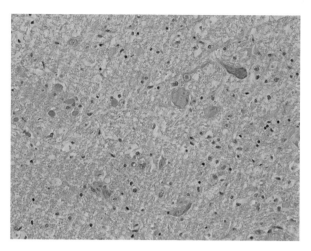

图2-9 延脑迷走神经背核神经元胞质及轴突内的多个路易体（HE 染色 ×400）

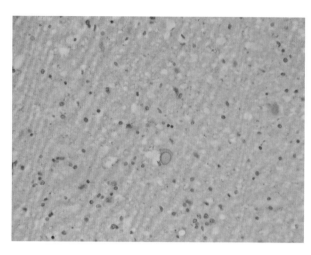

图2-10 中脑黑质色素细胞胞质内的 Ub 阳性路易体（Ub 染色 ×400）

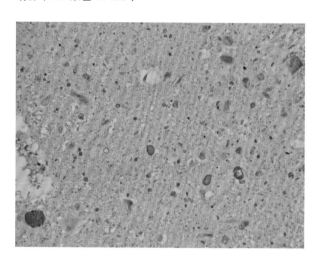

图2-11 延脑迷走神经背核多个游离型 Ub 阳性的大小不等的路易体（Ub 染色 ×400）

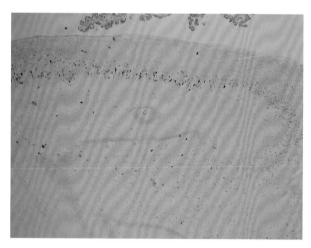

图2-12 海马神经元大量神经原纤维缠结（G-B 银染色 ×40）

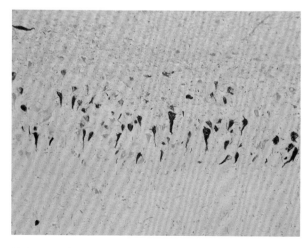

图2-13 海马 CA2 段神经原纤维缠结（G-B 银染色 X200）

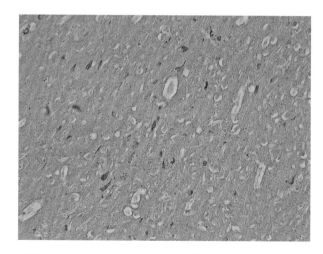

图2-14 海马 CA2 段 tau 蛋白阳性神经原纤维缠结（tau 蛋白免疫组化染色 ×200）

改变，Ub 免疫组化染色显示大脑皮质各叶、海马、杏仁核及扣带回等边缘结构未见皮质型路易体。小脑皮质及深部核团未见明显的神经细胞脱失及胶质细胞增生。

　　神经病理诊断：①帕金森病。②阿尔茨海默病样改变（Braak 分期：NFTs Ⅱ—Ⅲ期）〔结合临床病史及病理检查所见，考虑符合诊断帕金森病合并痴呆（Parkinson's disease with dementia，PDD）标准〕。③脑动脉硬化，基底节区多发腔隙梗死灶伴微出血。

讨论

　　本例为老年期发病，以下肢运动功能障碍发病为早期临床特征。中晚期病例伴有肢体震颤及间断性神经精神症状。综合临床病史及病理检查结果，考虑为帕金森病合并痴呆。本例患者早期不具有典型的静止性震颤伴有肢体强直、少动等症状，其下肢运动功能障碍症状被当做老年骨关节病进行了无效的手术治疗。术后出现肢体强直以及少动逐渐进展加重，并伴有肢体震颤及间断神经精神症状，先后考虑帕金森病、帕金森叠加综合征以及路易体痴呆的可能。故临床病因诊断不确定，因而使得运动症状改善不明显。另外，本例患者在病程中并无典型的认知障碍及精神症状的波动性，其幻视不具有生动、持续反复出现的特征，生前的认知症状可能主要表现为类似于谵妄及抑郁的症状，从其运动症状开始到出现轻度认知障碍，精神症状间隔了较长时间。这些临床表现特征均可以归属于帕金森非运动症状范畴，结合最终的病理检查结果，考虑诊断帕金森病合并痴呆比较合理。

　　帕金森病主要发生在老年人群，是老年人临床上以运动症状为主要表现的最常见的神经变性疾病。90% 的病例属于散发型，大约 10% 的病例存在家族遗传性。典型的帕金森病患者临床表现为逐渐进展的肢体强直、少动及运动迟缓等锥体外系运动症状，可伴有静止性震颤、语言及吞咽功能障碍、姿势平衡障碍及自主神经功能障碍等[1]。帕金森病常常合并或者伴发认知功能损害，其发病率各家报告不一。帕金森病认知功能障碍病例的主要临床特征为：①视空间功能障碍：神经心理检查可发现患者依赖视觉或前庭觉信息保持方位感觉的功能减退，在线性方向判断上错误率高。②记忆障碍：帕金森病患者在早期一般不出现明显的记忆功能损伤。但随着运动症状和病情的发展，患者可以出现不同程度的记忆力障碍。在神经心理检查中会发现，患者的工作记忆能力下降表现为短时回想困难，患者完成顺序数字排列或空间组合困难。③执行功能障碍：帕金森病患者存在执行功能障碍，主要与额叶损害有关。④精神行为症状，通常发生在疾病的中晚期以及药物治疗期间，常常表现为谵语、幻视、焦躁不安、暴躁、易怒和冲动行为等。原因比较复杂，有的是疾病本身的表现，有的与药物和其他因素如感染或外伤等相关。这些症状一般持续时间不长，在解除原因后精神症状可以得到改善。⑤在部分病例，病情发展到晚期时常常合并其他老年性脑损害如血管病或阿尔茨海默病样病变等，表现为言语交流障碍及生活能力丧失，可逐渐进展为高度痴呆状态。

　　在临床诊断帕金森病合并痴呆的病理基础上，首先具有原发性帕金森病的基本改变病理特征[2]，即大脑外观并无明显改变，脑干轻度或者无明显萎缩。在脑干切面上见中脑黑质和脑桥蓝斑存在不同程度的色素脱失。镜下改变为：①基本病理改变：黑质色素神经元脱失伴有胶质细胞增生为其主要的病变基础，观察发现帕金森病的神经元脱失主要发生在腹外侧，其次是腹内侧，而背侧较少受累。另外，在残存的神经元中可见特征性的路易体和非特异性苍白小体。早在 20 世纪 60 — 70 年代，组织病理观察发现帕金森病路易体主要见于黑质、蓝斑、无名质、迷走神经背核、中缝核、脊髓中间外侧柱、大脑脚桥脑核及 E-W 核。在外周神经组织中存在于交感和副交感节及其神经纤维束，包括胃肠和肾上腺等内脏神经丛。可见 α-Synuclein 阳性路易体及轴束变性。目前采用 α-Synuclein 抗体检查发现 α-Synuclein 阳性路易体及轴束变性的分布范围更广[3]，包括皮肤、唾液腺及嗅觉组织等。因此，有学者通过研究外周组织活检作为生前诊断帕金森病的重要依据之一。②胶质细胞病理改变：通过常规病理方法检查发现神经细胞变性严重的部位伴有明显的星形胶质细胞增生现象。这种改变以中脑黑质最为突出。日本学者采用银染色和 α-Synuclein 免疫组化染色，发现帕金森病患者的脑组织中也存在一种少突胶质细胞包涵体。这种包涵体结构具有嗜银性、tau 蛋白阴性及 α-Synuclein 阳性，呈半环形或环形，位于少突胶质细胞胞质内，其病理意义尚不清楚。③黑质外其他结构病理改变：帕金森病的主要临床症状和体征与黑质纹状体系统的病理生理功能异常有密切的关系。因此，纹状体病理研究也是帕金森病的形态学研究的重点对象。然而，至今应用各种常规病理组织方法并未发现帕金森病纹状体结构存在形态学异常改变。曾有研究报告发现神经元与胶质细胞存在突触共核蛋白少量异常表达。在神经生化方面，存在神经递质的异常变化如纹状体细胞的多巴胺受体密度降低及多巴胺转运蛋白质浓度降低等。这些生化异常已成为帕金森病分子及功能显像诊断和疗效观察的基础。随着蛋白质分离及功能鉴定技术日趋完善，目前已发现路易体含有 30 余种蛋白成分 [4]，其中主要的蛋白质抗原成分有 α-Synuclein、神经丝（neurofilament，NF）和 Ub 蛋白。自 1998 年发现 α-Synuclein 是路易小体较特异性的蛋白抗原成分以来，应用 α-Synuclein 抗体的免疫组化方法已逐渐成为路易体相关性疾病的病理诊断最主要方法。同时，α-Synuclein 的发现也促进了对路易体相关性疾病的发病机制的进一步认识。

现介绍一下帕金森病合并痴呆的临床病理关联性。黑质致密带内的神经细胞数量减少，导致经黑质 - 纹状体通路的多巴胺递质水平下降，引起纹状体区多巴胺与乙酰胆碱平衡失调，早期出现静止性震颤、强直及少动，后期出现姿势不平衡及卧床不起。除了黑质受损外，脑干的蓝斑及中缝核、迷走神经背核、网状结构核团以及脊髓自主神经中枢核团和外周神经均有不同程度的神经细胞脱失和路易体出现，因此，多数帕金森病患者常常伴有多种非运动功能症状，如睡眠行为症状、体位性低血压和顽固性便秘等。过去认为帕金森病合并的痴呆是皮质下痴呆，主要与皮质下核团如 Meyner 核和脑干的中缝核群变性有关。目前认为帕金森病的认知功能障碍也存在明显的皮质高级认知功能减退。因此，其病理基础不仅限于皮质下核团损害，也与新皮质、杏仁核和海马等边缘系统的变性有关。总之，在帕金森病认知功能障碍病例中，导致临床认知障碍的病理基础并非完全均一。但大多数研究结果提示，大脑新皮质不同程度的 α-Synuclein 阳性路易体、不同程度的 Aβ 阳性老年斑及 tau 阳性神经原纤维缠结是其重要基础 [5-6]。当然，合并脑动脉硬化及腔隙脑梗死等血管因素也是不容忽视的因素之一。

帕金森病合并痴呆与路易体痴呆是同一种疾病吗？这是临床与病理学者共同关注的问题，目前尚无结论 [7-8]。在蛋白质病理上两者没有本质区别，但其路易体的分布特征及各自的临床表型存在一定的差别。两者就像具有同一血缘关系的"两兄弟"，在 α-Synuclein 阳性路易体及轴束变性等病理改变分布特征上应该有所不同，这也是进一步深入探究"路易体病谱"发病机制的动力所在。

（中国人民解放军总医院第一医学中心朱明伟、于生元、桂秋萍、王鲁宁整理）

参考文献

[1] Hughes AJ, Daniel SE, Kilford L, et al. Accuracy of Clinical Diagnosis of Idiopathic Parkinson's Disease: a Clinico-Pathological Study of 100 Cases. JNNP, 1992, 55(3): 181-184.

[2] Forno LS. Neuropathology of Parkinson's Disease. J Neuropathol Exp Neurol, 1996, 55(2): 259-272.

[3] Braak H, Del Tredici K, Bratzke H et al. Staging of the intra Cerebral Inclusion Body Pathology Associated with Idiopathic Parkinson Disease (Preclinical and Clinical Stages). J Neurol, 2002, 249 (Suppl 3): Ⅲ/1-5.

[4] Shults CW. Lewy Bodies. PNAS, 2006, 103(6): 1661-1668.

[5] 朱明伟, 管锦群, 孙虹, 等. 临床病理讨论第427例——双手不自主抖动10年, 行动迟缓5年, 伴智能减退4年. 中华内科杂志, 2013, 52(7): 621-623.

[6] Irwin DJ, White MT, Toledo JB, et al. Neuropathologic Substrates of Parkinson Disease Dementia. Ann Neurol,

2012, 72(4): 587-598.

[7]　Gomperts SN. Lewy Body Dementias: Dementia with Lewy Bodies and Parkinson Disease Dementia. Continuum (Minneap Minn), 2016, 22(2): 435-463.

[8]　Jellinger KA, Korczyn AD. Are Dementia with Lewy Bodies and Parkinson's Disease Dementia the Same Disease? BMC Medicine, 2018, 16: 34.

病例 3

60 岁女性发作性双眼黑蒙 17 年，进行性小便失禁 4 年，言语不清、意识障碍 9 天

临床资料

患者，女，60 岁，主因"发作性双眼黑蒙 17 年，进行性小便失禁 4 年，言语不清、意识障碍 9 天"以"脑白质病变性质待定"收入院。

现病史：患者于 17 年前无明显诱因出现双眼发作性黑蒙，每次持续约 5 min 后缓解。此后症状间断出现，未进行诊治。10 余年前患者出现发作性黑蒙伴双上肢麻木，偶伴意识障碍，症状持续几分钟到几十分钟不等，均可自行缓解。4 年前患者出现小便排出费力，逐渐加重至采用导尿管。3 年半前出现呕吐，不能进食，症状持续约 1 个月后自行缓解。呕吐症状间断发作，平均 3 次 / 年，每次持续 1 个月。3 年前患者逐渐出现精神和行为异常，表现为害怕感，容易将不好的事情联想到自身，如感觉别人要伤害自己，并出现幻视，表现为看到虫子在墙上爬。患者曾就诊于当地医院，给予抗精神类药物治疗，具体不详，症状好转。患者住院期间曾有把玩水果刀病史，后未有类似行为。2 年前患者出现右手不自主抖动，静止时明显，在紧张或情绪激动时加重，随意运动时不减轻，睡眠时症状减轻，症状持续无缓解，未予诊治。本次入院前 9 天患者无明显诱因突然出现言语不清和表达困难，尚能理解他人语言，无肢体无力，无意识不清，当时未予诊治。次日清晨患者出现嗜睡，呼之能应，随后立即入睡，伴有左侧肢体活动不利，无法自行站立及持物，当时测体温 38.7 ℃。随即就诊于外院，头颅 CT 检查提示脑白质脱髓鞘改变，脑桥及双侧基底节—放射冠区多发腔隙性脑梗死。此后，患者左侧肢体活动不利进行性加重并至不能抬离床面，7 天前转至我院急诊。经头颅 MRI、血常规和脑脊液等检查，诊断为"脑梗死"，给予改善循环及对症支持治疗。患者的意识状态逐渐好转，仍存在时间及空间定向力障碍，肢体肌力无改变。5 天前收入院治疗。患者的神志较前好转，仍存在记忆力及定向力减退，所答非所问，肢体肌力无明显改善。入院后继续给予神经营养、改善循环及对症支持治疗，后认知功能改善，能回答简单问题，记忆力及定向力仍存在障碍。左侧肢体肌力逐渐好转至可抬离床面。

既往史、个人史及家族史：有原发性高血压病史 20 余年，血压最高达 200/120 mmHg，规律服用吲达帕胺片，半片，1 次 / 日，平素血压为 120/80 mmHg 左右。否认糖尿病及心脏病病史。否认疫区及牧区生活史，否认传染病患者接触史，否认家族遗传性疾病史。

入院查体：右侧卧位血压 126/78 mmHg，心率 82 次 / 分。双肺呼吸音清，未闻及干、湿啰音，心律齐，未闻及明显杂音。腹软，无压痛及反跳痛，肝、脾肋下未触及。神经系统查体：神志清，意识内容下降，不能完成复杂动作。不完全运动性失语，定向力、记忆力及计算力减退。双侧瞳孔等大等圆，直径 3 mm，对光反射存在，眼球运动、双侧面部针刺觉、咽反射、双侧转颈及耸肩等脑神经检查不配合。四肢肌容积正常，左侧肢体肌张力呈折刀样增高，右侧肢体呈齿轮样增高。左侧肢体肌力 1 级，右侧肢体可自主活动，肌力约 5 级。右上肢可见静止性震颤。左侧肢体腱反射活跃，右侧腱反射正常。双侧巴宾斯基征阳性。颈软，脑膜刺激征阴性。双侧指鼻、跟膝胫试验及闭目难立征等无法配合完成。

辅助检查

1. 常规　血常规、尿常规、大便常规及凝血四项正常，肝功能、肾功能、CK、CK-MB、胆红素、

血脂及电解质、糖化血红蛋白及甲状腺功能正常。传染病筛查阴性。肿瘤标志物甲胎蛋白（alpha-feto proteins，AFP）、癌胚抗原（carino-embryonic antigen，CEA）、CA242及CA125在正常范围。细胞角蛋白19片段11.05 ng/ml。结核感染T细胞检测阴性。

2. 免疫学相关筛查　抗链O、类风湿因子及超敏C反应蛋白（sensitive C-reactive protein，SCRP）正常。抗中性粒细胞细胞质抗体（anti-neutrophilic cytoplasmic antibody，ANCA）及免疫全套阴性。抗心磷脂抗体阴性。红细胞沉降率38 mm/60 min。

3. 脑脊液筛查　细胞学检查正常（表3-1）。墨汁、抗酸及革兰氏染色阴性。Hu、Yo及Ri（血及脑脊液）阴性。AQP4阴性。GM1及GQ1b抗体阴性。

表3-1　脑脊液常规和生化检查结果

日期	压力 (mmH₂O)	WBC (UL)	多核粒细胞 (%)	单核粒细胞 (%)	NG (mmol/L)	C-Pro (mg/dl)	NCL (mmol/L)	OB （CSF）	24 h IgG 合成率 （-10~10）
6月13日	140	4	25	75	4	38.3	121.2	+	1.79

4. 影像学检查

（1）X线胸片：两肺纹理重。

（2）腹部彩超：肝、胆、胰、脾及双肾未见明显异常。

（3）心脏彩超：目前心内各主要结构及血流未见明显异常，左室舒张功能减低。

（4）主动脉弓超声：主动脉弓及降主动脉近段血流通畅。

（5）颈部血管超声：双侧颈动脉内膜增厚，右侧锁骨下动脉斑块形成。

（6）肌电图震颤分析（双上肢）：右侧静止性4.6 Hz，左侧未见，右侧波幅295~1000 mV，姿势性震颤无法配合。

（7）脑电图：全脑广泛性慢波，未见明显癫痫波。

（8）TCD增强试验：阳性。TCD发泡试验于双侧大脑中动脉第5 s探及微栓子信号80~100个。

（9）动态心电图：窦性心动过速，偶发室性及房性期前收缩，ST-T改变。

（10）头MRI（图3-1至3-3）：皮质萎缩，胼胝体压部以及两侧额、顶、颞、枕叶及脑岛皮质下白质异常信号影，DWI呈高信号，怀疑可逆性胼胝体压部综合征。脑内多发斑块状或斑片状异常信

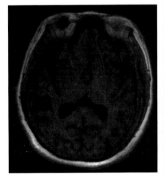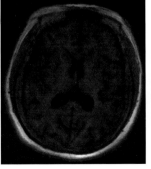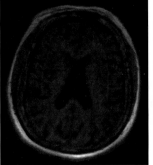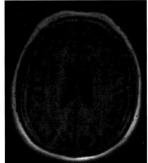

图3-1　头MRI T1像提示皮质轻度萎缩，脑白质多发片状稍长T1信号

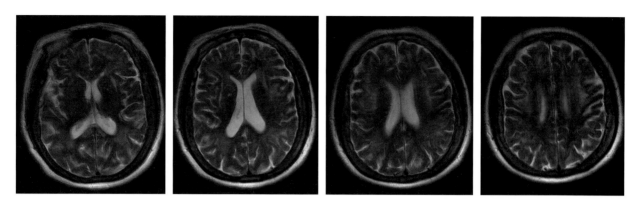

图 3-2 头 MRI T2 像提示皮质轻度萎缩，大脑不同层面脑白质多发大片状稍长 T2 信号，基本对称，部分融合，侧脑室轻度扩大

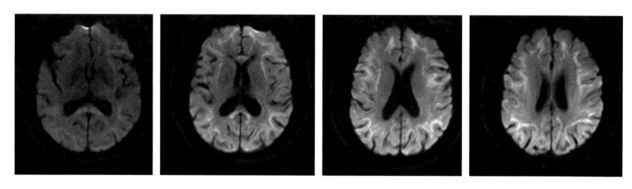

图 3-3 弥散加权影像显示皮质萎缩，大脑不同层面均显示脑皮、髓质连接区 DWI（皮质下弓状纤维）高信号

号影，示脱髓鞘病变，空蝶鞍，右侧上颌窦炎。磁共振动脉造影术（magnetic resonance arteriography，MRA）示左侧椎动脉管腔较对侧纤细，双侧大脑前动脉左侧共干。

病理结果

肉眼所见：右侧股前区皮肤活检，皮肤组织大小为 1.0 cm × 0.5 cm。

镜下所见：HE 染色后，在腺体腺管细胞、纤维细胞和脂肪细胞可见细胞核内嗜酸性包涵体（图 3-4）。抗 P62 和抗 Ub 免疫组织化学染色显示细胞核内 DAB 深染的包涵体（图 3-5、3-6）。电镜观察可见腺管细胞、纤维细胞和脂肪细胞核内类圆形包涵体结构，周边有晕，大小约 1.5 μm × 5 μm，由纤维样物质构成（图 3-7）。

临床病理诊断：神经元核内包涵体病（neuronal intranuclear inclusion disease，NIID）。

讨论

神经元核内包涵体病是一种罕见的慢性进行性神经变性疾病，其特征是在中枢和周围神经系统以及内脏器官中广泛存在嗜酸性透明细胞核内包涵体沉积。其病因与发病机制尚不清楚，可分为未成年型（儿童型与青少年型）与成年型（散发型与家族型）。临床表现具有高度异质性，临床缓慢进展，目前无有效的治疗方法[1]。

1968 年 Lindberg 等[2] 报道了世界首例神经元核内包涵体病。此后直至 2011 年，欧美学者通过尸

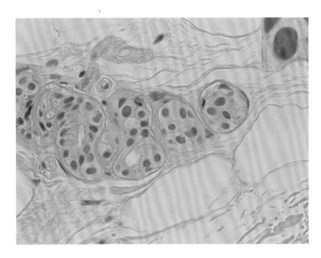

图 3-4　部分皮肤汗腺细胞核内嗜酸性包涵体，右上小图为其中一细胞核放大，可见核内类圆形包涵体，周围有浅染色的晕（HE 染色 ×400）

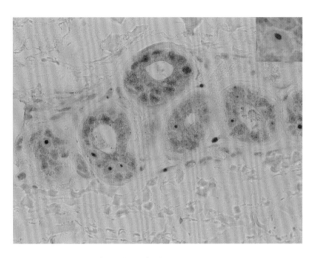

图 3-5　部分皮肤汗腺细胞核内圆形或类圆形 DAB 深染的结构。右上小图为其中一典型 anti-P62 阳性细胞放大，（anti-P62 免疫组化染色 ×400）

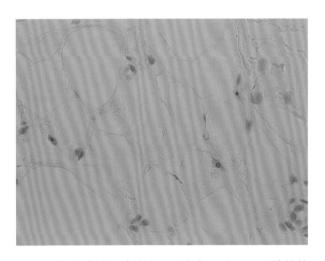

图 3-6　部分脂肪细胞核内圆形或类圆形 DAB 深染的结构（anti-P62 免疫组化染色 ×400）

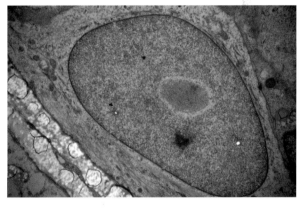

图 3-7　汗腺细胞核内无膜，呈类圆形，大小约 1.5 μm×5 μm，由纤维样物质构成的包涵体（电镜 ×15000）

检、直肠活检及神经活检陆续报道了共 40 余例，发病年龄从婴儿到 60 岁不等，其中 2/3 是婴儿或幼年病例。2011 年日本学者 Sone[3] 首次通过皮肤活检确诊神经元核内包涵体病，此后累计报道超过 60 例，极大地提高了患者生前诊断的可能性与准确性。

　　未成年型（儿童型、青少年型）神经元核内包涵体病与成人型神经元核内包涵体病的临床特征不尽相同。未成年型神经元核内包涵体病的临床表现更多地类似于亚历山大病。

　　成人型神经元核内包涵体病的临床表现具有高度异质性。在中枢神经系统可以出现以下表现：①认知、情感与智能障碍。②锥体系与锥体外系症状（肌阵挛、腱反射亢进、双侧巴宾斯基征、肌强直、静止性震颤及姿势步态异常，以及舞蹈样手足徐动）。③小脑性共济失调（步态不稳和构音障碍）。④眼球运动异常。⑤癫痫。⑥部分患者还可以表现为亚急性脑炎症状。周围神经系统病变既可以是首发症状，也可以作为伴发病变或临床下证据而存在。感觉神经与运动神经均受累及，特别是自主神经系统症状最为突出。患者常常出现瞳孔缩小，有胃肠道症状、膀胱功能障碍、心血管症状（体位性低血压及心律失常等）或出汗异常等。除了骨骼肌和肝细胞外，其他重要脏器（心、肾及肠等）同时受累，特别是皮肤、汗腺与脂肪组织。这也是通过皮肤活检可以进行生前诊断的病理基础。

头颅 MRI 呈典型的皮质萎缩及白质脑病表现，DWI 于脑皮、髓质连接处（皮质下弓状纤维）高信号是神经元核内包涵体病患者的特征性发现，已成为对神经元核内包涵体病诊断的另一条主要线索，也是活检的重要依据。

2016 年，日本学者 Sone 再次在《大脑》（Brain）杂志上发表了重量级论著[4]。他依据患者的临床表现与特征性的脑皮、髓质连接处 DWI 高信号，通过皮肤活检与尸检相结合，研究了 57 例成人发病的神经元核内包涵体病，探讨了成年起病的神经元核内包涵体病的临床病理特点，认为皮肤活检可以作为神经元核内包涵体病的主要病理学诊断标准[5]。在散发性和家族性神经元核内包涵体病，神经元和星形胶质细胞核内包涵体的特征相同，在脑区的分布频率相似，因此他提出了痴呆优势型与肢体无力优势型的新的家族性神经元核内包涵体病的临床分型标准，并认为神经元核内包涵体病可以呈现多发性周围神经病和痴呆症的阶段性优势。

散发型成人神经元核内包涵体病患者的发病年龄为 51～76 岁，患病持续时间为 1～19 年，中枢神经系统受累如痴呆（94.7%）常常是初始和主要的临床表现，自主神经障碍严重，并几乎出现于所有病例（尿失禁、瞳孔缩小及膀胱功能障碍）。此外，意识紊乱（39.5%）、精神行为异常（26.3%）、亚急性发作性脑炎（21%）和癫痫（13.2%）亦不少见，还可以出现肌张力障碍（强直或震颤）和共济失调等症状。周围神经受损程度较轻或为临床下证据，如肌肉无力（27%，程度轻微）、感觉障碍（28.6%）。实验室检查可见肌酸激酶（9.1%）与脑脊液蛋白质（65.5%）升高。

肢体无力优势型家族性成人神经元核内包涵体病的发病年龄为 16～39 岁，病程 3～44 年，首发且主要的临床表现为周围神经病变，以下肢无力为首发症状。随着年龄增长，肢体无力进展变慢，感觉和自主神经功能障碍逐渐进展，表现为四肢无力（100%）、感觉障碍（81.8%）及自主神经症状（尿失禁、膀胱功能障碍和瞳孔缩小），为缓慢恶化病程，痴呆和脑白质病变相对较轻。在 20 年内症状不突出，在疾病晚期可以出现痴呆、精神和行为异常、共济失调、脑炎和癫痫等中枢神经系统受累症状。震颤、强直和共济失调不常见。实验室检查示肌酸激酶升高明显（87.5%），多呈中重度电生理异常改变。

痴呆优势型家族性成人神经元核内包涵体病的发病年龄为 43～68 岁，病程 1～15 年，起病年龄、进展过程和临床表现与散发型成人神经元核内包涵体病基本相同，首发且主要的临床表现为痴呆（100%）。精神和行为异常、意识障碍及亚急性脑炎常见，自主神经症状突出（呕吐、尿失禁、膀胱功能障碍和瞳孔缩小），肌张力障碍和共济失调可见，周围神经病变（运动和感觉传导障碍）程度较轻或为临床下证据，肌酸激酶轻度升高（16.6%）。

成人型神经元核内包涵体病应主要与脆性 X 染色体相关的震颤或共济失调综合征（单基因 X 连锁显性遗传精神发育迟滞综合征，脆性 X 染色体相关的震颤共济失调综合征）相鉴别，须进行 FMR1 基因三核酸重复（FMR1 基因 5' 端非翻译区的 CGG 重复异常扩增）检测[6]。

对于神经元核内包涵体病目前尚无有效的治疗，可给予对症支持及神经营养治疗，以延缓病程发展。针对脑炎样发作，高剂量的糖皮质激素冲击疗法（1000 mg 泼尼松龙，每天静脉注射，共 3 天）在一定程度上可以减轻脑水肿和钆增强，在短期内提高患者的意识水平，但长期疗效尚不清楚。

本例患者无家族史，临床表现为：①明确的广泛大脑皮质及脑白质病变证据：精神和行为异常（惊恐发作、幻觉、被害妄想及"玩水果刀"），以急性皮质功能损伤为突出临床表现的脑炎样发作（意识水平下降，意识内容减少，记忆力、计算力和定向力障碍，急性不完全运动性失语，左侧肢体上运动神经元瘫）。②黑质—纹状体系统病变证据：右上肢静止性震颤（4.6 Hz），右侧肢体肌张力齿轮样增高。③自主神经病变证据：体位性低血压（体位相关的双眼一过性黑蒙伴或不伴意识障碍，脑电图排除痫性发作），小便费力至尿潴留，反复出现呕吐和不能进食，R-R 间期变化率消失。④肌电图检查示周围神经病变亚临床证据。⑤头颅 MRI 检查呈典型的皮质萎缩及白质脑病表现，示 DWI 脑皮、髓质连接区（皮质下弓状纤维）特征性高信号。结合其典型的病理学改变，散发型成人神经元核内包涵体病诊断明确。

本病例带给我们的启示有：

1. 完整的原始资料采集与获取是神经科疾病准确诊断的前提与重要手段。如果临床医生仅将注意力集中于患者本次就诊的脑梗死或脑炎样症状，而忽视了此前隐匿起病、缓慢进展的自主神经系统病变、精神和行为异常与锥体外系症状，或者想当然地将之放入既往史，而不能将两者有机地结合，作为一种统一的疾病来认识，则会出现差错。

2. 对临床症状的准确判定有助于神经科的准确定位诊断。患者经历了 17 年的双眼发作性黑蒙，每次持续数分钟，伴或不伴意识障碍，须要判断是癫痫还是体位性低血压。临床出现自主神经系统早期病变是重要证据。

3. 完整而准确的定位诊断是神经科疾病准确诊断的前提条件。本病例涵盖广泛的可研究的大脑皮质＋脑白质、自主神经系统、黑质-纹状体系统及亚临床证据的周围神经病变，再结合罕见的脑炎样发作，典型的头颅 MRI 检查示皮质萎缩及白质脑病表现，脑皮、髓质连接区（皮质下弓状纤维）DWI 特征性高信号，神经元核内包涵体病的诊断呼之欲出。

4. 对于疾病特征性诊断要点的敏感性是神经科疾病准确诊断的关键证据。本病例脑皮、髓质连接区 DWI 特征性高信号是考虑神经元核内包涵体病诊断的关键证据，皮肤活检抗 Ub 抗体和抗 p62 抗体染色（＋）则起到了一锤定音的决定性作用。

（北京天坛医院牛松涛、张在强整理）

参考文献

[1] Munoz-Garcia D, Ludwin SK. Adult-Onset Neuronal Intranuclear Hyaline Inclusion Disease. Neurology, 1986, 36: 785-790.

[2] Lindenberg R, Rubinstein LJ, Herman MM, et al. A Light and Electron Microscopy Study of an Unusual Widespread Nuclear Inclusion Body Disease: a Possible Residuum of an Old Herpesvirus Infection. Acta Neuropathol (Berl), 1968, 10: 54-73.

[3] Sone J, Tanaka F, Koike H, et al. Skin Biopsy is Useful for the Antemortem Diagnosis of Neuronal Intranuclear Inclusion Disease. Neurology, 2011, 76: 1372-1376.

[4] Jun Sone, Keiko Mori, Tomonori Inagaki, et al. Clinico-pathological Features of Adult-Onset Neuronal Intranuclear Inclusion Disease. Brain, 2016, 139: 3170-3186.

[5] Sone J, Kitagawa N, Sugawara E, et al. Neuronal Intranuclear Inclusion Disease Cases with Leukoencephalopathy Diagnosed via Skin Biopsy. J Neurol Neurosurg Psychiatry, 2014, 85: 354-356.

[6] Kasuga K, Ikeuchi T, Arakawa K, et al. A Patient with Fragile X-Associated Tremor/Ataxia Syndrome Presenting with Executive Cognitive Deficits and Cerebral White Matter Lesions. Case Rep Neurol, 2011, 3: 118-123.

病例 4

6 岁男童发作性四肢抽搐，伴智力和运动功能倒退 2 年

临床资料

患儿，男，6 岁，主因"发作性四肢抽搐，伴智力和运动功能倒退 2 年"于 2007 年 9 月 21 日入院。

现病史：患儿于 2 年前从自行车上摔下，在哭闹中出现愣神，继而出现双眼上视、四肢抽动及意识不清，持续 2～3 min 后自行缓解，不伴恶心、呕吐或头皮外伤，无发热。此后反复发作愣神，并逐渐出现智力下降、淡漠少语及发音不清。1 年前在河北某医院就诊，给予抗癫痫治疗，服用"丙戊酸钠、氯硝西泮和托吡酯"等药物（具体用量不详），症状控制不良，仍反复出现愣神、肢体抽动、口角歪斜及上、下肢不自主运动，四肢无力，行走时易摔倒，伴流涎。11 个月前行头颅 MRI 检查，示右额叶、颞叶和顶叶硬膜下血肿（慢性期），小脑脑沟增多并加深。于河北省某医院行硬膜下血肿引流术。术后病情未见明显好转，逐渐出现行走困难、坐立不稳、二便失禁、智力倒退及言语不能进行性加重。9 个月前停用"托吡酯"后癫痫发作频繁，病情进行性加重。患儿自发病以来精神、饮食差，大小便失禁。

既往史、个人史及家族史：既往无其他疾病。父母体健，非近亲婚配，家族史阴性。足月顺产，4 岁前智力及生长发育正常。大妹妹 3 岁时出现类似表现，小妹妹无相似表现（图 4-1）。

入院查体：T 35.7 ℃，P 78 次 / 分，R 18 次 / 分，体重 15 kg，查体不合作，全身消瘦，营养差，通贯掌，心、肺、腹未见明显异常。神志清楚，痴呆貌，言语不能。视力差，右眼底视乳头色淡，视盘边界清，周围血管稀疏。左眼未窥入。双眼直接、间接对光反射消失。声音刺激不敏感。余脑神经检查欠合作。在扶助下行走呈剪刀步态，站立或独坐时左右摇摆，卧位可见四肢不自主活动，肌容积差。四肢肌张力增高。右手频繁不自主运动，共济及感觉检查不配合。四肢腱反射对称性减低，双侧巴宾斯基征可疑阳性。

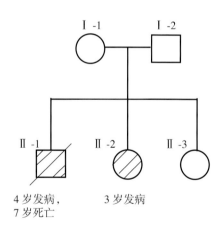

图 4-1　患儿家系图

辅助检查：血常规检查示红细胞 3.37×10^{12}/L↓，血红蛋白 106 g/L↓，红细胞压积 31%↓，余正常。肝、肾功能＋心肌酶示间接胆红素 1.8 μmmol/L↓，碱性磷酸酶 162 U/L↑，胆碱酯酶 12.141 U/L↑，肌酸激酶 247 U/L↑，乳酸脱氢酶 217 U/L↑，羟丁酸脱氢酶 171 U/L↑，尿素 3.05 mmol/L↓，余正常。腰椎穿刺后脑脊液常规及生化检查未见异常。补充资料：家系成员血淋巴细胞三肽酰肽酶 1 活性检测示父母和小妹酶活性减低，大妹酶活性完全缺失，患儿已死亡，故未测。肌电图检查示双侧胫神经 H 反射未引出，余上、下肢被检肌及神经未见显著异常。脑电图检查示进行性加重的广泛异常伴癫痫波。2005 年 12 月 14 日示广泛轻度异常。2007 年 3 月 9 日示广泛明显异常。2007 年 5 月 13 日示右枕部可见痫样放电，结合临床，考虑症状性部分性发作。眼底视网膜电图示双眼视盘边界清，色蜡黄，动、静脉极细。部分血管闭塞呈白线，视网膜色暗，后

极部反光强，黄斑区组织和色素紊乱，中心凹反射不见（图 4-2）。印象：双眼视神经萎缩。头颅影像学检查示进行性加重弥漫性脑萎缩，右额叶、颞叶及顶叶硬膜下血肿（术后改变）。2005 年 12 月 14 日头 CT 检查未见异常。2006 年 7 月 7 日头 CT 检查示双侧额、顶叶及小脑半球脑沟增多，余未见异常。2006 年 10 月 21 日头 MRI 检查示右额叶、颞叶及顶叶硬膜下血肿（慢性期），小脑脑沟数目增多、加深。2006 年 11 月 12 日头 CT 检查示右额叶、颞叶、顶叶及硬膜下血肿引流术后。2007 年 9 月 25 日头 MRI 检查示弥漫性脑萎缩（图 4-3）。

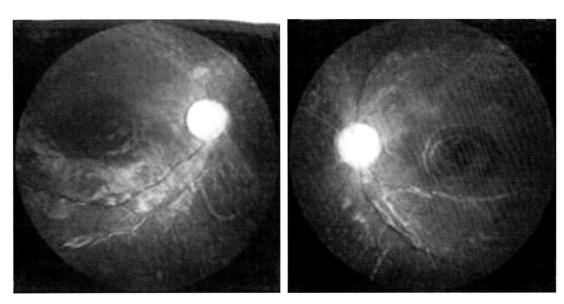

图 4-2　眼底视网膜图：双眼视盘边界清，色蜡黄，动、静脉极细。部分血管闭塞呈白线，视网膜色暗，后极部反光强，黄斑区组织和色素紊乱，中心凹反射不见

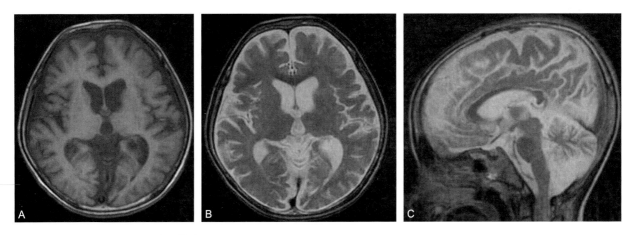

图 4-3　头 MRI 检查示弥漫性脑萎缩

病理结果

　　取材及标本处理：2% 利多卡因局部浸润麻醉，对肱二头肌及局部皮肤活检，活检标本各 2 块。标本 1 用液氮和异戊烷冰冻切片（横断肌纤维），冰冻切片 7 μm 进行系列组织化学和酶学染色，并用于

光学显微镜下病理分析。标本 2 用锇酸固定，树脂包埋、半薄切片（纵向）1 μm，在透射电子显微镜下进行超微结构分析。

光学显微镜下病理分析：HE 染色示肌纤维直径范围在 8 ~ 40 μm，未见变性、坏死或再生肌纤维，结缔组织正常（图 4-4A）。MGT 染色未见破碎红染纤维。NADH 脱氢酶（图 4-4B）、单磷酸腺苷脱氨酶（adenosine monophosphate deaminase，AMP）、细胞色素 C 氧化酶及琥珀酸脱氢酶（succinate dehydrogenase，SDH）酶活性正常。腺苷三磷酸环化酶（ATPase 4.35、ATPase 4.70、ATPase 9.85）反应，任意视野下均可见 Ⅰ、Ⅱ 型肌纤维镶嵌分布，轻度 Ⅱ 型肌纤维萎缩（图 4-4C）。酸性磷酸酶（acid phosphotase）染色，几乎全部肌纤维胞质内可见酶活性增高及红染颗粒状物质，颗粒大小不一（图 4-4D）。肌纤维胞质中糖原成分正常，脂滴增多。皮肤活检 HE 染色未见明显异常（图 4-4E）。

透射电子显微镜下超微结构分析：部分区域 Z 线结构消失，肌原纤维排列疏松、断裂，其间充满大量溶酶体、脂褐素小体、变性线粒体及糖原颗粒。在初级溶酶体内可见团状均质物质，以及较完整的膜样结构。两者之间为无特殊结构的环样空白区，次级溶酶体、髓磷脂样变溶酶体、变性空泡化线粒体以及脂褐素沉积物相间分布于肌纤维膜下、缺如肌原纤维间隙或肌原纤维丝上。脂褐素沉积物的形态及大小不规则（颗粒状或棒状等）。部分区域 Z 线结构消失，肌原纤维排列疏松、断裂，其间充满大量溶酶体、脂褐素小体、变性线粒体及糖原颗粒。线粒体肿胀，膜嵴融合，双层膜样结构消失，线粒体空泡化，内质网扩张。在真皮组织及血管壁内皮细胞中均可见大量棒状和颗粒状脂褐素沉积（图 4-5）。

病理诊断：骨骼肌胞质、真皮组织中溶酶体和脂褐素沉积。

讨论

神经元蜡样脂褐质沉积病（neuronal ceroid lipofuscinosis，NCL）是一组进行性加重的神经系统变性病，属于常染色体隐性遗传，多于儿童期发病，少数成人发病。神经元蜡样脂褐质沉积病常见的首发症状为癫痫、痴呆、视力减退及运动障碍（80%），其他首发症状为精神和行为异常、周围神经病、不随意运动和共济失调（20%），可伴有或合并非典型的多发性周围神经病、关节病及骨硬化病临床表现。各型神经元蜡样脂褐质沉积病主要受累组织的基本病理表现相似，电镜下可见脂褐素体、指纹体、曲线体、颗粒结构及微管聚集等，主要受累部位有神经元、骨骼肌、皮肤及淋巴细胞。

本病在神经影像学 CT、MRI 检查以及眼底、视网膜电图和脑电图上可见阳性发现。①神经影像学检查特点为：A. 弥漫性全脑萎缩，皮质变薄。B. MRI T2 像大脑白质信号轻度增高，丘脑低信号。影像学改变随病程进展加重，病程晚期呈重度脑萎缩。神经影像学检查虽无特异性改变，但有助于神经元蜡样脂褐质沉积病与其他脑部疾病的鉴别诊断。②眼底检查可见视神经萎缩，视网膜色素沉着，表现为进行性视力减退和失明。视网膜电图可显示异常。③脑电图波形杂乱多样，呈局灶或广泛性异常，可见各种慢波、棘波、棘 - 慢波、尖波及尖 - 慢波表现。不典型癫痫发作时呈棘波和复合棘波表现[1]。

神经元蜡样脂褐质沉积病应与肌阵挛癫痫伴破碎红染纤维（myoclonus epilepsy associated with ragged red fiber，MERRF）和 Lafora 病相鉴别。MERRF 多于小儿期发病，小脑性共济失调、肌阵挛及癫痫发作为本病三主征。部分患者有肌力低下和易疲劳等前驱症状，癫痫形式有大发作、部分性发作和肌阵挛发作等多种类型。血液和脑脊液中乳酸升高。脑电图检查显示各种类型的癫痫波。头颅 CT 和 MRI 检查显示脑萎缩，脑干和基底节异常信号[2]。中枢神经系统病理改变为神经元进行性退变、星形胶质细胞增生以及有髓神经纤维束变性。Lafora 病呈常染色体隐性遗传，是青少年起病的肌阵挛癫痫中最严重的类型之一，通常于 10 ~ 20 岁起病。临床表现为肌阵挛性癫痫发作、肌强直、智力及运动功能减退，呈进行性加重，多于 20 ~ 30 岁死亡。神经元蜡样脂褐质沉积病、MERRF 及 Lafora 病均有癫痫和肌阵挛等共同的临床表现，仅凭临床症状、脑电图和头颅 MRI 难以鉴别。骨骼肌活检组织化学

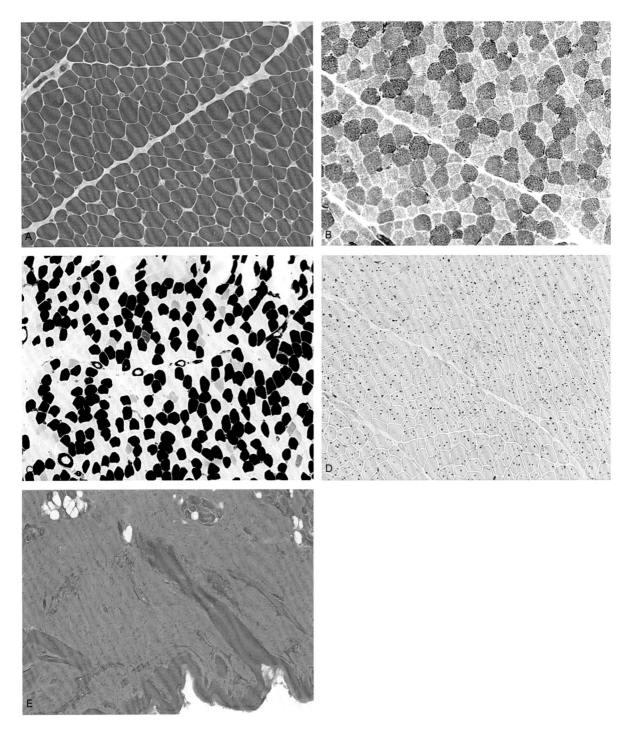

图 4-4　骨骼肌和皮肤活检光镜病理分析。A. HE 染色未见变性、坏死及再生肌纤维，结缔组织正常（×100）。B. NADH 染色示酶活性正常（×100）。C. 腺苷三磷酸环化酶（ATPase 4.35）反应，任意视野下均可见 I、II 型肌纤维镶嵌分布，轻度 II 型肌纤维萎缩（×100）。D. 酸性磷酸酶染色，几乎全部肌纤维胞质内可见酶活性增高及红染颗粒状物质，颗粒大小不一（×100）。E. 皮肤活检 HE 染色未见明显异常结构（×100）

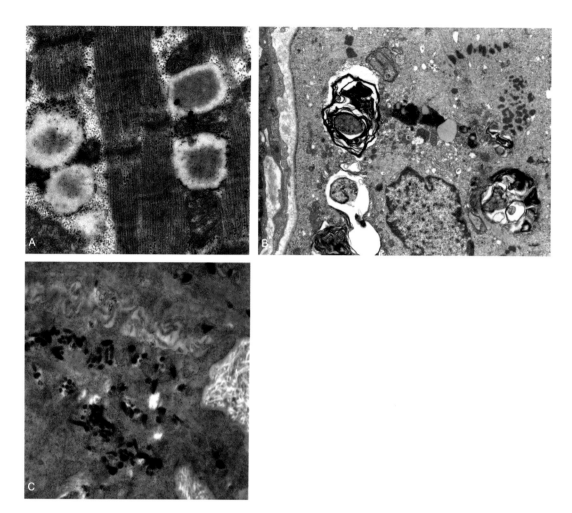

图 4-5　骨骼肌及皮肤电镜病理分析。A. 肌纤维膜下可见初级溶酶体、次级溶酶体、髓磷脂样变溶酶体、空泡化线粒体以及脂褐素沉积物。脂褐素沉积物的形态及大小不规则（呈颗粒状或棒状等）（×7500）。B. 部分区域 Z 线结构消失，肌原纤维排列疏松、断裂，其间充满大量溶酶体、脂褐素小体、变性线粒体及糖原颗粒（×7500）。C. 皮肤电镜检查示在真皮组织可见大量棒状和颗粒状脂褐素沉积（×7500）

染色是鉴别三者的重要手段。MERRF 骨骼肌组化染色可见大量破碎红染纤维（ragged red fiber, RRF）。Lafora 病骨骼肌 PAS 染色可见细胞质内典型的葡聚糖包涵体即 Lafora 小体聚集[3]。Lafora 小体还可沉积在神经元、肝及皮肤等组织中。神经元蜡样脂褐质沉积病骨骼肌酸性磷酸酶染色可见大量肌纤维胞质中酶活性明显升高。电镜下在 MERRF 肌纤维内可见大量线粒体聚集。在 Lafora 病的肌纤维胞质内可见由变性细胞器、糖原、不规则丝状和颗粒状等结构形成的包涵体。以上特点可与神经元蜡样脂褐质沉积病电镜下超微结构改变相鉴别。基于形态学基础上的分子生物学诊断是神经元蜡样脂褐质沉积病、Lafora 病和 MERRF 的确诊手段。

目前神经元蜡样脂褐质沉积病尚无有效的治疗，可给予抗癫痫药物等对症处理，以及应用酶替代疗法和抗氧化剂、维生素 E 和硒等药物，但治疗效果不明显。有报告早期骨髓移植对本病有一定的疗效[4]。

（河北医科大学第三医院胡静、赵哲整理）

参考文献

[1] Caraballo R, Sologuestua A, Ruggieri VL, et al. Clinical and Electroencephalographic Aspects of Late Infantile Neuronal Ceroid Lipofuscinosis. Rev Neurol, 2005, 40(3): 135-140.

[2] Filosto M, Tomelleri G, Tonin P, et al. Neuropathology of Mitochondrial Diseases. Bipscience Reports, 2007, 27(1-3): 23-30.

[3] Gentry MS, Worby CA, Dixon JE. Insights into Lafora Disease: Malin is an E3 Ubiquitin Ligase that Ubiquitinates and Promotes the Degradation of Laforin. Proc Natl Acad Sci USA, 2005, 102(24): 8501-8506.

[4] Sakurai K, Iizuka S, Shen JS, et al. Brain Transplantation of Genetically Modified Bone Marrow Stromal Cells Corrects CNS Pathology and Cognitive Function in MPS VⅡ Mice. Gene Therapy, 2004, 11 (19): 1475-1481.

病例 5

18 岁男性"双侧扁桃体切除术后 7 天，意识不清 4 天"

临床资料

患者，男，18 岁，军人，主因"双侧扁桃体切除术后 7 天，意识不清 4 天"于 2011 年 7 月 4 日入我院神经内科治疗。

现病史：患者于 2011 年 6 月 28 日在当地医院耳鼻喉科行双侧扁桃体摘除术。手术顺利，术后 48 h 无异常。术后第 3 天，即 7 月 1 日早晨被护士发现意识模糊、思睡，尚可进早午餐，餐后又睡。下午 3 时许出现意识不清，呼之不应，继而非喷射状呕吐 4～5 次。呕吐物为胃内容物，不伴发热，无四肢抽搐。予 20% 甘露醇脱水及补液治疗，效果不显。7 月 2 日行腰椎穿刺（甘露醇脱水后），示脑脊液外观清亮，压力 70 mmH$_2$O，常规及生化均正常。神经科查体为浅昏迷状态，双侧巴宾斯基征阳性，头颅 MRI + 增强未见明显病灶。7 月 3 日出现小便失禁，血清总胆红素升高。为进一步诊治，以"意识障碍原因待查"收入我科。当日血氨 221 μg/dl。患者在当地医院住院期间曾给予水杨酸制剂。

既往史、个人史及家族史：反复咽痛、发热及扁桃体炎 10 年。否认家族中有遗传病、传染病及特殊疾病史。

入院查体：T 36 ℃，P 72 次 / 分，BP 110/70 mmHg，R 46 次 / 分，律齐。各瓣膜听诊区未闻及病理性杂音。双肺呼吸音清，未闻及明显干、湿啰音。腹软，无包块，肝、脾未触及，肠鸣音正常。双下肢无水肿。浅昏迷，格拉斯哥昏迷评分（Glasgow coma score，GCS）6 分。双侧瞳孔等大、等圆，直径约 3 mm，对光反射灵敏，双眼球居中，可见水平浮动，压眶有痛苦表情。余脑神经查体不配合。四肢偶有无目的的活动，上、下肢肌力 Ⅱ 级以上，四肢肌张力低，四肢腱反射低，双侧巴宾斯基征阳性，颈软，无抵抗。

辅助检查：7 月 5 日肝炎病毒学检验均为阴性，结核抗体阴性，血乳酸正常。X 线胸片、心电图、消化超声、泌尿超声及心脏超声检查均未见明显异常。

7 月 6 日使用地西泮后脑电图提示有时可见 δ 波，以额部为主，各导联少量节律 β 波，未见病理性癫痫波。头颅 MRI 检查未见明显异常。腹部 CT 检查未见明显异常。

血生化指标及凝血指标变化见表 5-1。入院期间患者血氨及谷丙转氨酶波动性升高，与临床症状加重相关。

治疗经过：入院后给予对症治疗。7 月 5 日患者一度意识恢复。7 月 6 日上午 10 点行头颅 MRI 检查后返回病房时再次出现谵妄，给予静脉推注地西泮后好转，但症状反复波动。7 月 7 日中午突然出现抽搐和喉头痉挛，行气管插管及球囊辅助呼吸，加大甘露醇用量，并予精氨酸和鸟氨酸注射液等脱氨、还原型谷胱甘肽保肝对症治疗。下午请肝病科医生在超声引导下行肝穿刺，并行病理检查。7 月 8 日凌晨呈癫痫全面持续状态，反复静脉推注苯二氮䓬类（氯硝西泮等）效果不显。转 ICU 进一步给予生命支持。在呼吸机辅助下静脉推注中枢镇静剂、肌松药和麻醉剂等。后癫痫发作基本控制，但意识障碍不恢复，并出现尿崩，血压偏低，用多巴胺持续静脉点滴维持血压。7 月 10 日神经系统全部反射消

表5-1　血生化指标及凝血指标变化

时间	血清总胆红素（μmol/L）	间接胆红素（μmol/L）	总胆固醇（mmol/L）	低密度脂蛋白胆固醇（mmol/L）	血氨（μg/dl）	凝血酶原活动度（%）	凝血酶原时间测定（s）	谷丙转氨酶（U/L）
6月27日	77.2		3.9	2.27		88	12.9	23.4
7月4日	88		2.74	1.73	221	71.3	14.2	23.6
7月5日	145.2	135.2	3	2.01	130	62	14.6	45
7月7日	129	122			500	47	17.5	46
7月8日	111.6	104			401	39	16	36
7月9日	170	153			311		16.8	50
7月10日	127		1.78	0.6	297			41
7月11日	178.4	163			956	35	21.7	73
7月12日	125	107			1000			88
7月13日	97.8	78			1000			117
7月14日	70.6	45			1000			120
7月15日	44.4	32			1000			177

失，双侧瞳孔不等大，右5 mm，左4 mm。自主呼吸消失。7月15日呕血。18：30患者心跳停止，血压测不出，临床死亡。

诊断： 瑞氏样综合征（Reye syndrome）。

讨论

瑞氏综合征也称脑病合并脂肪变性。该病往往比较凶险，是因多脏器脂肪浸润引起的以脑水肿和肝功能障碍为表现的一组症候群[1]。澳大利亚病理学家 Reye 等于1963年首次报道此综合征。本病的临床特点为：儿童或青少年在病毒感染（如流感或水痘）康复过程中出现脑病的症状（意识障碍和惊厥），肝功能异常及代谢紊乱，病程中服用水杨酸类药物（如阿司匹林）退热多为诱因。其病理基础为广泛的线粒体受损。瑞氏综合征会影响身体的所有器官，但对肝和大脑带来的危害最大。如果不及时治疗，会很快导致肝、肾衰竭及脑损伤，甚至死亡。

本例患者有反复的上呼吸道感染病史，在病程中曾服用水杨酸制剂退热。病情反复，逐渐进展加重，出现惊厥，进而发展为昏迷和中枢性呼吸衰竭等。患者出现意识障碍前其头颅 MRI DWI 序列疑似广泛的皮质水肿（图5-1）。随着临床症状加重，血氨逐渐升高，提示线粒体功能受损。在病程中酶系统发生缺陷，不能将体内的氨变成尿素，导致大量氨积聚在体内，形成高氨血症。高氨血症又加重了脑功能障碍。对于本病患者，我们在排除相关的病毒性肝病和颅内感染等疾病后，考虑是一种感染后口服水杨酸制剂相关的进展性脑病合并肝衰竭，考虑为瑞氏综合或瑞氏样综合征，遂对患者进行了肝穿刺活检。肝病理回报：肝细胞可见脂肪样变性（图5-2）。综合整个临床症状、血生化及肝病理检查，该患者诊断为瑞氏样综合征。瑞氏综合征好发于儿童，以婴幼儿或学龄前儿童多见。该患者年龄为18岁，已属成年，发病则较为罕见。

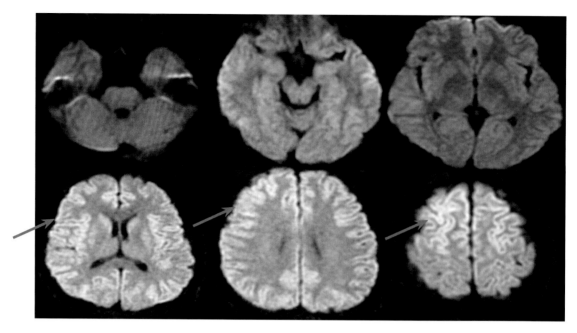

图 5-1　2011 年 7 月 6 日头颅 MRI 检查。在患者的临床症状再次加重前行头颅 MRI 检查，未见明显异常。但是 DWI 疑似广泛的皮质高信号（蓝色箭头），可能存在细胞水肿

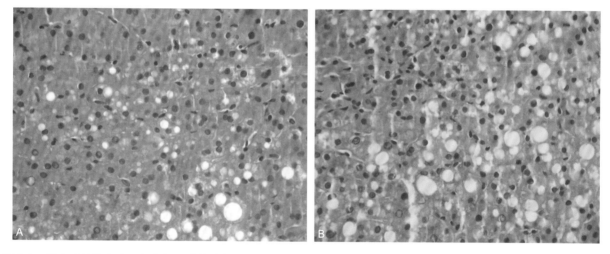

图 5-2　肝小叶结构存在，部分肝细胞脂肪变性，以小叶周为明显，可见灶状坏死，汇管区轻度慢性炎症（图 A. HE 染色 ×100；图 B. HE 染色 ×100）

（中国人民解放军总医院第七医学中心刘楠、张微微整理）

参考文献

[1] Reye RD, MerganG. Baral J. Encephalopathy and Fatty Pegeneration of the Viscera. A Disease Entity in Childhood. Lancet, 1963, 2(7311): 749-75.

病例 6

11 岁男性学习成绩下降 1 年余，右侧肢体活动不利 1 个月余

临床资料

患者，男，11 岁，主因"学习成绩下降 1 年余，右侧肢体活动不利 1 个月余"于 2015 年 10 月 9 日在我院神经外科行立体定向脑组织活检。

现病史：患者，男，11 岁，河北省保定市人，在校学生。患者于 2015 年 8 月 1 日无明显诱因出现呕吐，呈喷射性，为胃内容物，伴有发热，体温最高 37.8 ℃，无咳嗽、咳痰、恶心、头痛和头晕等不适。就诊于当地诊所，给予输液治疗（具体不详）。8 月 7 日再次出现呕吐，且精神差，反应慢，未行特殊治疗，休息 4 天后自行缓解。8 月 30 日发现右下肢行走不利、跛行，其余肢体未见活动异常，9 月 12 日发现右下肢活动不利和跛行较前加重，且出现言语笨拙。9 月 16 日就诊于"某县职工医院"，怀疑"髋关节受损"，行髋关节 MRI 检查，未见异常。9 月 26 日发现右上肢力弱，右手不能持物。9 月 29 日行颅脑 MRI 检查，提示"左侧大脑半球颞、顶、枕叶交界区为主、胼胝体及脑室后角旁广泛白质病变，炎症、炎性脱髓鞘病变？" 9 月 30 日经过我院神经系统疑难病多学科联合会诊中心会诊，诊断为"脑白质病变（代谢性脑病可能性大）"。10 月 5 日出现头痛，伴喷射性呕吐，就诊于某儿童医院急诊科，给予静脉滴注甘露醇脱水治疗，头痛缓解。10 月 6 日就诊于我院神经外科，10 月 9 日在局麻下行立体定向脑内病变活检术。为求进一步诊治收入我科。追问病史，患者 1 年前出现学习成绩突然下降，皮肤逐渐变黑。患者自发病以来，精神、饮食及睡眠可，大小便正常，体重无明显变化。

既往史、个人史及发育史：无特殊。

家族史：祖父母及外祖父母均为近亲结婚，患者母亲的兄弟均未成年即死亡，家系中Ⅲ 3、Ⅲ 4 及Ⅳ 3 均为男性。Ⅲ 3 于出生后数月死亡，Ⅲ 4 在 3 岁半时死亡，Ⅲ 3、Ⅲ 4 具体死因不详。Ⅳ 3 在 6 岁半时因痴呆死亡（图 6-1）。否认其他家族遗传病史。

入院查体：T 36.4 ℃，P 76 次 / 分，R 18 次 / 分，BP 110/70 mmHg。内科查体未见明显异常。神经系统检查：意识清楚，言语欠清，反应稍迟钝，记忆力及计算力下降，右利手。双眼视力 0.5，双侧眼底正常，双眼球活动自如，无复视，视野粗测正常。右侧面部痛觉减退，右侧鼻唇沟浅，伸舌居中。

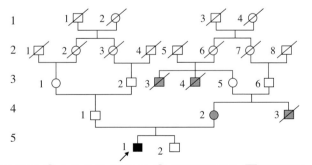

口男性患者 〇女性患者 ■患者 ◉病基因携带者 ▨可能患者 ╱已死亡 ↗先证者

图 6-1 患者家系图

四肢肌肉无萎缩。右上肢肌力3级，右下肢肌力4级，左侧肢体肌力5级。右下肢肌张力增高。右侧肢体痛温觉及音叉振动觉减退，右侧肢体肱二头肌、肱三头肌及膝跟腱反射活跃。左侧肢体指鼻试验稳准，左侧肢体跟膝胫试验欠稳准。右侧肢体指鼻试验及跟膝胫试验不能配合。双侧巴宾斯基征及查多克征阳性。

辅助检查：血 ACTH（2015年10月23日）770.60 pg/ml↑。皮质醇节律：2.94 μg/dl↓（8点），2.4 μg/dl（16点），0.60 μg/dl（0点）。极长链脂肪酸：C24：0 148.7 nmol/L，C26：0 4.71 nmol/L，C24：0/C22：0 2.15，C26：0/C22：0 0.068。心电图：①窦性心律不齐。②左心室高电压。③逆钟向转位心率：85次/分。肾上腺超声示双侧肾上腺区未见明显异常。

患者治疗前头颅影像学检查：CT平扫示右侧颞、顶、枕叶交界区低密度灶（图6-2），头颅MRI检查示左侧大脑半球颞、顶、枕叶交界区、胼胝体及脑室后角旁均可见长T1、长T2异常信号（图6-3），DWI低信号（图6-4），ADC高信号。增强MRI示病灶边缘、右侧脑室后角及胼胝体压部轻度强化，呈不对称的"蝴蝶征"样强化（图6-5）。磁共振波谱（magnetic resonance spectroscopy，MRS）

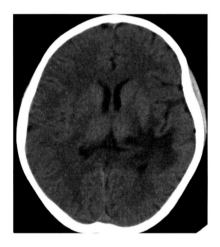

图6-2 头CT平扫可见左侧颞、顶、枕叶交界区低密度灶

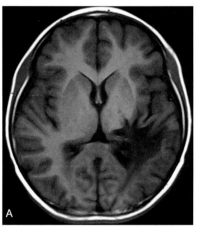

图6-3 A. 颅脑MRI平扫T1 WI示左侧半球颞、顶、枕叶交界区长T1信号；B. 颅脑MRI平扫T1 WI示右侧半球颞、顶、枕叶交界区及侧脑室后角室大片长T2信号，右侧内囊片状长T2信号

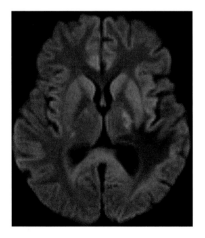

图6-4 DWI像示左侧脑室后角周围稍低信号

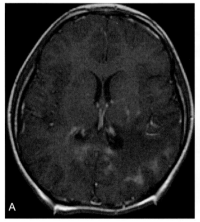
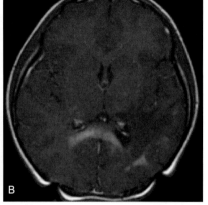

图6-5 A. 病灶边缘及右侧脑室后角旁轻度强化。B. 胼胝体压部轻度强化，呈不对称的"蝴蝶征"样强化

示病变区脑碱度增高，N-乙酰天门冬氨酸盐（NAA）峰下降。

病理结果

肉眼所见：立体定向活检，穿刺左侧顶叶病变处，取组织 0.6 cm×0.5 cm×0.2 cm 送检。

镜下所见：HE 染色组织内可见正常白质结构消失，胶质细胞增生，小血管周围 T 淋巴细胞为主的套袖状浸润（图 6-6）。免疫组化染色示 CD68 可见大量组织细胞反应（图 6-7）。MBP 染色可见组织内大片状髓鞘脱失（图 6-8）。Olig-2 染色可见组织内少突胶质细胞明显减少（图 6-9）。

神经病理诊断：脱髓鞘性白质脑病。

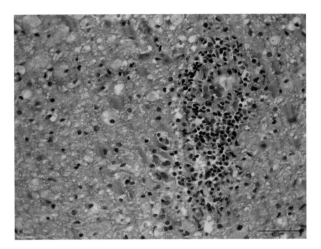

图 6-6　组织内可见正常白质结构消失，胶质细胞增生，小血管周围 T 淋巴细胞呈套袖状浸润 (HE 染色 ×400)

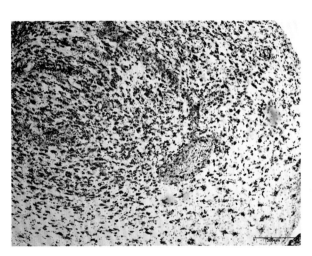

图 6-7　组织内可见到大量组织细胞反应（CD68 染色 ×200)

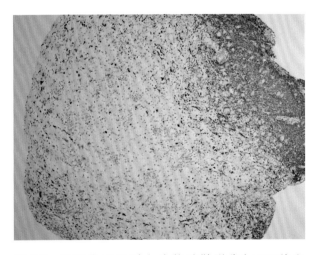

图 6-8　组织内可见到大片状髓鞘脱失（MBP 染色 ×200)

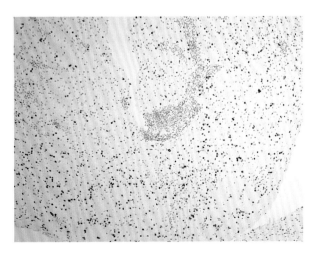

图 6-9　组织内可见少突胶质细胞明显减少（Olig-2 染色 ×200)

基因检测

先证者存在 *ABCD1* 基因 c.1493 — 1496del（编码区第 1493 — 1496 号核苷酸缺失）的核苷酸半合子变异（图 6-10）。该变异导致从第 499 号氨基酸合成发生改变（p.499fs），为移码变异。先证者的母亲存在同位点的核苷酸杂合子变异（图 6-11），先证者的父亲及弟弟 *ABCD1* 基因正常（图 6-12）。

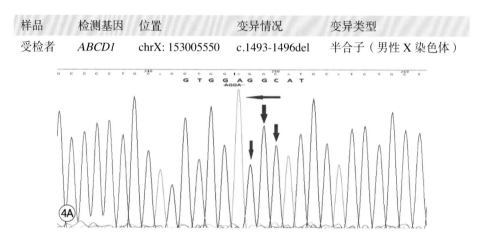

样品	检测基因	位置	变异情况	变异类型
受检者	*ABCD1*	chrX: 153005550	c.1493-1496del	半合子（男性 X 染色体）

图 6-10　先证者，*ABCD1* 基因 c.1493–1496del 的核苷酸半合子变异

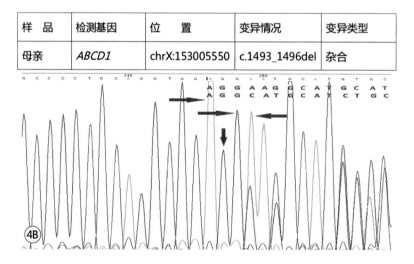

样　品	检测基因	位　　置	变异情况	变异类型
母亲	*ABCD1*	chrX:153005550	c.1493_1496del	杂合

图 6-11　先证者的母亲存在同位点的核苷酸杂合子变异

样　品	检测基因	位　置	变异情况	变异类型
父亲	*ABCD1*	chrX:153005550	c.1493_1496del	未发现变异

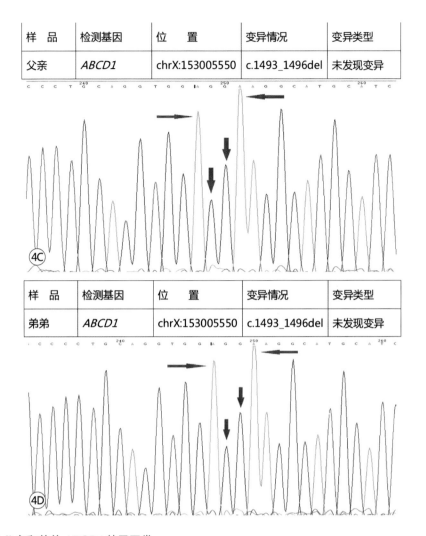

样　品	检测基因	位　置	变异情况	变异类型
弟弟	*ABCD1*	chrX:153005550	c.1493_1496del	未发现变异

图 6-12　先证者的父亲和弟弟 *ABCD1* 基因正常

基因 + 神经病理诊断：肾上腺脑白质营养不良（adrenoleukodystrophy，ALD）。

讨论

肾上腺脑白质营养不良为 X 连锁隐性遗传病，主要表现为智力减退、行为异常、听力和视力下降、肢体功能障碍以及皮肤色素沉着等，超长链脂肪酸升高而肾上腺皮质激素下降。头颅 MRI 检查表现为脑白质对称性长 T1、长 T2 异常信号，可累及胼胝体和脑干。病变多从后向前发展，逐渐累及枕、顶及颞叶。增强后病灶周围区域呈蝴蝶状强化，晚期可见脑萎缩。临床、生化及影像学特点有助于肾上腺脑白质营养不良的诊断，而 *ABCD1* 基因突变筛查可以确诊。根据 Moser 分型标准临床可分为 7 型[1]，包括儿童脑型、青少年脑型、成人脑型、肾上腺脊髓神经病型、单纯艾迪生病、杂合子型以及无症状型。其中以儿童脑型最为常见，约占 40%，常出现在 3～10 岁男性儿童中，主要表现为进行性行为障碍、学习能力下降、视力障碍、听力减退及逐渐出现的四肢瘫痪[2]。此型肾上腺脑白质营养不良大约在 3 年内完全残疾，且早年死亡率极高[3]。

　　该家系患者均属于儿童脑型。先证者于 9 岁左右起病，表现为学习成绩突然下降，10 岁时突发言语不清、右侧肢体力弱及行走不稳等卒中样表现，病情进行性加重。其头颅影像学检查示左侧颞、顶、枕叶交界区、胼胝体及脑室后角旁病灶。MRI 检查可见到长 T1、长 T2 信号，增强后有不对称的"蝴蝶征"强化，MRS 示病变区胆碱峰抬高，NAA 峰下降。血促肾上腺皮质激素升高，皮质醇节律下降，极长链脂肪酸明显升高，外周血 ABCD1 基因发现 c.1493 — 1496del 核苷酸半合子变异。其母为杂合子变异，为致病变异基因携带者。变异遗传来自母系，符合 X 连锁隐性遗传的肾上腺脑白质营养不良的确诊要点，而家系中另 3 例早年不明原因夭折者均为男性，均为先证者母系家族成员。结合其家族中有近亲结婚史，此 3 例为肾上腺脑白质营养不良的可能性极大，可见该家系为一确诊的肾上腺脑白质营养不良家系。文献报道肾上腺脑白质营养不良家系患者同样具有临床表型和遗传基因的异质性 [4]。平莉莉等 [5] 曾总结了 89 例儿童脑型肾上腺脑白质营养不良患者的基因型和表型关系，发现基因突变的程度与表型的严重程度之间并没有明确的关系。

　　肾上腺脑白质营养不良的病理表现为病变部位内广泛的髓鞘脱失，其病变部位可分为周边区、中间区和中央区三个区域。周边区为正在破坏的病灶，位于病变的最前方，以髓鞘变形和破坏为主，不伴有血管周围炎性反应。中间区含有活动性的炎症脱髓鞘带，紧邻周边区，主要为轴索脱失，脱髓鞘明显，伴有血管周围单核细胞及巨噬细胞浸润，血脑屏障破坏。而中央区为陈旧性病灶，位于病灶后部，主要为大量胶质细胞增生。先证者的病变部位立体定向脑病理可见到正常脑白质结构消失，髓鞘缺失，轴索大部分缺失，伴明显的反应性星形胶质细胞增生，在小血管周围可见以 T 淋巴细胞为主的炎症细胞浸润，以及大量吞噬细胞浸润，主要表现为中间区的病理特点，提示患者的病情正在进展中。这就可以解释患者的病情急性加重的病理原因。CT 及 MRI 上的异常强化发生在中间区，与血管周围炎及血脑屏障破坏相对应。该患者影像学病灶的特点表现为明显的不对称性，临床表现为右侧肢体较重，而左侧较轻，与典型的对称性表现不同，但对患者查体时可见到双侧病理征阳性，提示右侧锥体束亦有损害。

　　肾上腺脑白质营养不良基因定位于 Xq28，全长约 21 kb，编码由 745 个氨基酸残基组成的蛋白质（ABCD1），与过氧化物酶和转运酰基辅酶 A 的转运蛋白有关。该家系为 ABCD1 基因 c.1493 — 1496del 变异，为移码变异，导致从第 499 号氨基酸合成发生改变（p.499fs），而该氨基酸位于 6 号外显子表达区，影响肾上腺脑白质营养不良蛋白（adrenoleukodystrophy protein，ALDP）的正常表达。检索 X-ALD 数据库 [6]，到 2017 年 3 月该基因突变位点的报道已达 1794 个，其中错义突变占 61%，移码突变占 22%，无义突变占 10%，氨基酸插入或缺失变异占 4%，外显子缺失变异占 3%。在已报道的 398 个移码变异基因中，有 227 个基因未再重复报道。该家系为 c.1493 — 1496del 突变，尚未见国内外文献报道。

　　目前对肾上腺脑白质营养不良尚无特效的治疗方法，主要为对症治疗，包括补充小剂量糖皮质激素，口服 Lorenzo 油并配合低脂饮食。目前认为造血干细胞移植是早期儿童脑型患者最有效的治疗手段，可延缓病情进展，甚至使部分患儿脑部病变得以改善 [7]。Peter 等于 2004 年随访研究了 126 例，发现早期接受移植的儿童脑型患者的 5 年生存率＞92%，神经功能明显改善；晚期接受治疗的儿童脑型患者 5 年生存率仅为 45%，甚至低于未治疗患者，且死亡率风险较高。同时，不能早期诊断肾上腺脑白质营养不良或快速进展性脑病型，这已经成为限制和制约造血干细胞移植的瓶颈，大大抵消了造血干细胞移植的疗效，缩小了造血干细胞移植的应用范畴。另有文献报道维酸类降脂药物洛伐他汀通过诱导 ABCD2 基因表达，其产物肾上腺脑白质营养不良蛋白相关蛋白（ALDP-related protein，ALDRP）对 ALDP 有一定的代偿作用，可以降低饱和极长链脂肪酸（very long chain fatty acids，VLCFAs）的水平 [8]。基因诊断不仅可以明确肾上腺脑白质营养不良患者的基因突变位点和突变类型，还可以了解患者家系其他成员的基因型，为遗传咨询和产前诊断等提供了可靠的数据 [9]，也为儿童脑型患者早期骨髓干细胞移植治疗提供了依据。

（中国人民解放军总医院第六医学中心赵丽涛、孙辰婧、韩晓珲、姚生、戚晓昆，晋中市
中医院雷宇新整理）

参考文献

[1] Moser HW. Therapy of X-linked Adrenoleukodystrophy. NeuroRx, 2006, 3(2): 246-253.

[2] Jack GH, Malm - Willadsen K , Frederiksen A , et al. Clinical Manifest X- Linked Recessive Adrenoleukodystrophy in a Female. Case Rep Neurol Med, 2013: 491-790.

[3] Berger J, Gaertner J. X-linked Adrenoleukodystrophy: Clinical, Biochemial and Pathogenetic Aspects. Biochim Biophys Acta, 2006, 1763(12): 1721-1732.

[4] 雷霞，姚生，殷洁，戚晓昆. X-连锁肾上腺脑白质营养不良1家系报道. 中国神经免疫学和神经病学杂志，2011, 18(1): 62-63.

[5] 平莉莉，包新华，王爱花，等. X-连锁肾上腺脑白质营养不良89例临床特征及基因型/表型关系. 中华儿科杂志，2007, 45(3): 203-207.

[6] http://www.x-ald.nl/mutations-gene/mutation statistics/.

[7] Mahmood A, Raymond GV, Dubey P, et al. Survival Analysis of Haematopoietic Cell Transplantation for Childhood Cerebral X-linked Adrenoleukodystrophy: A comparison Study. Lancet Neurol, 2007, 6: 687-692.

[8] Kemp S, Wanders RJ. X-linked Adrenoleukodystrophy: Very Long-Chain Fatty Acid Metabolism, ABC Half-Transporters and the Complicated Route to Treatment. Mol Genet Metab, 2007, 90: 268-276.

[9] Engelen M, Kemp S, de Visser M, et al. X-linked Adrenoleukodystrophy(X-ALD) Clinical Presentation and Guidelines for Diagnosis, Follow-Up and Management. Orphanet J Rare Dis, 2012, 7: 51.

病例 7

28 岁女性患者头痛伴呕吐 1 个月，双眼视力下降 3 天

临床资料

患者，女，28 岁，因 "头痛伴呕吐 1 个月，双眼视力下降 3 天" 于 2016 年 5 月 26 日收入神经内科。

现病史：患者于 2016 年 4 月 22 日晨起出现左枕部持续性疼痛，伴恶心及呕吐，否认发热及视物不清。患者就诊于当地医院，入院查体无特殊。2016 年 5 月 8 日头颅 MRI 检查示左侧颞、枕叶肿瘤样占位，强化明显，病灶周围水肿带明显（图 7-1 至 7-3）。多次脑脊液检查示白细胞轻中度升高，以单核细胞为主。蛋白质轻度升高，余正常。血肿瘤标志物正常。2016 年 5 月 9 日行颅内病灶立体定向穿刺活检，于穿刺术后第 2 天出现发热，体温最高达 39.0 ℃，先后予头孢呋辛及头孢曲松抗感染治疗，约 10 天后体温正常。2016 年 5 月 24 日突然出现双眼视物模糊伴眼球转动不适感，2 天后晨起双眼完全失明。为行进一步诊疗收入我院。

既往史、个人史及家族史：患者自幼患神经纤维瘤病，其母亲有相似皮肤表现。否认其他特殊病史。

入院查体：T 36.2 ℃，P 60 次 / 分，R 21 次 / 分，BP 104/65 mmHg。心、肺及腹部检查未见明显异常。全身皮肤可见散在的神经纤维瘤及牛奶咖啡斑。神经科查体：神志清楚，对答切题，查体合作。定位及定向力可，记忆力和计算力可。双侧瞳孔等大等圆，直径 6 mm，对光反射消失。听力正常，双侧鼻唇沟对称，伸舌居中。四肢肌力正常，肌张力正常，双侧深、浅感觉对称存在。生理反射正常，病理反射未引出。闭目难立征不配合，双侧指鼻试验及跟膝胫试验正常。

辅助检查：血、尿、大便常规，以及电解质、肝功能、肾功能、凝血功能、血脂全套、心肌酶谱及肿瘤标志物未见明显异常。ANA、ENA 抗体、cANCA、pANCA、抗双链 DNA 抗体及甲状腺相关抗体均为阴性。脑脊液压力 260 mmH$_2$O。脑脊液常规：红细胞 9 × 10^6/L，白细胞 44 × 10^6/L ↑，多核细胞占 23%，单核细胞占 77%。脑脊液生化：葡萄糖 3.30 mmol/L，氯 118 mmol/L ↓，蛋白质 570 mg/L ↑。血清 EB 病毒衣壳抗体：IgA（ − ），IgG（ + ），IgM（ − ）。血清 MOG 抗体 IgG 1 : 10（ + ），血清 AQP4 抗体 IgG（ − ）。

眼眶 MRI 增强示左侧视神经球后段近段、右侧视神经球后段全段及双侧视束局部异常信号伴轻度强化（图 7-4、7-5）。头颅 MRS 示左侧脑室三角区周围病变区代谢活跃，CHO/NAA 比值最大为 2.36。SWI 示脑内病变穿刺术后改变，术区可见出血灶，余颅内静脉未见异常。

患者入院后予甲泼尼龙 500 mg 起始剂量冲击治疗及 CTX 0.6 g 免疫抑制治疗，同时予补钙、补钾、保护胃黏膜及改善微循环等对症支持治疗。患者的视力显著恢复，15 天后右眼视力 0.5，左眼视力 0.4。复查 MRI 示颅内病灶缩小，强化明显减弱，水肿减轻（图 7-6 至 7-8）。

病理结果

镜下所见：颅内病灶立体定向穿刺活检病理 HE 染色可见血管周围淋巴细胞套，未见异形、分裂或肿瘤样细胞。白质水肿，组织中轴索旁有大量泡沫细胞，未见明显坏死（图 7-9）。CD20 染色可见血管周围轻度 B 淋巴细胞浸润，但不符合淋巴瘤表现（图 7-10）。血管周围大量 T 淋巴细胞浸润，以

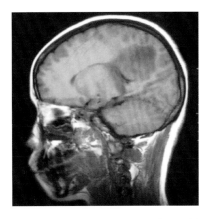

图 7-1　矢状位 T1WI 示左侧颞、枕
叶肿瘤样占位

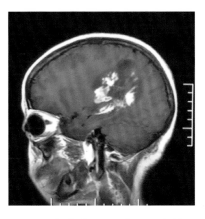

图 7-2　矢状位 TIWI 增强示病灶强
化明显

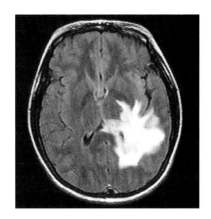

图 7-3　轴位 FLAIR 示病灶周围水肿
带明显

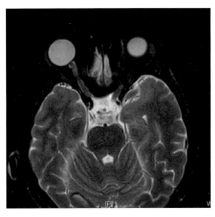

图 7-4　轴位 T2WI 示左侧视神经球后段近段及右侧视神经球后段全段异常信号

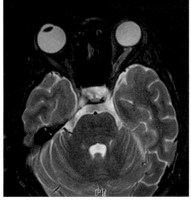

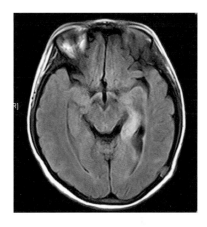

图 7-5　轴位 FLAIR提示视束异常信号

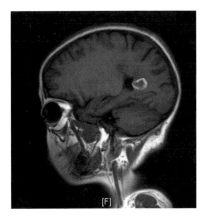

图 7-6　矢状位 T1WI 示左侧颞枕叶
病灶较前好转

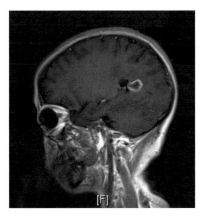

图 7-7　矢状位 TIWI 增强示病灶强
化较前明显减弱

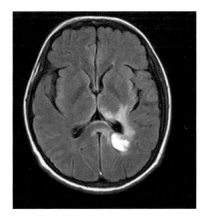

图 7-8　轴位 FLAIR 示病灶周围水肿
带较前明显减弱

CD4⁺T 淋巴细胞为主，没有异形细胞（图 7-11）。Ki-67 散在阳性，阳性细胞核不大，无异形细胞（图 7-12）。EBER 原位杂交阴性（图 7-13）。CD68 染色显示组织中大量巨噬细胞浸润（图 7-14）。FAST-BLUE 染色示髓鞘结构稀疏、破碎（图 7-15）。银染色示病灶内轴索相对保留（图 7-16）。GFAP 染色示星形胶质细胞形态完好，有轻度增生（图 7-17）。AQP4 染色示 AQP4 相对保留（图 7-18）。MOG 染色稀疏脱失，吞噬细胞胞质内有 MOG 阳性的颗粒（图 7-19）。

病理诊断：炎性脱髓鞘改变。

临床病理诊断：MOG 抗体阳性的中枢神经系统脱髓鞘病。

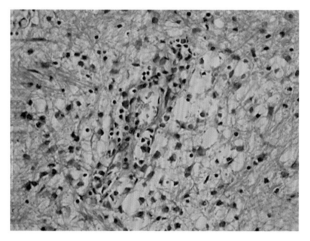

图 7-9　血管周围淋巴细胞袖套样浸润，组织中轴索旁有大量泡沫细胞 (HE 染色 ×400)

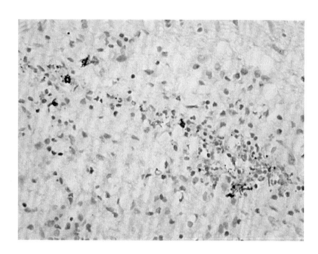

图 7-10　血管周围轻度 B 淋巴细胞浸润 (CD20 染色 ×400)

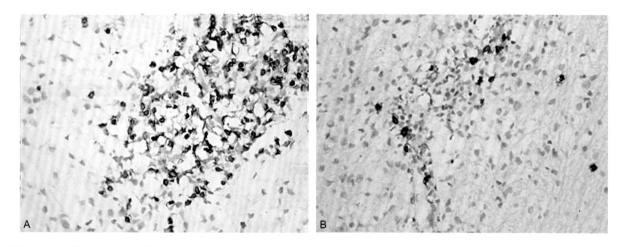

图 7-11　血管周围大量 T 淋巴细胞浸润，以 CD4⁺T 淋巴细胞为主（图 A，CD4 染色 ×400；图 B，CD8 染色 ×400）

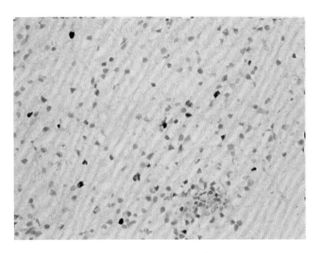

图 7-12　Ki-67 散在阳性，阳性细胞核不大，无异形细胞（Ki-67 染色 ×400 ）

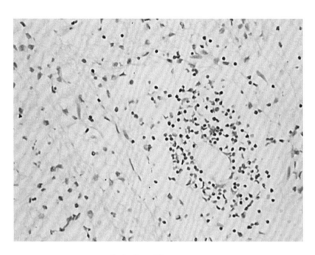

图 7-13　EBER 原位杂交阴性（×400）

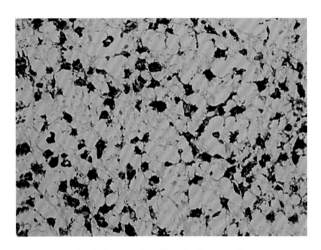

图 7-14　组织中大量巨噬细胞浸润（CD68 染色 ×400）

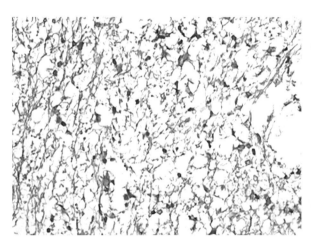

图 7-15　髓鞘结构稀疏乱、破碎（FAST-BLUE 染色 ×400)

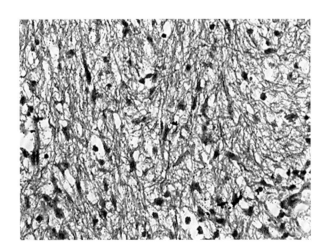

图 7-16　病灶内轴索相对保留（银染 ×400）

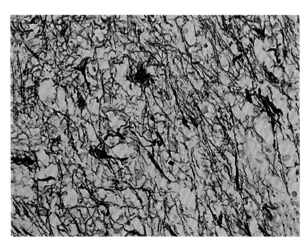

图 7-17　星形胶质细胞形态完好，有轻度增生（GFAP 染色 ×400）

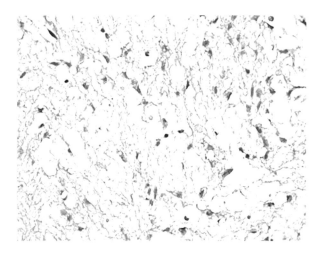

图 7-18　AQP4 相对保留（AQP4 染色 ×400)

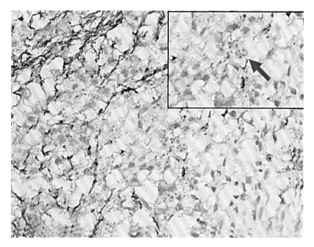

图 7-19　MOG 染色稀疏脱失。吞噬细胞胞质内有 MOG 阳性的颗粒 (MOG 染色 ×400)

讨论

少突胶质细胞糖蛋白（myelin oligodendrocyte glycoprotein，MOG）是中枢神经系统髓鞘的成分之一，位于髓鞘最外层少突胶质细胞膜上，这使得它可以成为脱髓鞘病的潜在致病靶点。MOG 抗体阳性的炎性脱髓鞘病（MOG antibody positive inflammatory demyelinating diseases，MOG-IDDs）患者临床上常常以双侧视神经炎、长节段脊髓炎以及不符合多发性硬化的颅内病灶起病。部分患者的临床表现可以符合视神经脊髓炎谱系病（neuromyelitis optica spectrum disorders，NMOSD) 的诊断标准，因此，也有学者将它归于 AQP4 抗体阴性 NMOSD。2015 年 Wingerchuk NMOSD 诊断标准指出，AQP4 抗体阴性的 NMOSD 可能存在临床异质性 [1]。

AQP4 抗体阳性的 NMOSD 与 MOG-IDDs 两组疾病的临床特点有所不同。在 AQP4 抗体阳性的 NMOSD 患者中女性显著多于男性，以视神经后部尤其是视交叉受累多见，以颈胸段为主的脊髓炎多见。在 MOG-IDDs 患者中，男女比例相当，视神经以前段受累为主，常伴眶周软组织强化，可有低位脊髓受累，用糖皮质激素治疗疗效较好 [2]。

从本例患者的病理结果可见，病灶内星形胶质细胞及 AQP4 保存得较为完好，MOG 染色稀疏脱失，吞噬细胞胞质内有 MOG 阳性的颗粒。既往文献病例的病理也显示了相似的结果 [3]。由此可见，从病理本质上来说，NMOSD 是星形胶质细胞病，而 MOG-IDDs 则是少突胶质细胞病。

因此，我们更倾向于将这类患者诊断为 MOG 抗体阳性的中枢神经系统脱髓鞘病，认为这是一种独立于多发性硬化及 NMOSD 的疾病。

本病例的特点给我们带来的启示如下：①中枢神经系统脱髓鞘病以颅内大片病变伴周边明显水肿为表现者临床罕见，极易与肿瘤相混淆，临床医师应结合起病方式、影像学及实验室检查仔细鉴别。②如患者急性起病，呈复发缓解型病程，除颅内病灶外还出现双侧视神经炎，则高度提示自身免疫性炎症。其影像学"线指样强化"也是炎性脱髓鞘疾病的重要提示线索之一，结合活检病理、抗体检测结果及糖皮质激素的疗效可确诊。

（复旦大学附属华山医院张包静子、全超、汪寅、卢家红、赵重波整理）

参考文献

[1] Wingerchuk DM, Banwell B, Bennett JL, et al. International Consensus Diagnostic Criteria for Neuromyelitis Optica Spectrum Disorders. Neurology, 2015, 85: 177-189.

[2] van Pelt ED, Wong YY, Ketelslegers IA, et al. Neuromyelitis Optica Spectrum Disorders: Comparison of Clinical and Magnetic Resonance Imaging Characteristics of AQP4-IgG Versus MOG-IgG Seropositive Case in the Netherlants. Eur J Neurol, 201, 23: 580-587.

[3] Spadaro M, Gerdes LA, Mayer MC, et al. Histopathology and Clinical Course of MOG-antibody-associated Encephalomyelitis. Ann Clin Transl Neurol, 2015, 2: 295-301.

病例 8

54 岁女性头痛伴右侧肢体无力半年

临床资料

患者，女，54 岁，已婚，主因"头痛伴右侧肢体无力半年"于 2014 年 3 月 13 日入院。

现病史：患者于 2007 年 1 月无诱因发现自己睡眠增多、犯困，后于当地医院就诊，头颅 CT 及 MRI 检查发现双侧脑白质病变，诊断为"中枢神经系统脱髓鞘病"，予糖皮质激素冲击治疗后症状稍好转。由于不影响日常工作，患者并未在意。2013 年 10 月患者出现头痛，呈间断性胀痛，后渐出现发作性言语障碍（找词困难）及右侧肢体力弱。再次行头颅 CT 及 MRI 检查，发现颅内钙化、多发囊肿及白质病变，囊肿内有小结节，且大脑镰向右侧移位。给予脱水及对症治疗，患者的症状缓慢加重。近 3 个月患者的右侧肢体无力加重，反应迟钝，有时出现思维混乱。门诊以"颅内多发占位"收入院。自发病以来饮食正常，无二便失禁，体重无明显减轻。

既往史、个人史及家族史：既往史和个人史无特殊。否认家族遗传病史。

入院查体：内科查体未见异常。神经系统查体：神志清楚，言语欠流利，记忆力及计算力轻度减退。脑神经检查正常。左侧肢体肌力及肌张力均正常。右侧肢体肌力 4+ 级，肌张力增高，右侧巴宾斯基征（+）。

辅助检查：入院查血常规、红细胞沉降率及生化未见异常。心电图、X 线胸片及腹部超声正常。脑电图未查。眼底照相检查正常。患者首次就诊时（2007 年）头部 CT 检查可见到 1 处钙化以及双侧大脑半球的脑白质病，囊肿不明显（图 8-1）。头颅 MRI 检查可见双侧大脑半球白质区长 T1、T2 异常信号（图 8-2）。增强扫描可见病灶呈点片状或环形强化（图 8-3）。7 年后（2014 年）头颅 CT 提示脑内钙化无明显变化（图 8-4）。头颅 MRI 示颅内病变部位出现多发囊变，脑白质病变加重，大脑镰向右侧移位（图 8-5）。最后进行了脑巨大囊肿切除术。

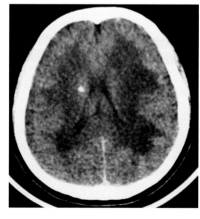

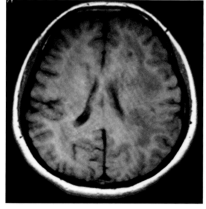

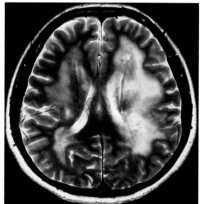

图 8-1   头部 CT 检查示双侧白质低密度伴右侧点状高密度改变（2007年）

图 8-2   头部 MRI 检查示双侧大脑半球白质区长 T1、T2 异常信号（2007 年）

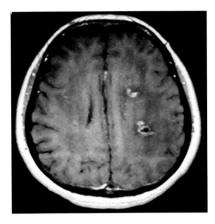

图 8-3　头部 MRI 增强示点片状或环形强化（2007 年）

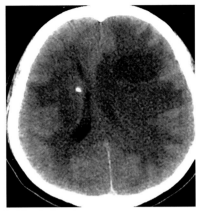

图 8-4　7 年后头部 CT 检查示右侧点状高密度无变化，低密度病灶加重

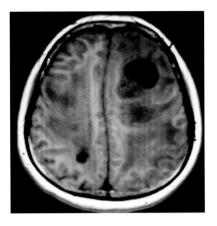

图 8-5　头部 MRI 结果示颅内病变部位出现多发囊变，脑白质病加重，大脑镰向右侧移位（2014 年）

病理结果

肉眼所见：行左额叶病变切除术，开颅后在导航下先穿刺左额病变，见黄色稍黏稠液体流出，后取少量囊性病变囊壁送检，完整切除囊壁。

镜下所见：HE 染色，病变脑组织囊肿的囊壁为胶质瘢痕组织，可见到小血管扩张、血管壁玻璃样变性及血管瘤样改变，伴钙化和血栓形成（图 8-6），以及散在多量 Rosenthal 纤维及吞噬含铁血黄素的格子细胞（图 8-7），脑组织胶质细胞增生。LFB 染色可见小血管壁坏变及钙化（图 8-8），于小血管周围及血管壁可见到炎症细胞浸润。

临床、影像和病理诊断：伴有囊肿和钙化的白质脑病（leukoencephalopathy, cerebral calcification, and cysts，LCC）。

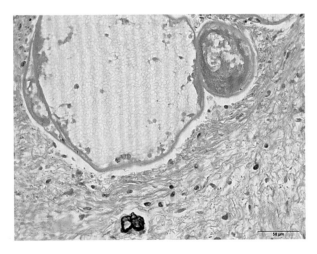

图 8-6　小血管扩张、血管壁玻璃样变性，周围可见到钙化（HE 染色 ×400）

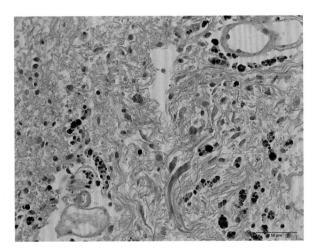

图 8-7　Rosenthal 纤维及吞噬含铁血黄素的格子细胞（HE 染色 ×400）

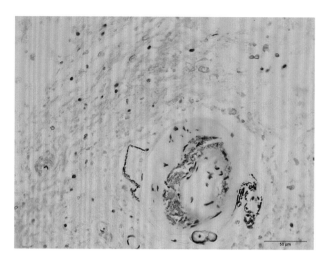

图 8-8　小血管壁坏变及钙化（LFB 染色）

讨论

LCC 是通过描述影像学特点而命名的一类疾病，通过头颅影像学检查可见到不同程度的钙化、囊变及脑白质病变，1996 年由 Labrune 等首次报道，又称为 Labrune 综合征[1]。文献报道伴有 LCC 的疾病包括伴钙化和囊变的脑视网膜微血管病（cerebroretinal microangiopathy with calcifications and cysts, CRMCC）及 Coats plus 综合征[2]。目前认为 LCC 仅累及神经系统，而无视网膜及其他系统受累表现。Coats plus 综合征是伴有视网膜病变（外层渗出性视网膜病变，即 Coats 病）的 LCC，多无家族遗传史。而 CRMCC 是伴有 Coats 病及多系统受累的 LCC，家族遗传史多见[3]。脑病理观察发现 LCC、Coats plus 综合征和 CRMCC 三者具有相似的病理特点，均与颅内微血管扩张及血管瘤样改变有关[4,5]。2012 年国外学者通过基因研究发现 *CTC1* 基因突变是引起 Coats plus 综合征和 CRMCC 患者的可能原因。由于 *CTC1* 基因在血管内皮细胞中表达，故推测微血管病变可能是导致脑和视网膜病变的一个主要致病原因。2016 年国外多中心研究发现 LCC 的基因突变位点是 SNORD118，提示 LCC 可能具有更为复杂的病理形成机制。

LCC 较为罕见，到目前为止国外共报道了约 30 例 LCC 患者，2009 年国内首先由山东刘学军等报道了 2 例[6]。LCC 的临床特点与颅内病变累及的部位相关，多为亚急性或慢性发病。早期症状较轻，后期出现的症状和体征多与颅内责任病灶相对应。主要的临床表现包括肢体瘫痪、癫痫[7]、共济失调、头痛、认知功能下降、肌张力异常、眼动障碍、颅内压增高、头晕、构音障碍及偏盲等。本例的发病年龄为 54 岁，为成年慢性发病，病程较长（7 年）。7 年前患者的头颅影像学检查仅表现为双侧脑白质病变，并未发现明显的囊变和钙化。早期的首发症状仅表现为睡眠增多，而无其他神经功能缺损。7 年后患者出现了头痛、肢体力弱及言语障碍。这时复查头颅影像，发现囊变及钙化形成。本例患者及文献报道中的 2 例患者随病情进展，后期均出现了与颅内责任病灶相关的症状和体征，包括肢体力弱、智能减退、头痛、言语障碍、视物模糊及视野缺损等，但患者均未见到视网膜病变，故支持 LCC 的诊断。

LCC 的影像学特点表现为经典的钙化、囊肿和白质脑病。颅内钙化多分布在双侧基底节区、丘脑及小脑齿状核，而在囊肿周围、侧脑室旁及放射冠区也可见到钙化。本例患者的年龄较大，且病程较长，但颅内钙化较轻，仅有 1 处钙化，可见颅内钙化变异很大。囊肿均发生于颅内的实质部位，幕上、幕下均可出现，数量及大小变异较大。囊壁多有完整或不完整的环形增强。随着病程增加，囊肿体积渐增大，而出现明显的占位效应。Armstrong 等[8]通过长期随访 1 例 LCC 患者，发现颅内部分囊肿也可出现缩小。这与以往报道的囊肿体积渐扩大相反，这说明 LCC 可能存在更为复杂的病理改变机制。脑白质病变为双侧，无明显对称性，以囊变周围和半卵圆中心多见。文献报道病情严重时小脑也出现白质改变，但 U 形纤维和胼胝体受累较少。尽管 LCC 患者的临床特点与颅内病变相关，但临床症状的轻重与头颅影像学改变并不完全一致，常遇到患者的影像学改变较重，而临床症状相对较轻的情况。此特点在成年患者尤为突出[9]。但是，随着颅内病变的进行性加重，囊肿增多且体积增大，神经功能缺损表现较为突出。

本例患者经脑病理证实为 LCC。在囊肿手术切除过程中发现囊壁内异常的血管团出血较多。病理改变可见到病变脑组织的小血管扩张伴血管纤维素性变性，微血管出现血管瘤样重排改变。胶质细胞增生明显，出现多量 Rosenthal 纤维等，部分血管周围及脑实质内可见大量陈旧性出血。少量血管有钙化，在囊变及钙化周围的白质未见明确的髓鞘脱失，与国外文献报道的 LCC 病理特点一致。Berry-Candelario 等认为 LCC 包含多种病理改变，包括微血管病变、髓鞘形成异常或先天性中枢神经系统发育异常等[10]。

鉴别诊断时应首先了解 LCC 与 CRMCC、Coats plus 综合征三者之间的关系和命名特点，合并有视网膜病变（Coats 变）和多系统受累表现是命名的关键所在。有学者认为 CRMCC 与 Coats plus 综合征属于同一种疾病谱[11]，并且得到基因证实。而 LCC 在病理上尽管与 CRMCC 或 Coats plus 综合征一致，但并非是同一类疾病。其次，在患者的疾病早期应与脱髓鞘疾病相鉴别。本例患者 7 年前由于早期仅有白质病变，未见到明显囊肿和钙化，而误诊为中枢神经系统脱髓鞘病。发现囊变和钙化时又易被误诊为感染性疾病和胶质瘤。特别是囊肿增大、出现明显的占位效应时极易误诊为伴有囊变的胶质瘤[12]。关于 LCC 的治疗，目前尚无有效的药物治疗。当囊肿较大、占位效应明显时应采取手术治疗。一般而言，成年患者以及症状主要与囊肿压迫有关者术后效果较好[13]，而伴有多系统症状的儿童患者疗效较差。

（中国人民解放军总医院第六医学中心姚生、边洋、韩晓琛、戚晓昆，新乡医学院第一附属医院田俊磊整理）

参考文献

[1] Labrune P, Lacroix C, Goutières F, et al. Extensive Brain Calcifications, Leukodystrophy, and Formation of Parenchymal Cysts: a New Progressive Disorder due to Diffuse Cerebral Microangiopathy. Neurology, 1996, 46(5): 1297-1301.

[2] Briggs TA, Abdel-Salam GM, Balicki M, et al. Cerebroretinal Microangiopathy with Calcifications and Cysts(CRMCC). Am J Med Genet A, 2008, 146A(2): 182-190.

[3] Toiviainen-Salo S, Linnankivi T, Saarinen A, et al. Cerebroretinal Microangiopathy with Calcifications and Cysts: Characterization of the Skeletal Phenotype. Am J Med Genet A, 2011, 55A(6): 1322-1328.

[4] Romaniello R, Arrigoni F, Citterio A, et al. Cerebroretinal Microangiopathy with Calcifications and Cysts Associated with CTC1 and NDP Mutations. J Child Neurol, 2013, 28(12): 1702-1708.

[5] Linnankivi T, Valanne L, Paetau A, et al. Cerebroretinal Microangiopathy with Calcifications and Cysts. Neurology, 2006, 67(8): 1437-1443.

[6] 刘学军, 刘红光, 王建红, 等. 伴钙化与囊变的脑白质病2例临床影像学表现及相关病理学分析. 中华神经科杂志, 2009, 42(10): 664-668.

[7] Dusak A, Seferoğlu M, Hakyemez B, et al. Progressive Cerebroretinal Microangiopathy with Calcifications and

Cysts Syndrome: an Unusual Cause of Complex Partial Seizure. Psychiatry Clin Neurosci, 2012, 66(5): 460.

[8]　Anderson BH, Kasher PR, Mayer J, et al. Mutations in CTC1, Encoding Conserved Telomere Maintenance Component 1, Cause Coats Plus. Nat Genet, 2012, 44: 338-342.

[9]　Sener U, Zorlu Y, Men S, et al. Leukoencephalopathy, Cerebral Calcifications, and Cysts. AJNR Am J Neuroradiol, 2006, 27(1): 200-203.

[10] Berry-Candelario J, Kasper E, Eskandar E, et al. Neurosurgical Management of Leukoencephalopathy, Cerebral Calcifications, and Cysts: a Case Report and Review of Literature. Surg Neurol Int, 2011, 2: 160.

[11] Briggs TA, Abdel-Salam GM, Balicki M, et al. Cerebroretinal Microangiopathy with Calcifications and Cysts(CRMCC). Am J Med Genet A, 2008, 146A(2): 182-190.

[12] Banks GP, Weiss SA, Pisapia D, et al. A Case of Late-Onset Leukoencephalopathy, Calcifications, and Cysts Presenting with Intracerebral Hemorrhage Resembling a Neoplasm. Cerebrovasc Dis, 2013, 35(4): 396-397.

[13] Pessoa AL, Monteiro Ado V, Queiroz RF, et al. Leukoencephalopathy with Cerebral Calcifications and Cyst: Labrune Syndrome. Arq Neuropsiquiatr, 2012, 70(3): 230-231.

病例 9

39 岁男性头晕、视物发暗近 5 年，言语减少伴右侧肢体无力 1 个月

临床资料

患者，男，39 岁，主因"头晕、视物发暗近 5 年，言语减少伴右侧肢体无力 1 个月"于 2017 年 1 月 9 日收入神经内科。

现病史：患者于 2012 年初休息欠佳时出现头晕，自觉头脑不清晰，未予重视。2012 年 4 月因"右眼视物发暗"就诊于当地医院眼科。完善检查后诊断为"视神经损伤、高血压及蛋白尿"。后就诊于肾内科，查头颅 MRI，发现右额叶白质片状长 T1、长 T2 高信号（图 9-1），增强扫描后病灶周围可见环形强化（图 9-2）。2012 年 6 月 25 日就诊于北京某三甲医院行右额病变切除术。术后病理检查示脑梗死，予对症治疗后好转。后连续 3 年复查头颅 MRI 及尿常规无明显变化，患者视物变暗症状无明显变化。尿蛋白（2+）。2015 年 2 月发现血肌酐升高，于 301 医院住院治疗，行肾活检。病理结果提示膜增生性肾小球肾炎，给予糖皮质激素 40 mg 口服，渐减量。4 个月后复查，示尿肌酐及肾功能较前有所好转。2015 年 10 月 1 日出现便血，就诊于空军总医院，考虑"消化道出血"，予内科保守治疗 2 周。后病情加重，行手术治疗。手术过程中发现肠道多发溃疡。切除部分小肠，治疗好转后出院。2016 年 11 月底逐渐出现淡漠、言语减少及行动迟缓。12 月 16 日上述症状明显加重，不能言语，但能听懂家人说话，继而出现右侧肢体无力。在当地医院行头部 MRI 检查示右额叶术后改变，左额、颞叶占位性病变，T2WI 呈高信号，FLAIR 可见病变周围水肿，占位效应明显，DWI 呈高信号，病灶周围环形强化，

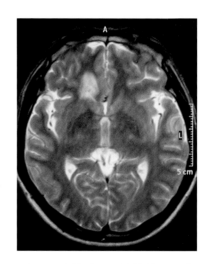

图 9-1　右额叶可见片状长 T1、长 T2 高信号病灶

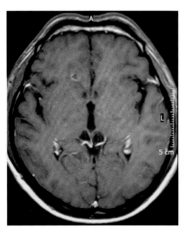
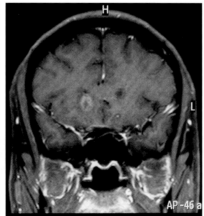
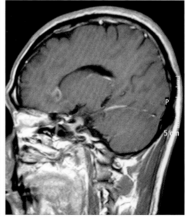

图 9-2　增强扫描可见病灶周围环形强化

中线移位，脑室受压（图 9-3 至 9-6）。头颅 MRA 及 MRV 检查未见明显异常（图 9-7）。12 月 20 日入我院神经外科住院治疗，12 月 27 日在全麻下行"导航下左额脑病变切除术"。术后病理提示左额、颞叶脑梗死，予降颅内压、利尿、营养神经及预防癫痫发作等治疗，病情有所好转。于 1 月 9 日转入神经内科。发病以来患者的精神、饮食和睡眠可，二便正常，体重较 2015 年 6 月减轻 2.5 kg。既往 2012 年 6 月及 2016 年 12 月分别行脑内病变切除术，2015 年 2 月行肾穿刺活检术，2015 年 10 月行部分小肠切除术。

既往史、个人史及家族史：否认其他特殊病史，个人史及家族史无特殊。

查体：T 37 ℃，P 84 次 / 分，R 18 次 / 分，BP 131/88 mmHg。神志清楚，无言语，缄默状态，右利手。右眼角膜反射迟钝，下颌反射阳性。右上肢肌力 0 ~ 1 级，右下肢肌力 3 级。右侧肢体肌张力减低。双侧肢体肱二头肌、肱三头肌及膝跟腱反射活跃。双侧巴宾斯基征及查多克征阳性。感觉检查欠配合。

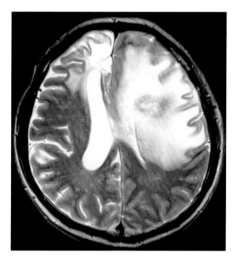

图 9-3　右额叶术后改变，左额、颞叶占位性病变，T2WI 呈高信号，中线移位，脑室受压

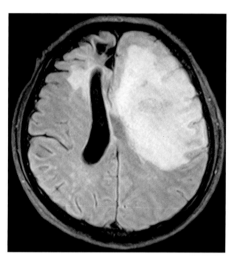

图 9-4　FLAIR 呈高信号，病变周围水肿明显，占位效应明显

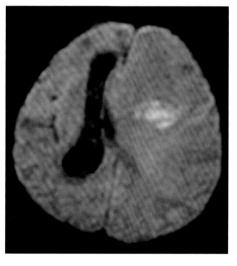

图 9-5　病灶 DWI 呈高信号

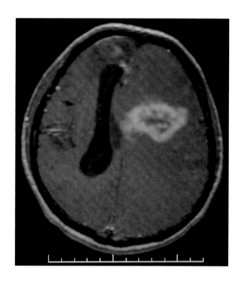

图 9-6　增强扫描可见病灶中性环形强化

辅助检查：血常规：红细胞计数 $2.42 \times 10^{12}/L$ ↓，血红蛋白 72 g/L ↓。生化全套：血清白蛋白 30.0 g/L ↓，血尿素 11.0 mmol/L ↑，血尿酸 632.0 μmol/L ↑，血肌酐 215.4 μmol/L ↑，D-D 二聚体 1317.0 ng/ml ↑，同型半胱氨酸 40.4 μmol/L ↑。自身抗体谱及肿瘤标志物等检查均正常。尿常规：尿蛋白 0.25 g/L ↑。腰椎穿刺脑脊液常规、生化及免疫检查等未见明显异常，血及脑脊液 AQP4-IgG 抗体阴性。

入院后行眼底照相检查，可见右眼视网膜血管减少，视神经萎缩（图 9-8），眼底 OCT 检查见全视盘神经纤维层厚度均变薄（图 9-9）。给予患者改善循环、脱水降颅内压、营养神经及对症支持等治疗，并给予地塞米松 15 mg 冲击治疗（隔 5 天减量），患者的病情逐渐好转，于 2 月 20 日出院。出院后继续口服小剂量泼尼松治疗。

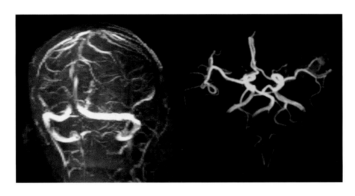

图 9-7　头颅 MRV 及 MRA 未见明显异常

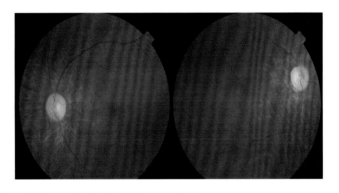

图 9-8　眼底照相检查见患者的右眼视网膜血管减少，视神经萎缩

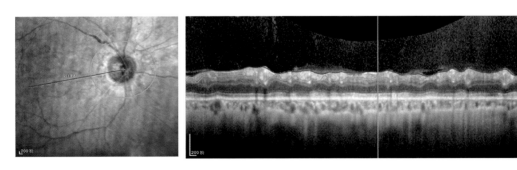

图 9-9　右眼眼底 OCT 检查可见全视盘神经纤维层厚度均变薄

病理结果

右额叶切除组织病理（2012 年 7 月 25 日）：送检右额叶破碎脑组织块，镜下可见神经元分布区枝丫状血管增生伴轻度淤血，部分神经元变性，白质疏松，胶质细胞及小血管增生，部分血管壁增厚，呈玻璃样变，周围少量淋巴细胞浸润，并伴有白质内多灶性变性坏死，有少量格子细胞形成，局灶蛛网膜下腔还可见一小团畸形血管丛，符合小血管病变导致局灶脑梗死改变。

肾活检病理（2015 年 3 月 22 日）：膜增生性肾小球肾炎，缺血性肾病。

小肠病理（2015 年 10 月）：黏膜层及固有层毛细血管扩张充血（图 9-10）。

左额、颞叶切除脑组织病理（2017 年 1 月 3 日）：术中见病变周围黄色水肿，将左额叶病变切除。术中送检组织 2 堆，大小分别为 1 cm×0.6 cm×0.2 cm 和 2.5 cm×2 cm×0.3 cm。术后送检组织 1 堆，大小 4 cm×4 cm×2.5 cm。HE 染色示脑组织大片坏死形成，中性粒细胞及组织细胞反应，小血管闭塞，血管壁纤维素变性、坏死，周围胶质细胞增生，小血管内血栓形成，病变符合脑梗死（图 9-11、12）。

基因检测

TREX1 基因发现 *c.* 734 dupC（插入突变），导致氨基酸改变为 *p.*S246IfsX16（丝氨酸 > 异亮氨酸移码 16 位后终止）（图 9-13）。

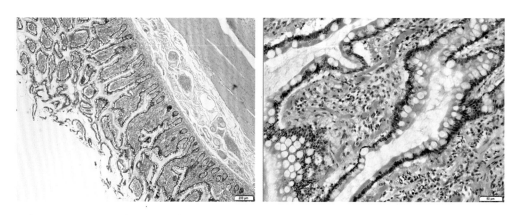

图 9-10 小肠病理检查可见小肠黏膜层及固有层毛细血管扩张充血

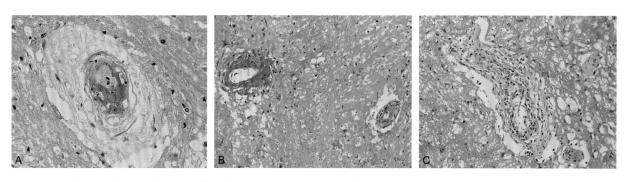

图 9-11 脑组织大片坏死形成，中性粒细胞及组织细胞反应，小血管闭塞，血管壁纤维素变性、坏死

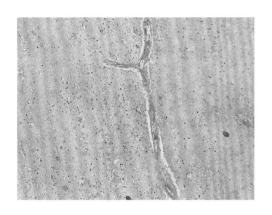

图 9-12　小血管内血栓形成

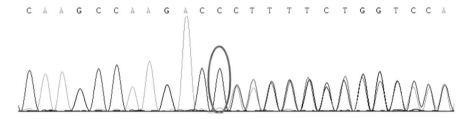

图 9-13　患者 *TREX1* 基因发现 *c*.734dupC（插入突变），导致氨基酸改变为 *p*.S246lfsX16（丝氨酸 > 异亮氨酸移码 16 位后终止）

　　基因 + 病理诊断：伴白质脑病及系统性表现的视网膜血管病变（retinal vasculopathy with cerebral leukoencephalopathy and systemic manifestations，RVCL-S ）。

讨论

　　RVCL-S 是一种由 *TREX1* 基因突变所导致的常染色体显性遗传的小血管病。RVCL-S 的发病率很低，目前全球仅有来自 10 余个家系 80 余名患者的文献报道。本病的临床表型变异很大，眼和脑是其主要累及的器官，其他如肾、肝、胃肠道、皮肤和骨骼等多个器官及系统也可累及，各系统症状可不同时出现，故常被误诊。

　　Grand 等于 1988 年描述了一种中年起病的常染色体显性遗传疾病，表现为视网膜血管病和白质脑病，将其命名为脑视网膜血管病变 (cerebroretinal vasculopathy, CRV)[1]。其后相继在 1997 年和 1998 年报道了伴有视网膜病 - 肾病 - 脑卒中的遗传性内皮细胞病 (hereditary endotheliopathy, retinopathy, nephropathy and stroke, HERNS)[2] 和遗传性血管性视网膜病变 (hereditary vascular retinopathy, HVR)[3]。直到 2007 年 Richards 等通过对 9 个家系有以上相似症状患者进行了研究，发现了编码 3′-5′ 核酸外切酶 *TREX1* 基因在 C- 末端框移突变，故将 CRV、HERNS 及 HVR 三种以往认为是独立的疾病实体统一命名为视网膜血管病变伴白质脑病（retinal vasculopathy with cerebral leukoencephalopathy，RVCL ）[4]。此后随着研究的不断深入，人们逐渐发现本病除了以视网膜及脑白质为主要受累靶点外，还可累及肾、肝、胃肠道、皮肤和骨骼等多个系统[5]。2016 年 Stam 等总结了来自 11 个家系的 78 名突变基因携带者的临床、影像、病理及基因特征，提出了伴 RVCL-S 的概念[6]。

RVCL-S 的发病率极低，呈常染色体显性遗传，多中年起病，平均起病年龄在 43 岁左右，无性别差异。疾病的首发症状多为视力异常，主要表现为视力下降或视野缺损，多首诊于眼科；神经系统症状起病者约占 20%，主要表现为局灶性神经功能缺损（偏瘫、面瘫、失语症、偏盲、偏身感觉障碍和额叶释放征等）、认知障碍（迟钝、冷漠、易怒、记忆力和判断力受损）、精神症状（如抑郁和焦虑）以及癫痫发作。最主要的两大临床特点为视网膜损伤和脑白质病变。视网膜病变表现为毛细血管扩张、微动脉瘤和棉絮点样改变，随后出现中央凹周围小血管闭塞和新生血管形成 [6]。而脑白质病变多在早期通过影像学检查发现，表现为点状、结节状或大片状长 T2 信号，伴或不伴有强化。大片病灶强化为病灶周围环形强化，占位效应及水肿明显。病变体积为小到中等大小，数量可为单发或多发。除了在幕下外，大部分病灶位于幕上的脑室周围和皮质下的白质。皮质下 U 形纤维及胼胝体通常不会受累。部分病灶可表现为弥散受限或钙化 [6,7]。疾病中后期脑内病变出现明显占位效应或影响重要功能区时才出现局灶神经功能缺损的症状。本例患者于 34 岁起病，发病较早。发病初期表现为视物模糊和头晕，右眼视物发暗。眼科检查提示视神经损伤，头颅影像学检查发现右侧额叶占位性病变，周围水肿明显，增强扫描可见病灶周围环形强化。此时患者没有明显的神经系统缺损的症状及体征。随后患者出现肾损伤（膜增生性肾小球肾炎和缺血性肾病），经口服糖皮质激素治疗后好转。之后患者再次因消化道出血且内科治疗无效后行小肠切除术，诊断为"小肠溃疡"。以上均为多系统受累的表现。患者本次发病表现为偏瘫和失语等局灶性神经功能缺损症状，复查头颅 MRI，发现左侧额、颞叶大片状病灶，占位效应明显，中线结构移位，FLAIR 像可见病灶周围水肿，病灶中心 DWI 呈高信号，周围有环形强化，易被误诊为胶质母细胞瘤或炎性脱髓鞘假瘤。该患者的病灶均位于幕上，累及皮质下及脑室周围白质，两次颅内病灶均未见钙化。此次住院后进行详细的眼底照相检查，可见右眼视网膜血管变少，视神经萎缩。

RVCL-S 特征性的病理表现为电镜下血管壁的基底膜不规则增厚和分层，间质中可见平滑肌细胞和外膜细胞变性的迹象。这种改变在受累的靶器官均有表现。光镜下病理表现无特异性 [2]。本例患者在病程中共进行了 4 次手术（脑内病变切除 2 次，肾穿刺活检 1 次，小肠切除术 1 次）。其中病理改变的共同特点为小血管病变，主要表现为中小动脉管壁纤维素样坏死、外膜纤维化、管腔狭窄和胶质玻璃样变。在缺血病灶附近的血管周围可见轻度的由淋巴细胞和浆细胞组成的慢性炎症细胞浸润。因其未做电镜检查，故未能观察到期特征性的血管壁的基底膜不规则增厚和分层表现。

本病的基因改变为 TREX1 基因 C- 末端框移突变，呈常染色体显性遗传。研究发现该基因突变可使核酸外切酶的活性和分布出现异常，从而导致四种自身免疫性疾病：Aicardi-Goutières 综合征、常染色体显性家族性冻疮、系统性红斑狼疮和 RVCL-S。其中前三种疾病多是由于 TREX1 基因的错义突变导致的限制性外切酶失活所致 [8]，而导致 RVCL-S 的 TREX1 突变保留了 TREX1 蛋白的酶功能，但由于将蛋白质定位到内质网的 C- 末端缺失，改变了其细胞内的定位，所以目前认为导致 RCVL-S 的突变通过某种毒性的获得性功能影响了微血管的结构与功能。与 Aicardi-Goutières 综合征、染色体显性家族性冻疮和系统性红斑狼疮不同，RVCL-S 没有表现为血管炎的特征，看上去似乎不是原发的自身免疫性疾病 [9]。然而，自身免疫反应可能在疾病的某些阶段，如在脑白质形成周围强化的占位性病变的过程中发挥作用 [10-11]。

目前本病尚无有效的治疗方法，患者多因神经功能障碍死亡，从发病至死亡平均病程约为 9 年。本患者经糖皮质激素冲击治疗后症状有所缓解，可能是由于糖皮质激素减轻了病灶周围的炎症及水肿，是否也有免疫调节作用有待进一步的研究。本患者后期随访时给予持续小剂量糖皮质激素维持治疗，病情平稳。在未来基因治疗及免疫靶向治疗将是研究的方向 [12]。

本病例的特点及给我们带来的启示为：①本病较为罕见，多以眼部症状起病，不伴有神经功能缺损，故多首诊于眼科，容易造成误诊。②本患者先后因多系统病变进行了 4 次手术，损伤较大，而本病的确诊并不依赖病理结果。如发现视网膜血管病变及影像学上特征性的脑白质改变，不管有无阳性家族病史，均应行 *TREX1* 基因检测。如发现该基因 C- 末端框移突变，则可确诊本病。③本病因视力受损和神经功能缺损症状就诊于神经科时，因病情反复发作以及颅内病灶影像特点，易诊断为胶质母细胞瘤或炎性瘤样脱髓鞘病变。但胶质母细胞瘤的恶性程度高，疾病进展快，多为单相病程。脱髓鞘假瘤则少有全身其他系统如肾、肝和皮肤受累的表现，故详细地病史询问及进行体格检查尤为重要。如果发现了不能用脱髓鞘假瘤解释的其他系统受累的证据时，应将该病作为鉴别诊断，进行眼底照相、OCT 检查以及基因检测。④由于本病报道较少，故尚无有效的治疗方法。但本患者通过糖皮质激素治疗，其肾病变和颅内病变均有不同程度的好转，其中的机制可能须要进行更多样本的观察，以给未来的治疗提供一些线索。

（中国人民解放军总医院第六医学中心边洋、李媛、姚生、俞英欣、戚晓昆整理）

参考文献

[1] Grand MG, Kaine J, Fulling K, et al. Cerebroretinal Vasculopathy. A New Hereditary Syndrome. Ophthalmology, 1988, 95(5): 649-659.

[2] Jen J, Cohen AH, Yue Q, et al. Hereditary Endotheliopathy with Retinopathy, Nephropathy, and Stroke (HERNS). Neurology, 1997, 49(5): 1322-1330.

[3] Terwindt GM, Haan J, Ophoff RA, et al. Clinical and Genetic Analysis of a Large Dutch Family with Autosomal Dominant Vascular Retinopathy, Migraine and Raynaud's Phenomenon. Brain, 1998, 121 (Pt 2): 303-316.

[4] Richards A, van den Maagdenberg AM, Jen JC, et al. C-Terminal Truncations in Human 3'-5' DNA Exonuclease TREX1 Cause Autosomal Dominant Retinal Vasculopathy with Cerebral Leukodystrophy. Nat Genet, 2007, 39(9): 1068-1070.

[5] Ophoff RA, DeYoung J, Service SK, et al. Hereditary Vascular Retinopathy, Cerebroretinal Vasculopathy, and Hereditary Endotheliopathy with Retinopathy, Nephropathy, and Stroke Map to a Single Locus on Chromosome 3p21.1-p21.3. Am J Hum Genet, 2001, 69(2): 447-453.

[6] Stam AH, Kothari PH, Shaikh A, et al. Retinal Vasculopathy with Cerebral Leukoencephalopathy and Systemic Manifestations. Brain, 2016, 139(11): 2909-2922.

[7] Charidimou A. Defining Retinal Vasculopathy with Cerebral Leukoencephalopathy and Systemic Manifestations. Brain, 2016, 139(11): 2819-2821.

[8] Rice GI, Rodero MP, Crow YJ. Human Disease Phenotypes Associated with Mutations in TREX1. J Clin Immunol, 2015, 35(3): 235-243.

[9] Hasan M, Fermaintt CS, Gao N, et al. Cytosolic Nuclease TREX1 Regulates Oligosaccharyltransferase Activity Independent of Nuclease Activity to Suppress Immune Activation. Immunity, 2015, 43(3): 463-474.

[10] Sakai T, Miyazaki T, Shin DM, et al. DNase-active TREX1 Frame-Shift Mutants Induce Serologic Autoimmunity in Mice. J Autoimmun, 2017, 81: 13-23.

[11] Pelzer N, Bijkerk R, Reinders MEJ, et al. Circulating Endothelial Markers in Retinal Vasculopathy with Cerebral Leukoencephalopathy and Systemic Manifestations. Stroke, 2017: 258-269.

[12] Hardy TA, Young S, Sy JS, et al. Tumefactive Lesions in Retinal Vasculopathy with Cerebral Leucoencephalopathy and Systemic Manifestations (RVCL-S): a Role for Neuroinflammation? J Neurol Neurosurg Psychiatry, 2017: 301-320.

病例 10

63 岁女性头晕伴行走不稳 2 个月余

临床资料

患者，女，63 岁，主因"头晕伴行走不稳 2 个月余"于 2014 年 5 月 23 日入院。

现病史：患者于 2 个月前（2014 年 4 月）劳累后逐渐出现头晕，无明显视物旋转，偶有复视和恶心，无呕吐，无耳鸣及听力下降，无肢体麻木及无力症状。1 个月前患者出现左上肢持物不稳，伴双下肢行走不稳，无踩棉感。于外院行头颅 MRI 及头部 MRA 检查，未见明显异常，诊治不详。头晕及行走不稳症状进行性加重，并偶有上肢不自主抽动，不伴有意识不清。后就诊于我院门诊，考虑"小脑性共济失调，亚急性小脑变性的可能性大"，于 2014 年 5 月 23 收入我科病房。患者自发病以来，无发热，饮食及睡眠尚可，无二便障碍，体重无明显变化。

既往史、个人史及家族史：慢性萎缩性胃炎 10 余年；原发性高血压 6 个月余，血压最高为 145/95 mmHg；低蛋白血症 7 个月余。否认疫区接触史，否认毒物接触史，无不良嗜好。否认类似的家族史。

入院查体：神志清楚，言语流利，高级皮质活动大致正常。双眼垂直方向及水平方向注视均有眼震。四肢肌张力正常，左上肢近端肌力 4 级，远端 4– 级，左下肢 5– 级，双侧指鼻试验及跟膝胫试验欠稳准。意向性震颤以左侧为重，左侧轮替试验欠稳准，站立及行走不稳，步基较宽，龙贝格征阳性。偶见双上肢抽动，以右侧为主。深、浅感觉检查未见异常。双侧肱二头肌及肱三头肌腱反射（+++），左侧膝跟腱反射均为（+++），左侧掌颌反射（+），左侧踝阵挛（+），双侧病理反射未引出。

辅助检查

1. 化验室检查　血、尿、便常规，以及血生化检查、血清风湿免疫学指标、甲状腺功能及术前免疫八项均正常。同型半胱氨酸 24.9 μmol/l ↑，人胃蛋白酶原 156.5 ng/ml ↓，神经元特异性烯醇化酶 55.3 ng/ml ↑，肿瘤特异性生长因子 71 U/ml，余肿瘤标志物均正常。免疫球蛋白固定电泳：白蛋白 42.1% ↓，α_2 球蛋白 9.6% ↑，γ 球蛋白 36.9% ↑，白蛋白与球蛋白之比为 0.73%。血清及脑脊液抗脑组织抗体正常。血和脑脊液 NMDA 受体及 1433 蛋白均无异常，微量元素和毒物检测无明显异常。脑脊液：总细胞数 22/HP，白细胞数 2/HP，氯化物 118.2 mmoL/L，糖 4.1 mmoL/L，IgG 指数 0.71，寡克隆带阴性，肿瘤细胞（–）。

2. 超声检查　甲状腺 B 超示甲状腺多发结节——结节性甲状腺炎可能。

3. 影像学检查　肺部 CT 示双下肺小结节影，左下肺少许纤维索条。腹部 CT 示肝多发小囊肿，余未见异常。PET-CT 示右侧额、顶颞叶及纹状体代谢相对降低，双侧小脑半球皮质代谢降低。

4. 头 MRI（发病 2 个月后）　左颞叶异常信号（图 10-1）。

5. 头 MRI（发病 8 个月后）　脑萎缩（图 10-2）。

6. 骨髓穿刺检查　三系造血细胞均可见，数量及比例未见明显异常，未见确切恶性病变。骨髓细胞形态学检查可见 1% 异常淋巴细胞，偶见噬血细胞。

7. 脑电图检查　（发病 2 个月后）弥漫慢波，伴有肢体抽动时不典型三相波周期性发放。

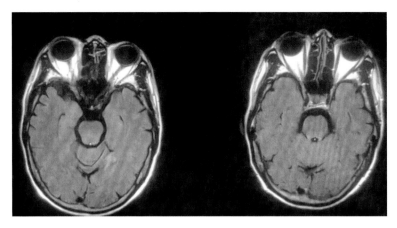

图 10-1　头部 MRI（发病 2 个月后 FLAIR 相），示左颞叶异常信号

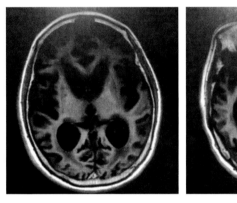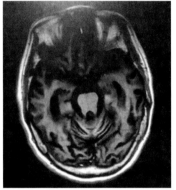

图 10-2　头部 MRI（发病 8 月后 T1 相），可见广泛脑萎缩

治疗经过： 入院时初步诊断考虑副肿瘤综合征的可能性大，不除外病毒性脑炎。先后给予静脉丙球蛋白治疗，20 g×5 天，及抗病毒治疗，甲泼尼龙 500 mg 起始冲击治疗，病情无明显好转。

入院后患者出现持续四肢不自主抖动，间断手指抽搐。发作时可伴有双眼上翻，每日发作 1～2 次，持续时间 1～2 min。发作前患者有主诉不适的前驱症状，但不能具体描述。发作时无意识丧失，无大小便失禁。先后加用丙戊酸钠、氯硝西泮和托吡酯等药物，肢体抽搐无明显好转。

发病 2 个月后（2014 年 6 月 3 日）患者开始出现嗜睡，之后意识障碍逐渐加重。发病 4 个月后（2014 年 8 月）进入睁眼无意识状态。查体示睁眼无意识状态，刺激肢体未见活动，双侧腱反射（++），左侧罗索利莫征（Rossolimo sign）（+），左侧霍夫曼征（+），左侧掌颌反射（+），余病理征阴性。

发病 8 个月后（2015 年 1 月 19 日）患者复查头 MRI 示脑萎缩。

发病 22 个月后（2016 年 2 月）因循环衰竭临床死亡。经家属同意后行尸解。

病理结果

　　肉眼所见：脑重 997 g，双侧大脑半球对称。椎 - 基底动脉可见灶状粥样斑块形成，大脑中动脉开口处有粥样斑块形成。脑膜表面血管扩张充盈，蛛网膜下腔未见出血及炎性渗出物。大脑各叶均可见脑回变窄，脑沟变深，表面以额、顶、颞叶为著。脑桥腹侧略平坦。切面皮、髓质界线尚清，大脑各叶（额、顶、枕及颞外侧）皮质明显变薄，基底节略缩小，脑室扩张。脑干及中脑黑质结构尚清。大脑、小脑及脑干各切面未见出血、肿瘤或脓肿等病变（图 10-3）。

　　镜下所见：蛛网膜下腔血管扩张充盈。脑实质血管扩张，周围间隙增宽。大脑灰质变薄，神经细胞数量减少，部分区域六层结构不甚清晰。神经细胞胞体及突起部位可见空泡变性，局灶间质可见海绵状空泡形成。白质大片层状脱髓鞘改变，星形胶质细胞增生，部分区域轻度空泡样改变。以上病变弥漫分布，累及大脑各叶、基底节各核团、脑干及小脑，病灶严重程度不一（图 10-4 至 10-6）。小脑皮质颗粒细胞明显减少，蒲肯野细胞变性。电镜检查（尸检组织，组织自溶明显，结构保存欠佳）示神经元大量脱失，残存神经元呈自溶性变化，神经元胞体及突起空泡变性，部分细胞器亦可见空泡变性及破坏。基质区可见大量大小不等的空泡形成，膜结构不清。

　　特殊检查

　　1. 特殊染色

　　（1）坚牢蓝染色：脑颞叶、额叶、胼胝体、尾状核、小脑、脊髓 C3 节段见白质片状脱髓鞘。

　　（2）PAS/D-PAS 染色：脑颞叶及小脑未见病原体。

　　（3）刚果红染色：海马（－）。

　　2. 免疫组化　① NF：脑颞叶、额叶、小脑及脊髓 C3 神经元及突起（＋），显示神经细胞减少及部分轴突断裂。② Ubiquitin、Tau 蛋白（－），提示未见神经元内特殊包涵体形成。Amyloid A（－）。③ GFAP：脑颞叶、额叶、小脑、脊髓 C3 显示胶质细胞弥漫性增生。④ KP-1：脑颞叶、额叶及小脑显示脱髓鞘区吞噬细胞增生。⑤ LCA：脑颞叶、额叶少量（＋）。

　　3. 病毒学相关检测（中国疾病预防控制中心病毒预防控制所朊病毒病室检测）：① PrPSc 蛋白免疫组化染色（石蜡切片标本）：额、顶叶基底节平面、海马及小脑（＋）（图 10-7）。② PrPSc 蛋白免疫印迹方法检测（脑组织冻存标本）：额、顶叶基底节平面、海马及小脑（－）。

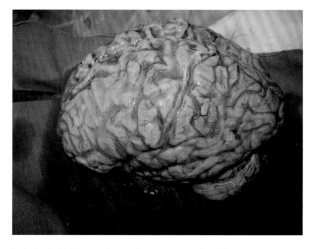

图 10-3　大脑各叶均可见脑回变窄和脑沟变深，表面以额、顶、颞叶为著

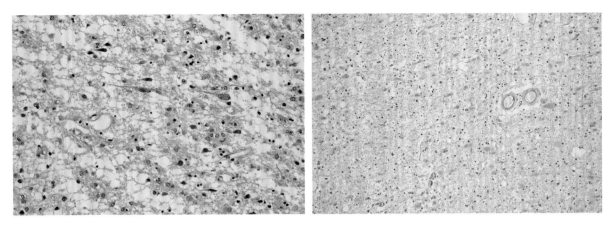

图 10-4　顶叶改变。A. 灰质（×40）。B. 白质（×40）

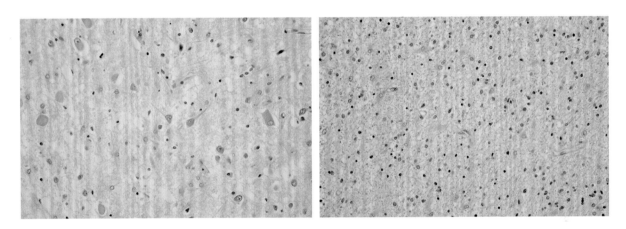

图 10-5　额叶改变。A. 灰质（HE 染色，×40）。B. 白质（HE 染色，×40）

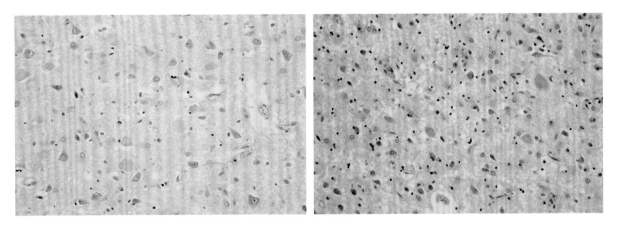

图 10-6　枕叶改变。A. 灰质（HE 染色，×40）。B. 白质（HE 染色，×40）

图 10-7　海马：PrPSc 蛋白染色阳性（PrPSc 蛋白免疫组化染色，×40）

病理诊断：海绵状脑病，朊蛋白病，全脑型克 - 雅脑病（panencephalopathic-type Creutzfeldt-Jakob disease，PECJD）。

讨论

人朊蛋白病可以分为四种类型：①克 - 雅脑病：克 - 雅脑病依据其传播类型不同，可进一步分为散发型、家族型、医源型和新变异型几种类型。② Gerstmann-Straussler 综合征：为常染色体显性遗传，伴有突出的小脑受累症状，由 *PrP* 基因的特殊突变位点（120、105、117、217）导致。③家族性致死性失眠病：突出特点是睡眠障碍，由 *PRNP* 基因的 p.D178N 突变伴 129MM 多态导致。④库鲁病（Kuru disease)：依据特殊的病史可诊断，目前已无新发病例报道[1]。

散发型克 - 雅脑病是最常见的朊蛋白病类型。随着基因诊断技术的普及，目前散发型克 - 雅脑病的分类方法大多依据基因 - 病理分型，即 *PRNP* 突变位点以及 PrPsc 的病理特点进行分类。基因型表现为 129 位是甲硫氨酸（Met）或缬氨酸（Val），而蛋白质分类为通过蛋白质免疫印迹法测量 PrPsc 克 - 雅脑病的分子量（21 kDa/19 kDa，即 1 型 /2 型）。依此组合，散发型克 - 雅脑病可分为六种亚型，即 MM1、MV1、VV1、MM2、MV2 及 VV2。

全脑型克 - 雅脑病是一种罕见的特殊病理类型的克 - 雅脑病，于 1981 年在日本首先发现，在不同人种中占散发克 - 雅脑病的 4%～46.8%，其病理特点不同于一般克 - 雅脑病为累及皮质的海绵样变。全脑型出现严重的白质受累伴海绵样变，故称为全脑型克 - 雅脑病。全脑型克 - 雅脑病的临床特点不同于常见的克 - 雅脑病。文献统计其起病年龄为 45～72 岁，常以步态不稳、人格改变或遗忘起病，病程中表现为痴呆和肌阵挛。其突出的特点为生存时间延长（散发型克 - 雅脑病的平均生存时间 <6 个月，而全脑型为 1～3 年）。病程可分两个阶段，即症状快速进展期（平均 6.5 个月）及较长的无动性缄默期（平均 14.2 个月，可无呼吸支持）。全脑型克 - 雅脑病的病理特点为严重的萎缩，低脑重（<1000 g），皮质海绵样变，细胞层状结构破坏（与散发型克 - 雅脑病相似），白质有不同程度的受累，伴有胶质增生、海绵样变、髓鞘脱失及泡沫样巨噬细胞浸润。海马形态可相对保留[2,3]。

本例患者起病后快速进展，4 个月后发展为无动性缄默，并持续至起病 22 个月死亡；以共济失调起病，无明显的认知功能下降；其病理表现为严重的脑萎缩及白质受累。以上表现均符合全脑型克 - 雅脑病的特点。

对于全脑型克 - 雅脑病白质严重受累的机制，目前尚无定论。一种假设认为白质为继发受累，因其本身病程较长，白质受累继发于严重的灰质受累；第二种假设为白质原发受累，可能是一种特殊的 PrPsc 类型导致其特殊的病理表现。除散发克 - 雅脑病外，医源性克 - 雅脑病及家族克 - 雅脑病均有全脑型克 - 雅病表型出现。而全脑型克 - 雅病基因 - 病理分型与多数散发型克 - 雅脑病并无明显差异，提示继发受累可能性大[4,5]。

克 - 雅脑病患者目前无有效的治疗方式，在接触克 - 雅脑病患者时应高度警惕，其中枢神经系统和眼球组织具有高度的感染性，其他组织如扁桃体、脾及淋巴结等也具有感染性，应注意防护。目前尚无资料提示克 - 雅脑病可通过接触传染，但仍应进行必要的防护措施。

（北京大学第三医院刘向一、张英爽、孙阿萍、郑丹枫整理）

参考文献

[1] Iwasaki Y. Creutzfeldt-Jakob disease. Neuropathology, 2017, 37(2): 174-88.

[2] Marcon G, Indaco A, Di Fede G, et al. Panencephalopathic Creutzfeldt-Jakob Disease with Distinct Pattern of Prion Protein Deposition in a Patient with D178N Mutation and Homozygosity for Valine at Codon 129 of the Prion Protein Gene. Brain Pathol. 2014; 24(2): 148-151.

[3] Iwasaki Y, Mori K, Ito M, et al. An Autopsied Case of V180I Creutzfeldt-Jakob Disease Presenting with Panencephalopathic-Type Pathology and A Characteristic Prion Protein Type. Neuropathology, 2011, 31(5): 540-548.

[4] Jansen C, Head MW, Rozemuller AJ, et al. Panencephalopathic Creutzfeldt-Jakob Disease in the Netherlands and the UK: Clinical and Pathological Characteristics of Nine Patients. Neuropathol Appl Neurobiol, 2009, 35(3): 272-282.

[5] Hama T, Iwasaki Y, Niwa H, et al. An Autopsied Case of Panencephalopathic-type Creutzfeldt-Jakob Disease with Mutation in the Prion Protein Gene at Codon 232 and Type 1 Prion Protein. Neuropathology, 2009, 29(6): 727-734.

病例 11

64 岁男性头晕、头痛 5 天

临床资料

患者，男，64 岁，主因"头晕、头痛 5 天"于 2017 年 8 月 21 日收入神经内科。

现病史：患者于 2017 年 8 月 16 日下午在田地干活后感头晕，当时无头痛感或视物旋转，无肢体活动障碍或行走不稳，无发热。17 日晨起早饭后感头痛，以左侧额部颞为主，呈胀痛，程度剧烈，难以忍受，伴有视物模糊，惧光，感恶心，呕吐 1 次胃内容物。就诊于当地医院，行头颅 CT 检查，示左侧颞叶斑片状稍低密度影，性质待定。给予脱水等治疗（具体不详），头痛症状稍缓解。头痛稍缓解后来我院就诊，行头颅 MRI 平扫＋增强（图 11-1）示：①左侧大脑半球多发异常信号强化灶，倾向于感染性病灶。②左侧横窦内异常信号影，拟为栓子形成。于 18 日拟"中枢神经系统感染？"收入我院急诊留观病房，查血常规、肝及肾功能未见异常。给予低分子肝素钙 4000 IU q12h、阿昔洛韦 0.5 g q8h、头孢哌酮钠 2 g q12h 等治疗，患者头痛显著缓解。为求明确病因，于 21 日转入我科住院治疗。病程中患者无发热，精神一般，食欲及睡眠可，二便功能正常。

既往史、个人史及家族史：自幼生活和工作于本地，为养猪场老板，近期无外出游玩史。5 年前有右中耳外伤史，遗留听力减退。吸烟 40 余年，日均 1 包。否认高血压及糖尿病病史，否认冶游史，无重大传染病史，无特殊过敏史。

体格检查：T 36.5 ℃，P 67 次 / 分，R 13 次 / 分，BP 95/60 mmHg。内科一般检查未发现明显异常。高级功能检查：神志清楚，反应迟钝，听理解能力下降，表述不流利，重复语言增多，计算力减退，记忆力减退。视力及视野粗测正常。双侧瞳孔等大等圆，直径 3 mm，对光反射灵敏，双眼球各方向运动正常，无眼震。面部感觉检查正常，咬肌及颞肌有力。额纹对等，双侧鼻唇沟对称。右耳听力粗测较左侧下降。构音清楚，悬雍垂居中，无吞咽困难。转头、耸肩有力，胸锁乳突肌无萎缩。伸舌居中，无舌肌萎缩及舌颤。右侧上肢轻触觉较左侧略减退，其他深、浅感觉检查正常。四肢远、近端肌力均为 5 级，肌张力正常，无肌萎缩。右侧膝反射稍活跃，双侧巴宾斯基征阴性，双侧霍夫曼征阳性。共济检查正常，步态稳准。颈软，脑膜刺激征阴性。

辅助检查：血常规：白细胞 4.51×10^9/L，中性粒细胞占 61.8%。凝血五项：纤维蛋白原 3.53 g/L，D- 二聚体（定量试验）0.72 mg/L。ANA 谱：抗 PM-SCL 抗体（＋）。红细胞沉降率 22 mm/h。降钙素原、CRP 及内毒素正常。抗核抗体及 ANCA 均为阴性。乙肝六项：乙肝表面抗体（＋），乙肝 e 抗体（＋），乙肝核心抗体（＋）。丙肝、梅毒及抗 HIV 均为阴性。肝和肾功能、肌酶谱、血同型半胱氨酸、甲状腺功能及二便正常。TORCH 抗体检查未见 IgM 阳性异常，EB 病毒抗体检查正常。T-spot 检查（＋）。血寄生虫抗体谱检查阴性。

2017 年 8 月 18 日胸部 CT 平扫示：①右肺及两下肺异常密度影，考虑慢性感染性病变。②可见肝右叶低密度影，考虑肝囊肿可能。2017 年 8 月 23 日腹部 CT 平扫示：①肝右叶小囊肿。②右肾点状钙化影，拟为钙盐沉积。③腹主动脉壁广泛钙化，拟为动脉粥样硬化。④两侧胸膜增厚，双侧胸腔少量积液。MRV、MRS 及 MRA 未见明显异常。

治疗经过：患者入急诊病房经过抗菌、抗病毒及脱水等治疗后，头痛显著缓解，但言语情况无显

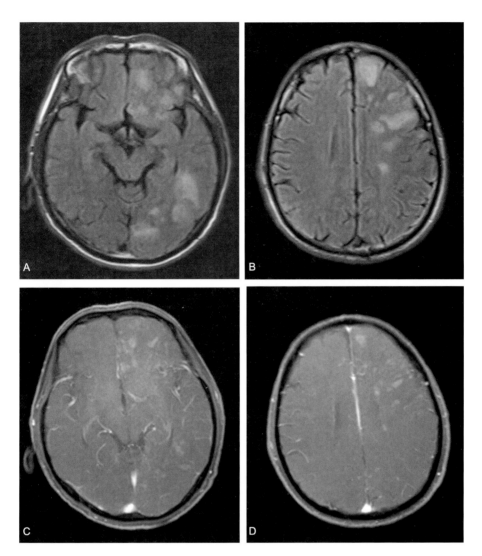

图 11-1　2017 年 8 月 18 日头颅 MRI 平扫 + 增强示左侧大脑半球多发异常信号强化灶

著改善。入神经科后继续给予阿昔洛韦 0.5g q8 h、低分子肝素钙（博璞清）4000 IU q12 h、头孢曲松钠 2 g qd、甘露醇 125 ml q8h 等治疗后，头痛基本缓解。8 月 23 日患者出现突发神志不清、四肢抽搐、双眼上翻及牙关紧闭，持续约 3 min，考虑为癫痫发作，立即给予地西泮静脉注射，后给予苯巴比妥钠 0.1 g q8 h 和百成酸钠 0.5 g bid 控制癫痫。后续 2 天患者有两次类似发作，症状持续 1～2 min。患者不发作时意识尚清楚，但反应明显较前淡漠，言语低微，右侧肢体肌力 4 级。继续前述抗炎、抗病毒治疗，患者未再次出现抽搐现象，但患者嗜睡，无自主语言。8 月 24 日行腰椎穿刺检查，测压力（放液前 / 后）：170/140 mmH₂O，白细胞总数 2/μl。脑脊液生化：葡萄糖 3.47 mmol/L，氯 122.2 mmol/L，蛋白质 1688 mg/L。脑脊液细胞学淋巴细胞反应型，未见明显异形细胞。脑脊液墨汁染色未见隐球菌，血液隐球菌荚膜抗原检测（ － ）。脑脊液改良抗酸染色（ － ）。脑脊液寄生虫抗体谱检查（ － ）。脑脊液乙型脑炎 IgM 抗体（ ＋ ）。

为明确诊断，于 2017 年 9 月 2 日（发病 17 天）行左侧额叶病灶脑活检术。

病理结果

肉眼所见：送检灰白色碎组织，大小 2.5 cm × 2.5 cm × 0.6 cm。

镜下所见：HE 染色示脑组织结构尚存，神经元和胶质细胞分布有序，局灶脑组织水肿（图 11-2），并多发软化灶（图 11-3），多发散在小出血灶（图 11-4），间质中血管内皮细胞肿胀，周围间隙增宽，淋巴细胞围绕血管周围形成袖套（图 11-5）。部分区域神经元细胞变性坏死（图 11-6），并见较多的噬神经细胞现象及神经细胞卫星现象（图 11-7）。特殊染色：EBER 染色（－），PAS 染色（－），六胺银染色（－），抗酸染色（－）。免疫组化染色：CD4（＋），CD8（＋），CD43（＋），CD68（＋）（图 11-8），CD20（－），CD138（－）。GFAP 染色显示阳性细胞呈网状分布，软化灶内缺失，S-100 强阳性，MBP 染色阳性。

病理诊断：感染性病变（病毒可能性大）。

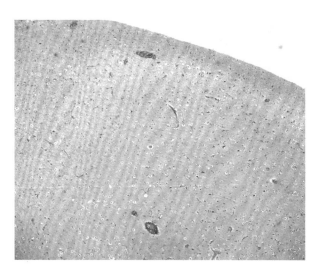

图 11-2 脑组织结构尚存，神经元和胶质细胞分布有序，局灶脑组织水肿 (HE 染色 ×100)

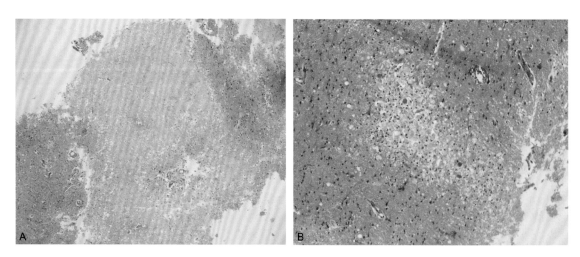

图 11-3 脑组织内可见多发软化灶（图 A, HE 染色 ×100；图 B, ×200 ）

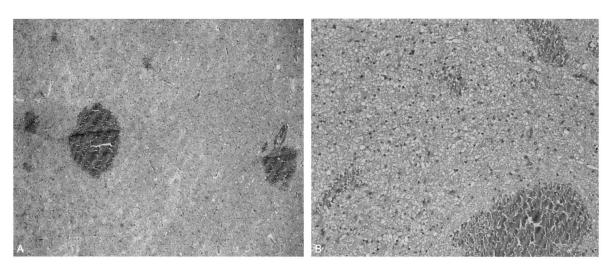

图 11-4   脑组织内可见多发散在小灶出血（图 A, HE 染色 ×40；B, ×100）

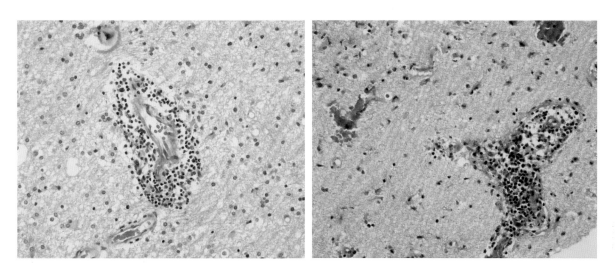

图 11-5   淋巴细胞围绕血管周围形成袖套（HE 染色 ×100）

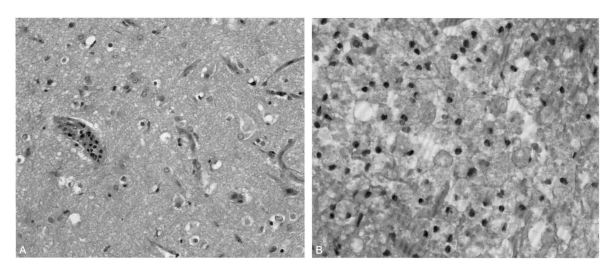

图 11-6   部分区域神经元变性坏死，伴吞噬细胞浸润（图 A, HE 染色 ×200；图 B, ×400）

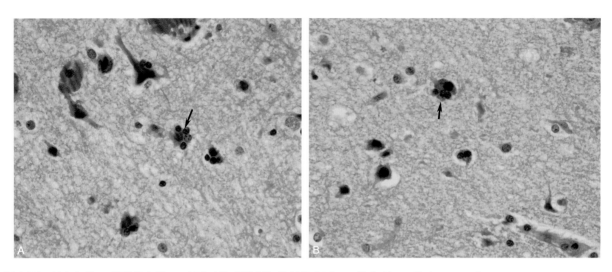

图 11-7 神经细胞卫星现象（图 A，箭头）和噬神经细胞现象（图 B，箭头）（HE 染色 ×400）

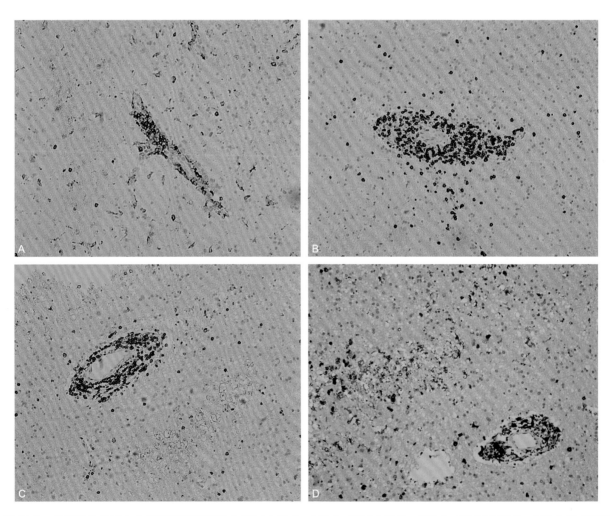

图 11-8 免疫组化显示小血管周围和脑实质内 CD4（图 A ×200）、CD8（图 B ×200）、CD43（图 C ×200）及 CD68（图 D）阳性细胞浸润（×200）

临床病理诊断：流行性乙型脑炎（epidemic encephalitis B）。

讨论

流行性乙型脑炎简称乙脑，也称日本脑炎（Japanese encephalitis，JE），是以脑实质炎症为主要病变的中枢神经系统急性传染病。日本在1871年首次报告乙脑病毒引起的脑炎，直到1924年乙脑病毒第一次从临床病例中分离出来。乙脑是一种人与动物共患的虫媒病毒性疾病，常流行于夏秋季，每年在亚洲造成3万~5万例脑炎和10 000例死亡病例，病死率达20%~40%。传染源为猪、马、驴、牛、狗、鸭、鹅、鸡及鸟类等，以猪作为主要传染源。人多为隐性感染，而显性发病的患者血液中病毒数量少，病毒血症时间短，作为传染源意义不大[1]。本病主要通过蚊虫叮咬及吸血而传播，主要传播蚊种为三带喙库蚊。也可通过母亲经胎盘将乙脑病毒传播给胎儿。其他昆虫如福建、广东及台湾的蠛蠓也可传播乙脑病毒。

乙脑造成组织损伤的机制包括：第一，病毒对神经组织的直接侵袭导致神经细胞坏死、胶质细胞增生及炎症细胞浸润。第二，大量毒性产物诱发脑组织脂质过氧化。第三，造成免疫损伤。特异性IgM与抗原结合激活补体和细胞免疫，破坏血管壁，造成附壁血栓形成，脑组织供血障碍坏死。它的病变范围广，包括丘脑、基底神经节、中脑、大脑皮质、小脑和脊髓前角细胞通常受到影响。镜下特点包括：神经细胞变性、坏死；血管内淤血、附壁血栓及出血灶；"血管套"形成，噬神经细胞现象，以及胶质结节形成[2]。

本病潜伏期为4~21天，一般为10~14天。典型的乙脑包括初期、极期、恢复期及后遗症期。初期一般在病程的1~3天，表现为急起发热、头痛、恶心及呕吐，可有颈强直及抽搐。极期在病程中的4~10天，主要表现为高热、意识障碍、惊厥、呼吸衰竭、脑膜刺激征阳性、瞳孔大小和形态变化、锥体束病理反射征阳性、瘫痪、自主神经功能紊乱或脑神经受损。在恢复期，患者多在2周内完全恢复，重者（5%~20%）可有神志迟钝、痴呆、失语、多汗及瘫痪等恢复期症状。后遗症期指患病6个月后所存在的症状。乙脑患者可以合并脑梗死和静脉窦血栓形成。临床上乙脑根据体温、神志情况、脑膜刺激征、抽搐、呼吸衰竭、病程长短及有无后遗症可以分为轻型、普通型、重型和极重型。实验室检查可见白细胞一般升高，在（10~20）×10^9/L，中性粒细胞占>80%，部分血象正常。脑脊液外观呈无色透明或微混浊，压力升高，白细胞为（50~500）×10^6/L，少数可达1000×10^6/L，蛋白质轻度升高，葡萄糖正常或偏高，氯化物正常。血特异性IgM抗体在病后3~4天即可出现。脑脊液中抗体在2周时达高峰，可作为早期诊断指标[3]。典型乙型脑炎的头颅影像学表现为：丘脑、基底神经节、中脑、脑桥和髓质中的低密度影。典型乙型脑炎的MRI表现为：丘脑受累占94%，基底神经节受累占35%，中脑受累占58%，脑桥受累占58%，小脑和大脑皮质受累占26%，颞叶受累占17.7%。

该患者在乙脑常见的月份8月份发病，患者为养猪场老板。猪为本病主要的传染源。患者不可避免地与被带病毒的蚊子叮咬。患者主要表现为高级认知功能障碍、意识改变及继发性癫痫，头颅MRI检查示左侧大脑半球异常信号，诊断不清，予以脑活检。活检有噬神经细胞现象及血管袖套样改变，而常规病原学染色和实验室检查均未见发现其他特殊病原体。在病理检查提示病毒感染后，我们将标本库中的脑脊液送乙脑病毒检查，证实乙脑病毒IgM抗体阳性，最终诊断为乙脑。

该患者给予我们的启示是：

1.患者的影像学改变不典型。乙脑患者典型的影像学改变多为对称性的丘脑及基底节受累，可以出现皮质受累病灶。但本例患者的病灶仅局限在左侧大脑皮质及其皮质下白质，缺乏基底节的典型改变。文献也有类似报道，在老年患者病灶可以局限在一侧大脑，并且以皮质受累为主，提示老年患者可能既往获得过潜伏性感染，存在一定的免疫应答[4]。

2.本例患者极易与脱髓鞘性脑病相混淆。由于患者没有发热及血象升高，临床症状相对较轻，对糖皮质激素治疗敏感，影像学表现也不典型，在活检前临床上更倾向于炎性脱髓鞘，但是活检病理没有发现明显脱髓鞘的证据，并且在脱髓鞘性疾病皮质受累相对少见，而本例患者皮质受累明确且广泛，故可以鉴别诊断。

3. 对本例患者诊断最关键性的提示来源于职业史。患者在流行季节发病，有长期的养猪接触史，才让我们想到乙脑病毒感染的可能。但患者的临床过程属于轻型乙脑，表现不典型。这也提示乙脑可能并不像既往认识的那样典型，可能有许多轻型患者被我们漏诊或忽视。

4. 鉴于本例患者的临床表现典型，以及在病理活检中没有发现明确的胶质结节，因而参与讨论的教授提出诸多质疑，认为如果能够进行乙脑病毒的 FISH 杂交，发现明确的病毒核酸成分，将会让本病例的诊断更加明确。

（南昌大学第一附属医院洪道俊整理）

参考文献

[1] Itoh, K, Iwamoto, K, Satoh Y, et al. Knowledge Obtained from an Elderly Case of Japanese Encephalitis. Intern Med, 2016, 55: 2487-2490.

[2] Mokkappan S, Basheer A, lqbal N, et al. Bilateral Thalamic Bleed and Cerebral Venous Sinus Thrombosis in Japanese Encephalitis. BMJ Case Rep, 2015, doi: 10.1136/bcr-57.

[3] Bhattarai A, Pant ND, Nepal K, et al. Anti Japanese Encephalitis Virus IgM Positivity Among Patients with Acute Encephalitic Syndrome Admitted to Different Hospitals from All Over Nepal. PLoS ONE, 2017, 12(3): e0173434.

[4] Lannes N, Summerfield A, Filgueira L. Regulation of Inflammation in Japanese Encephalitis. J Neuroinflammation, 2017, 14: 158.

病例 12

25 岁男性发作性右侧肢体抽搐伴意识丧失 20 年

临床资料

患者，男，25 岁，主因"发作性右侧肢体抽搐伴意识丧失 20 年"入院。

现病史：患者于 20 年前（1992 年）无明显诱因出现右侧肢体抽搐，表现为右上肢屈曲，右下肢伸直，伴口角流涎及意识丧失，持续 3~4 min 缓解，发作后无明显不适，活动如常，未予特殊诊治。12 年前（2000 年）再次出现上述症状，并伴双眼上翻、口角右歪和舌咬伤，不伴二便失禁。每次发作持续 2~3 min 至 7~8 min，每天发作 5~6 次，持续约 1 周。患者就诊于当地医院，给予"抗癫痫药"（具体不详），发作次数逐渐减少至每周 1~2 次，约半年后不再发作。2002 — 2008 年每年发作不超过 1 次。3 年前（2009 年 9 月）出现右下肢麻木，1 个月后再次抽搐，随后出现右侧肢体活动不能伴感觉丧失、左侧肢体力弱及麻木、右侧面部麻木、饮水呛咳及吞咽困难。就诊医院行头 MRI 检查（2009 年 10 月 23 日），示"左侧丘脑占位，2~3 级胶质瘤可能"，未予治疗（图 12-1）。后给予中药治疗（具体不详）后 1 周可坐起，约 1 个月可站立，半年后可生活自理，但遗留右侧肢体偏身活动不灵及麻木。于 2010 年 3 月 29 日复查头部 MRI，示"左侧丘脑占位性病变，双侧额顶叶及左侧外囊软化灶，右侧额叶中央前回局限性异常信号"（图 12-2）。2010 年 12 月 20 日行头部 MRI 检查，示"左侧丘脑占位性病变，较 2010 年 3 月 29 日左顶叶强化灶增大、增多，周围水肿加重，考虑病变进展。双侧额、顶叶及左侧外囊软化灶，右侧额叶中央前回局限性异常信号，考虑含铁血黄素沉积"（图 12-3）。于 2011 年 8 月夜间睡眠时再次发生右肢抽搐，伴意识丧失，数分钟后缓解。头部 MRI（2011 年 8 月 25 日）示"左额叶皮质结节病灶有强化，并左侧额、颞、顶叶硬膜明显强化，左基底节及中脑萎缩，右顶叶大片水肿"。于 2012 年 1 月、5 月各发作一次，头部 MRI 检查示"左顶叶占位，考虑炎性假瘤？囊虫病？脑内多发白质脱髓鞘，左顶叶急性期脑白质脱髓鞘改变"。患者为求进一步诊治来我院。自发病以来，患者精神正常，饮食及睡眠正常，大、小便无异常，无明显体重减轻。

既往史、个人史及家族史：否认病发性高血压、糖尿病及心脏病史，否认胃、十二指肠溃疡病史，

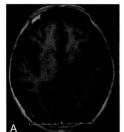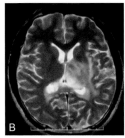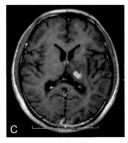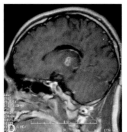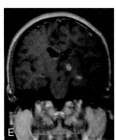

图 12-1　2009 年 10 月 23 日头 MRI。A. 水平面，示左基底节区病变为低信号。B. 水平面，示左基底节区病变为 T2 高信号。C. 水平面（Gd 增强）示左基底节区病变呈环行强化。D. 矢状区 Gd 增强示左基底节区病变环形强化。E. 冠状位，Gd 增强，示左基底节区病变呈环行强化

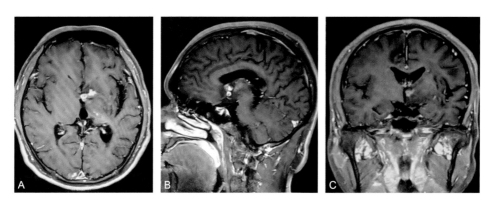

图 12-2　2010 年 3 月 29 日头部 MRI Gd 增强，示左基底节区病变，位置较前有所改变，向前、向内侧移动。A 为水平面，B 为矢状面，C 为冠状面

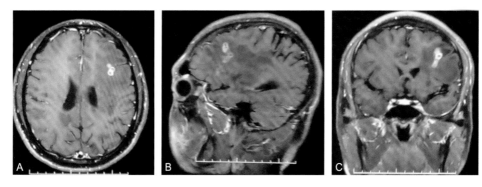

图 12-3　2010 年 12 月 20 日头部 MRI Gd 增强，示病变由左基底节区转移至左额叶。A 为水平面，B 为矢状面。C 为冠状面

否认药物及食物过敏史。预防接种史随当地。否认 5 岁前食蛇或蛙肉史，否认肝炎及结核等传染病史及接触史。生于河南信阳，足月顺产，2003 年到嘉兴，2009 年到北京至今。19 岁结婚，尚未生育，无烟酒等不良嗜好。其外祖父患"肝癌"，父母均体健，否认其他遗传病史及同类疾病史。

　　入院查体：T 36.6 ℃，P 70 次 / 分，R 18 次 / 分，BP 100/70 mmHg，心、肺、腹未见明显异常。神志清楚，言语欠流利，反应稍迟钝，记忆力稍差，计算力尚可，定向力、理解力及判断力尚可。双侧瞳孔等大等圆，直径 3 mm，对光反射灵敏，双眼水平性眼震，伸舌居中，右侧鼻唇沟稍浅，余脑神经检查（ — ）。左侧肢体肌力 5 级，右侧肢体肌力 5 — 级，右侧偏身针刺觉减退。左上肢腱反射（ ++ ），右上肢腱反射（ +++ ），双下肢腱反射（ ++++ ），双侧踝阵挛（ + ），双侧查多克征（ + ），右侧巴宾斯基征（ + ）。右侧指鼻试验、双侧跟膝胫试验欠稳准。颈无抵抗，脑膜刺激征（ — ）。

　　辅助检查：血、尿、大便常规异常，红细胞沉降率、凝血、抗体三项、乙肝五项及免疫五项未见明显异常。HCY 44.2 μmol/L ↑，叶酸及 VitB$_{12}$ 正常。

风湿三项 ASO 462 IU/ml ↑。甲状腺功能：TSH 0.01mU/L↓，T_4 14.8 μg/dl↑，FT_3 4.3 pg/nl↑。6 月 25 日复查，TSH 0 mU/L↓、T_4 14 μg/dl↑、TG-Ab 277.4 IU/ml↑、TPO-Ab 48.11 IU/ml↑。肿瘤全项：游离前列腺特异抗原 0.83 ng/ml↑。抗中性粒细胞胞质抗体及心磷脂抗体、抗核抗体谱（－）。血、尿毒物筛查（－）。血、尿有机酸筛查：血多种氨基酸和酯酰肉碱异常，尿戊二酸略高。

外院血吸虫、肺吸虫、囊虫、广州管圆线虫及旋毛虫 IgG 抗体均为阴性。布鲁氏菌虎红试验阴性。

腰椎穿刺检查结果示压力正常，细胞数及生化常，IgA 及 IgG 升高，涂片未找见细菌、隐球菌及结核分枝杆菌。

头部 MRI 检查：2012 年 6 月 20 日（本院）：左额叶病变性质待定，炎性肉芽肿？左侧脑室旁、右顶叶及胼胝体后部陈旧性病变（图 12-4）。2012 年 6 月 24 日（本院）：左额叶病灶区 NAA 浓度降低，Cho 浓度增加，伴乳酸峰改变。

脑电图检查：2012 年 6 月 26 日左额颞癫痫样异常放电。头颈部及腹部超声未见异常。

为明确诊断，将患者转至神经外科行脑活检术。

病理结果

肉眼所见：送检为成活状态的虫体，呈灰白线状，伸缩能力强，固定后长 7 cm，宽 0.15 cm。头端膨大，中央有一明显凹陷，体不分节，有不规则横皱褶，后端呈钝圆形（图 12-5A）。

送检左额叶周围碎脑组织一堆，直径 6 cm，一块呈哑铃状，大小 2.5 cm×1.0 cm×0.8 cm，切面局部色黄，质略韧，可见窦道样裂隙（图 12-5B）。另一块为不整形脑组织，大小 3.5 cm×1.5 cm×1.0 cm，切面见灰白质界限不清。另见囊皮样碎组织一堆，直径 1.5 cm，壁厚 0.1～0.2 cm。

镜下所见：①虫体：镜下见虫体体壁及微器官，结合大体形态，考虑为裂头蚴（图 12-5C）。②左额叶周围脑组织：镜下于脑实质内见数个隧道样坏死灶（图 12-5D），周边有多量嗜酸性粒细胞、淋巴细胞及浆细胞浸润，周围脑组织内胶质细胞反应性增生，伴小血管增生及玻璃样变性，血管周围淋巴套袖形成，散在吞噬细胞及多核巨细胞浸润，呈慢性肉芽肿性炎改变（图 12-5E、F）。

病理诊断：曼氏裂头蚴感染。

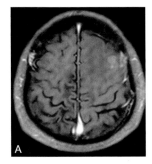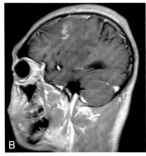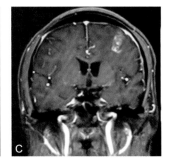

图 12-4　2012 年 6 月 20 日头 MRI Gd 增强，示左额叶病变较前更靠近脑表面。A 为水平面，B 为矢状面，C 为冠状面

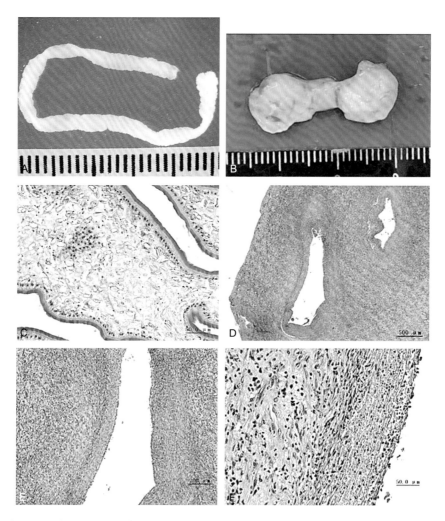

图 12-5　镜下表现。A. 成活状态的虫体，箭头所示为头端。B. 为左额叶脑组织，大体所见，呈哑铃状，箭头所示为窦道样裂隙。C. 为虫体镜下所见，可见体壁及微器官（HE 染色，×400）。D. 为左额叶脑组织镜下所见，示窦道样裂隙（HE 染色，×40）。E. 为窦道样裂隙及周围炎性反应（HE 染色，×100）。F. 为窦道样裂隙及周围炎性反应（HE 染色，×400）

讨论

中枢神经系统寄生虫感染所产生的临床症状因寄生虫所在部位不同而不同，累及大脑皮质者可有癫痫发作，累及基底节者可出现偏瘫等症状，累及蛛网膜下腔者可表现为脑膜脑炎。有的病变占位效应明显，可出现脑水肿及颅内压增高等症状。

全世界约有 1600 多例人感染曼氏裂头蚴的报道，多见于东亚及东南亚各国，南美洲、欧洲以及非洲也偶有记录，中国以广东、吉林和福建居多[1]。

曼氏裂头蚴是曼氏迭宫绦虫的幼虫。曼氏迭宫绦虫的成虫寄生于猫及犬等食肉动物的小肠内。原尾蚴寄生于第一中间宿主——剑水蚤体内，裂头蚴则寄生于第二中间宿主——蛙及转续宿主——蛇、鸟类和猪的体内。当受染的蛙被蛇、鸟类或猪等非正常宿主吞食后，裂头蚴不能在其肠中发育为成虫，而是穿过肠壁，移居到腹腔、肌肉或皮下等处继续生存。蛇、鸟及猪即成为其转续宿主。

曼氏裂头蚴感染人体的途径可有以下三种：①生食蛙肉或转续宿主组织内的裂头蚴而感染。裂头蚴在小肠发育为成虫，使人患曼氏迭宫绦虫病，或在组织内移行，保持裂头蚴阶段。②误食含有原尾蚴的剑水蚤，或原尾蚴经黏膜侵入人体，并在人体内发育为裂头蚴。③用生蛙肉或蛇肉局部贴敷伤口或患处时，若蛙肉或蛇肉中含有裂头蚴，裂头蚴就会从贴敷处的皮肤或黏膜伤口侵入人体。裂头蚴可侵入皮下组织，也可侵犯腹腔内脏器和组织，还可穿过横膈侵犯胸腔，甚至侵入眼部和中枢神经系统，而引发相应的症状。裂头蚴侵入脑组织的可能路径是：首先穿过消化管到腹腔，然后穿过膈肌和纵隔到达颈部，然后经枕骨大孔或颈静脉孔进入脑内。

脑内曼氏裂头蚴感染在影像学上的显著特点是可以动态追踪到虫体的活动轨迹[2]。2013 年，Li YX 等对 14 例脑内曼氏裂头蚴感染进行了影像学随访。结果显示，所有病例均在 4 ~ 18 个月内观察到了病灶的第一次移动，而其中少部分病例（$n=3/14$）在 22 ~ 38 个月内可观察到病灶的第二次移动。多数病例（$n=12/14$）的移动范围局限在单侧大脑半球，仅有 2 例经丘脑迁移到了对侧大脑半球。绝大多数病例迁移距离较近，或局限在同一脑叶，或移动到邻近脑叶，或从基底节移到皮质，或从小脑移到脑桥等。仅 1 例由基底节迁移到了小脑。原发病灶和移动后的病灶均显示"隧道征"（tunnel sign）和多房性的环形强化（multiloculated rim enhancement）[3]。本例患者在影像学上也追踪到了病灶的迁移，由左侧基底节迁移至左侧额、顶叶。

脑内寄生虫感染的病理学表现为脑实质内出现相互沟通的多房性小囊肿，呈隧道式破坏，多位于大脑皮质及基底节部位。邻近的脑膜可有炎性粘连和增厚。早期的病灶呈脓肿，最内层为坏死的脑组织，伴出血和胆固醇结晶沉积。周围组织内有多量中性粒细胞、嗜酸性粒细胞、淋巴细胞和浆细胞浸润。晚期病灶中央的坏死物液化吸收。周围组织形成伴有嗜酸性粒细胞浸润的炎性肉芽肿，构成纤维性囊壁。最外层的脑组织内胶质细胞反应性增生。最后，病灶愈合，形成瘢痕。在脓肿或囊腔内都可以见到虫体。如为成虫感染，则可见到多量虫卵，虫卵可被异物巨细胞包绕或吞噬，退变虫卵可出现钙化[4, 5]。本病例在病灶区找到了成活的虫体，周围脑组织表现为隧道样坏死，周围脑组织呈慢性肉芽肿性炎改变。

（首都医科大学宣武医院付永娟、朴月善、卢德宏整理）

参考文献

[1] Hong D, Xie H, Zhu M, et al. Cerebral Sparganosis in Mainland Chinese Patients. J Clin Neurosci, 2013，20: 1514-1519.

[2] Shirakawa K, Yamasaki H, Ito A. Cerebral Sparganosis: the Wandering Lesion. Neurology, 2010, 74: 180.

[3] Y-X Li, et al. Migration: Anotable Feature of Cerebral Sparganosis on Floow-up MR Imaging. Am J Neuroradio, 213, 34: 327-333.

[4] Wong CW, Ho YS. Intraventricular Haemorrhage and Hydrocephalus Caused by Intraventricular Parasitic Granuloma Suggesting Cerebral Sparganosis. Acta Neurochir, 1994, 129: 205-208.

[5] Deng L, Xiong P, Qian S. Diagnosis and Stereotactic Aspiration Treatment of Cerebral Sparganosis: Summary of 11 Cases. J Neurosurg, 2011, 114: 1421-1425.

病例 13

64 岁男性发热、头痛 20 天，左侧肢体活动不灵 12 天，加重伴意识障碍 3 天

临床资料

患者，男，64 岁，因"发热、头痛 20 天，左侧肢体活动不灵 12 天，加重伴意识障碍 3 天"入院。

现病史：患者入院前 20 天自觉"受凉"后出现发热、鼻塞，体温最高达 40 ℃，伴轻微头痛，无咳嗽或咳痰，不伴胸闷、憋气或心慌。在当地诊所行输液治疗，无明显好转。入院前 12 天出现左侧肢体活动不灵，左手持物困难，左腿麻木，行走时走偏。在当地医院行头颅 CT 检查，发现右侧基底节区低密度灶（图 13-1），诊断为"脑梗死"。次日行 MRI 检查，示右侧基底节区脑梗死（图 13-2）。采用"阿司匹林、瑞舒伐他汀、奥扎格雷及依达拉奉"等治疗，病情无好转。左侧肢体无力进行性加重，渐至卧床不能行走。患者入院前 10 天病情突然加重，左侧肢体不能活动，并有头痛伴恶心。急查头颅 CT，显示右侧基底节区脑出血（图 13-3）。当地医院分析可能为"梗死后出血"。神经外科行微创钻孔引流术。术后出现发热，体温最高达 39.5 ℃。术后肢体活动没有好转。入院前 3 天患者出现嗜睡。行腰椎穿刺，示压力为 245 mmH$_2$O，细胞数 522×10^6/L，单核细胞占 27%，多核细胞占 73%，蛋白质 1.022 g/L，葡萄糖 5.28 mmol/L，氯化物 116.1 mmol/L，墨汁染色阴性。给予头孢曲松 2.0 g qd 及降颅内压治疗。病情仍无好转，后转入我院治疗。

既往史、个人史及家族史：既往患间质性肺炎病史 2 年。1 个月前因多尿、消瘦发现血糖升高，予胰岛素治疗。其后患者压力大，进食明显减少，体重明显下降。否认外伤手术史，否认食物及药物过敏史，预防接种史不详。曾吸烟，20 支 / 天 ×20 年，已戒烟 10 年，偶有饮酒。无毒物接触史。父母已亡。另有一姐姐和弟弟，身体健康，在当地务农。

入院检查：T 37.5 ℃，P 89 次 / 分，R 20 次 / 分，BP 117/84 mmHg。呈昏睡状态，双瞳孔等大等

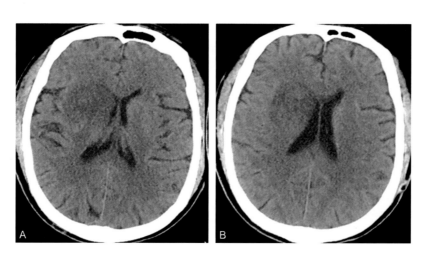

图 13-1　图 A、B, CT 扫描示右侧基底节区低密度灶

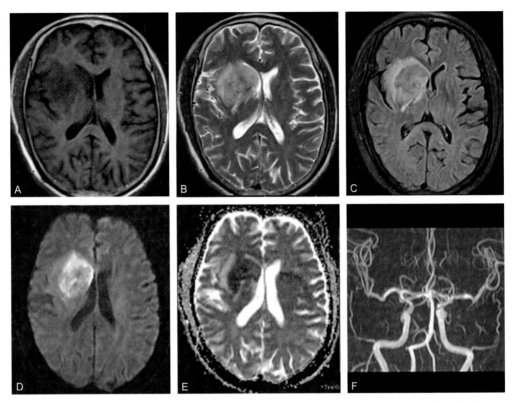

图 13-2　头部 MRI 检查，示右侧基底节区病变呈混杂信号，部分弥散受限（A~E）。F. MRA 未见异常

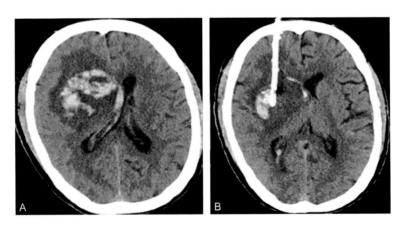

图 13-3　血肿穿刺前后 MRI。图 A 为血肿穿刺术前，见右侧半球血肿，占位效应明显，右侧脑室受压。图 B 为血肿穿刺术后，血肿减少，但仍有占位效应

圆，直径约 3 mm，对光反应灵敏，双侧视盘水肿。口角无歪斜。余脑神经查体不配合。左侧肢体坠落试验（＋），右侧肢体可见活动。左侧肢体肌张力低，右侧肢体肌张力正常。四肢腱反射（＋）。巴宾斯基征左侧（＋），右侧（－）。查多克征左侧（＋），右侧（－）。深、浅感觉共济试验不配合。颈抵抗，凯尔尼格征（＋）。

　　辅助检查：血常规示白细胞计数 10.21 × 10^9/L，血红蛋白 110 g/L。白蛋白 32.1 g/L，甘油三酯 7.62 mmol/L，低密度脂蛋白胆固醇 3.49 mmol/L，葡萄糖 37.96 mmol/L，钠 125 mmol/L，凝血正常。甲肝、乙肝、丙肝、HIV 及梅毒抗体均为阴性。C 反应蛋白 32.30 mg/L ↑。红细胞沉降率 47 mm/h ↑。

心电图示窦性心律。腹部超声示肝、胆、胰、脾无异常，有左肾囊肿。

入院后再次行腰椎穿刺，压力 205 mmH$_2$O，脑脊液呈淡黄色，细胞数 522×10^6/L，单核细胞占 37%，多核细胞占 64%，蛋白质 1.07 g/L，葡萄糖 5.47 mmol/L（血葡萄糖 18.8 mmol/L），氯化物 111 mmol/L，墨汁染色阴性。行脑脊液培养。予以抗感染、降颅内压及支持治疗。患者意识加重至昏迷。入院后第二天行颅内脑脓肿清除及引流术。术中见脑膜张力高。剪开硬膜，吸除水肿及糜烂脑组织。进入约 3 cm，见混浊液体涌出。清除腔内液体，于腔内底部见淡黄色脓胎。清除脓肿和脓胎，并取部分感染脑组织做活检。术后患者仍昏迷。入院后第 3 天家属放弃治疗，在回家途中死亡。

病理结果

镜下所见：脑组织正常结构破坏，可见血管袖套现象，伴大量浆细胞及中性粒细胞浸润并化脓性坏死（图 13-4），可见大量血管充血及出血表现。在坏死组织及血管内中可见有分隔的枝状菌丝（图 13-5、13-6）。

病理诊断：中枢神经系统曲霉菌病。

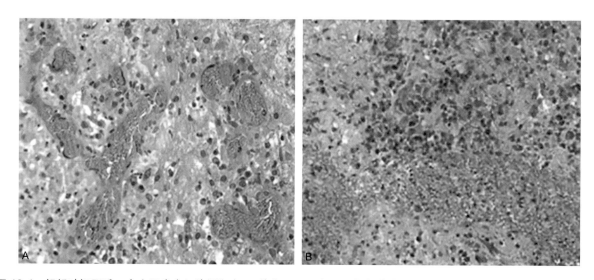

图 13-4 组织破坏严重，有大量炎症细胞浸润（HE 染色 ×200）。A. 组织充血明显（HE 染色 ×200）。B. 大量炎症细胞浸润（HE 染色 ×100）

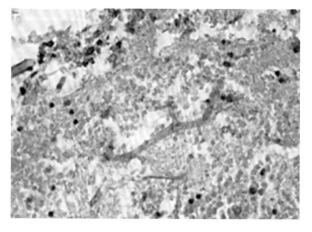

图 13-5 坏死组织内可见分枝状菌丝（HE 染色 ×200）

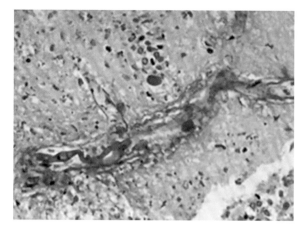

图 13-6 血管内有分隔的菌丝（PAS 染色 ×400）

讨论

　　曲霉菌广布于自然界，存在于土壤、空气、植物、野生或家禽动物及飞鸟的皮毛中，也常见于农田、马棚、牛栏和谷仓等处。其可寄生于正常人的皮肤和上呼吸道，为条件致病菌。一般正常人对曲霉菌有一定的抵抗力，不引起疾病。大部分中枢神经系统曲霉菌感染来自于原发感染部位的血源性播散，最常见的是肺。邻近解剖部位的真菌感染也可直接播散入脑，如鼻窦或中耳乳突等。脑曲霉菌病多导致脑膜炎或脑实质脓肿。菌丝穿透血管后可引起血管炎、血管周围炎、血栓形成和微动脉瘤等，继而造成脑组织缺血、坏死，引起脑梗死或微动脉瘤破裂，造成蛛网膜下腔出血 [1]。本病例的病理标本在血管中出现曲霉菌丝。这一发现能够很好地说明曲霉菌的血源性播散这一学说。

　　曲霉菌病常发生于存在免疫抑制的患者，如 HIV 感染、器官移植、血液系统恶性肿瘤或者长期使用糖皮质激素或抗生素，也可见于无免疫抑制但有慢性疾病的患者 [2]。免疫功能正常者也可罹患。糖尿病和营养不良为易感因素。中枢神经系统曲霉菌病的临床表现多样，如脑炎和（或）脑膜脑炎、毛霉菌性动脉瘤、脑卒中样发作、脑脓肿、眶内或颅底占位及脑神经受损等，症状可表现为头痛、发热、偏瘫、构音障碍、癫痫、嗜睡及昏迷等。曲霉菌病可侵害大血管或小血管，堵塞血管后可引发梗死，并可继发出血，进而形成脓肿 [3]。本病例早期表现为卒中样发病，早期的 CT 检查呈低信号改变，此后又演变为出血，误诊为脑梗死后出血。患者初期发热提示可能存在颅内感染。基底节区的梗死很少合并出血，该病例 CT 检查显示出血量较大也与梗死后常见的渗血有所不同。

　　中枢神经系统曲霉菌病缺乏特异性的症状，仅凭临床表现诊断困难，须要依靠特殊的血清学检测、组织的真菌检查和分子检测来帮助诊断。血常规检查可见白细胞总数升高，以中性粒细胞为主。血清半乳甘露聚糖检测（GM 试验）和（1-3）-β-D 葡聚糖检测（G 试验）有助于识别真菌感染。脑脊液的 GM 试验对于中枢神经系统曲霉菌病具有很高的敏感性和特异性 [4]。脑脊液检查显示压力显著升高，白细胞计数增加，并以淋巴细胞为主。蛋白质定量明显升高，葡萄糖和氯化物降低。部分患者的脑脊液培养可见曲霉菌生长。脑脊液的 PCR 检查敏感性和特异性均较高，但目前临床普及度差。脑脊液细菌、结核分枝杆菌涂片和墨汁染色、结核分枝杆菌 DNA、肺炎链球菌抗原和梅毒螺旋体抗体检测等有助于鉴别细菌性、隐球菌性，以及结核分枝杆菌、弓形体及梅毒螺旋体等感染。头部 CT 和 MRI 检查可见一个或多个病灶，25% 的病灶合并有出血。在病程早期的 MRI 病变中可见弥散受限，可能与血管堵塞有关 [5]。在脓肿形成期，可见大小不等、欠规则的圆形病变。脓肿内常弥散受限，强化多在周边。脑曲霉菌感染镜下可见大量中性粒细胞并伴有组织坏死和出血等，菌丝为分隔节状，分枝呈 45 ℃。

　　对中枢神经系统曲霉感染可选用的抗真菌药物有伏立康唑、伊曲康唑、泊沙康唑以及两性霉素 B 及其脂质制剂，联合手术切除病灶或清除鼻窦等邻近部位的感染灶可明显改善预后。

（山东省立医院刘效辉、刘翠翠、王舟、杜怡峰整理）

参考文献

[1] Schwartz S, Kontoyiannis DP, Harrison T, et al. Advances in the Diagnosis and Treatment of Fungal Infections of the CNS. Lancet Neurol, 2018, 17: 362-372.

[2] 杨咏波, 游潮, 惠旭辉. 颅内曲霉菌感染. 国外医学. 神经病学神经外科学分册, 2004, 31: 42-44.

[3] 刘清, 尹晟, 易良杰, 等. 曲霉菌脑病的临床及影像学特点. 临床神经病学杂志, 2014, 27: 130-132.

[4] M McCarthy, A Rosengart, AN Schuetz, et al. Mold Infections of the Central Nervous System. N Engl J Med, 2014, 371: 150-160.

[5] TK Kourkoumpetis, A Desalermos, M Muhammed, et al. Central Nervous System Aspergillosis: a Series of 14 Cases from a General Hospital and Review of 123 Cases from the Literature. Medicine (Baltimore), 2012, 91: 328-336.

病例 14
45 岁男性鼻塞 16 天、发热 6 天、意识不清 1 天

临床资料

患者，男，45 岁，主因"鼻塞 16 天、发热 6 天、意识不清 1 天"于 2012 年 1 月 30 日入院。

现病史：患者于 16 天前（即 2012 年 1 月 14 日）无明显诱因出现鼻塞。当时无发热、咳嗽或咳痰，自服感冒冲剂，效果欠佳。后至当地卫生所就诊，给予左氧氟沙星和利巴韦林（病毒唑）治疗 8 天后鼻塞症状消失。停药 2 天后（即 2012 年 1 月 24 日）出现发热，体温最高达 38 ℃左右，至当地医院就诊。测血糖为 41 mmol/L，给予降血糖和抗感染治疗（具体不详），效果不佳，病情仍进行性加重。患者遂渐出现意识改变。1 天前（即 2012 年 1 月 29 日）转至我院急诊。行鼻窦 CT 检查，示鼻窦炎症，考虑鼻窦感染引起颅内感染的可能性大，给予美罗培南抗感染、利尿以降颅内压、营养脑神经、降血糖及化痰等对症支持治疗。当天晚上患者出现呼之不应，四肢无自主活动，遂收入我院 ICU 病房。患者自发病以来，饮食及睡眠欠佳，大小便未见明显异常，体重较前减轻。

既往史、个人史及家族史：患者 6 年前因尿道狭窄行手术治疗，5 年前出现肾功能不全，定期复查血肌酐在 200 μmol/L 左右，予透析治疗 1 年，4 年前行肾移植手术。术后坚持服用抗排异药物吗替麦考酚（骁悉）及他克莫司。发现糖尿病史 1 年余，应用胰岛素治疗。

入院查体：T 36 ℃，P 117 次/分，R 17 次/分，BP 127/88 mmHg，SPO$_2$ 88%。中年男性，昏迷状态，查体不合作。右侧眼球突出，右侧结膜充血，双眼球结膜水肿，双侧瞳孔等大等圆，直径 4 mm，直接和间接对光反射均消失。双肺呼吸音粗，闻及湿啰音。心率 117 次/分，律齐，心音可，未闻及病理性杂音。腹平软，肝、脾肋下未触及肿大。四肢无自主活动，肌张力不高，双侧巴宾斯基征（—），脑膜刺激征（—）。

辅助检查：血常规（2012 年 1 月 30 日）：WBC 35.05×10^9/L，中性粒细胞占 92.14%。血气分析（2012 年 1 月 30 日）：pH 7.29，PO$_2$ 50 mmHg，PCO$_2$ 24 mmHg，SpO$_2$ 80%。肝、肾功能及血生化（2012 年 1 月 30 日）：ALB 21 g/L，Cr 340 μmol/L，BUN 32.6 mmol/L，K$^+$ 4.5 mmol/L，Na$^+$ 135 mmol/L，Cl$^-$ 110 mmol/L，KET 阳性。

感染相关（2012 年 1 月 31 日）：PCT＞10 ng/ml，CRP 72.1 mg/L，内毒素 5.562 pg/ml，G 试验 42.86 pg/ml，GM 试验（—）。

外院脑部 CT 平扫（2012 年 1 月 26 日）（图 14-1）：双侧上颌窦及右侧筛窦黏膜增厚，左侧上颌窦及右侧筛窦窦腔内密度增高，其内可见钙化（箭头）。

外院颅脑 MRI 平扫（2012 年 1 月 26 日）（图 14-2）：右侧筛窦及双侧上颌窦黏膜增厚，呈长 T1、长 T2、DWI 高信号改变，还可见右侧眼球突出。

我院轴位及冠状位脑部 CT 平扫（2012 年 2 月 3 日）：双侧上颌窦黏膜增厚，窦腔密度增高，左侧上颌窦内可见钙化（图 14-3）。

我院脑部 CT 平扫（2012 年 2 月 3 日）：双侧上颌窦黏膜增厚，窦腔密度增高，较前加重，同时伴蛛网膜下腔及第四脑室出血改变（图 14-4）。

治疗经过：患者入院后昏迷程度进行性加重，体温升高，最高达 39.6 ℃。急查血气分析，示 1 型

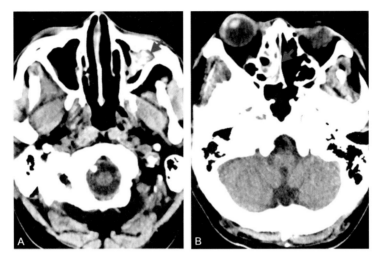

图 14-1   脑部 CT 平扫示双侧上颌窦及右侧筛窦黏膜增厚，左侧上颌窦及右侧筛窦窦腔内密度增高，其内可见钙化（箭头）

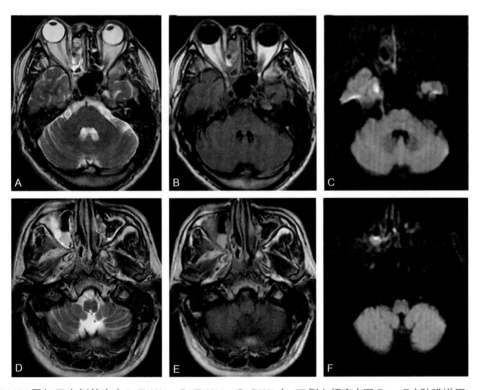

图 14-2   脑部 MRI 平扫示右侧筛窦（A. T2W1。B. T1W1。C. DW1）、双侧上颌窦（图 D－F）黏膜增厚，呈长 T1、长 T2、DWI 高信号改变，还可见右侧眼球突出（图 A、B）

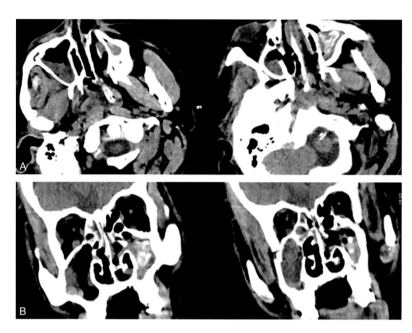

图 14-3 轴位（A）及冠状位（B）脑部 CT 平扫示双侧上颌窦黏膜增厚，窦腔密度增高，左侧上颌窦内可见钙化

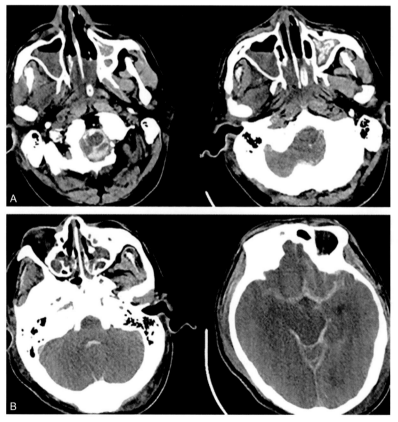

图 14-4 脑部 CT 平扫示双侧上颌窦（A）黏膜增厚，窦腔密度增高，较前加重，同时伴蛛网膜下腔及第四脑室出血改变（B）

呼吸衰竭，立即给予经口气管插管，呼吸机辅助呼吸，并给予美罗培南、利奈唑胺及两性霉素 B 脂质体抗感染，以及控制血压和冰毯物理降温等对症支持治疗。2012 年 2 月 1 日腰椎穿刺检查，示脑脊液压力 40 mmH₂O，葡萄糖（＋＋＋＋），蛋白质定量 0.68 g/L。免疫球蛋白示 IgG 79.1 mg/L，IgA 8.73 mg/L。细胞学检查示细胞数 2/mm³，乳酸 2.9 mmol/L，墨汁染色（－），色氨酸实验（－）。眼科会诊考虑存在球壁变性溶解的可能。2012 年 2 月 2 日请耳鼻喉科会诊，行床旁鼻窦镜下鼻腔新生物活检检查。术中见右筛窦及鼻腔组织碎块及缺血坏死物质，有少量脓性分泌物。取分泌物行真菌培养，以及组织碎块行病理检查。2012 年 2 月 3 日复查脑部 CT（图 14-4），示蛛网膜下腔及第四脑室出血改变。入院后第 5 天因循环和功能衰竭，血压及心率进行性下降，抢救无效后死亡。

病理结果

肉眼所见：鼻窦镜下见右筛窦及鼻腔组织碎块及缺血坏死物质，无血运。有少量脓性分泌物，取分泌物真菌培养，取组织送病理。

镜下所见：HE 染色及 PAS 染色示鼻窦组织内可见大量无隔、呈直角分支的粗大菌丝，符合典型毛霉菌的病理特点（图 14-5）。同时可见较多菌丝侵入血管，导致血管管腔闭塞。

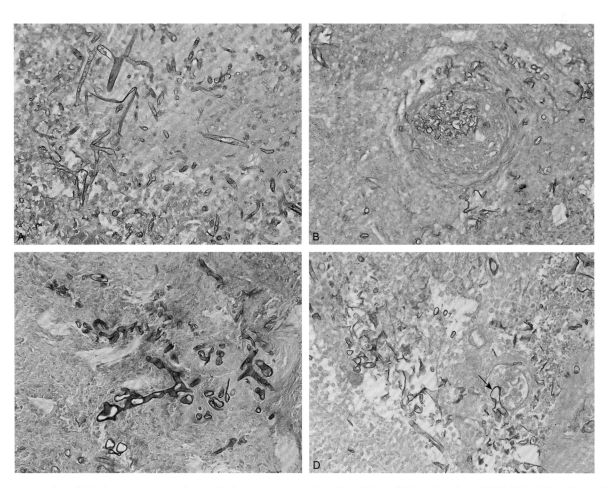

图 14-5　鼻窦镜活检病理。A. 可见鼻窦组织内大量无隔、呈直角分支的粗大菌丝，符合典型毛霉菌的病理特点（HE 染色 ×400）。B. 可见较多菌丝侵入血管，导致血管管腔闭塞（HE 染色 ×400）。C. 鼻窦组织内可见大量无隔、呈直角分支的粗大菌丝，符合典型毛霉菌的病理特点（PAS 染色 ×400）。D. 可见一处菌丝侵入血管现象（箭头）（PAS 染色 ×400）

病理诊断：毛霉菌病并鼻窦、眶部及颅内感染。

讨论

毛霉菌病（Mucormycosis）是由毛霉目（*Mucorales order*）真菌所致的侵袭性真菌感染，多由毛霉科（*Mucoraceae Family*）中的毛霉属（*Mucor Species*）、犁头霉属（*Absidia Species*）、根霉属（*Rhizopus SPECIES*）和根毛霉属（*Rhizomucors*）的某些菌种引起，特别是根霉属真菌最为常见[1-2]。

通常情况下，毛霉目真菌为一类生长迅速、耐热性腐物寄生菌[1]，广泛存在于自然界，如过期的面包、馒头、腐烂的水果和蔬菜表面以及农田和森林土壤里。毛霉菌属于条件致病菌，可通过空气、尘埃和饮食散播，偶可为健康人呼吸道或消化道寄生菌。免疫力低下是致病的诱发因素。近年来随着免疫缺陷人群的增加，以及对念珠菌和曲霉菌有效的广谱抗真菌药物的应用（对毛霉菌无效）等，毛霉菌病的发病率逐年上升，目前为第二位最常见的侵袭性真菌感染（仅次于曲霉菌病）[1-2]。

毛霉菌病最常见的危险因素包括糖尿病伴酮症酸中毒、白血病、淋巴瘤、长期使用细胞毒类药物或糖皮质激素等免疫抑制剂治疗、重度烧伤、静脉注射毒品、HIV 阳性患者以及肾透析使用去铁胺者[1-2]。

根据毛霉菌感染人体的部位，临床上可分为鼻 - 眶 - 脑型（或鼻脑型）、肺型、胃肠型、皮肤型和广泛播散型，其中以鼻 - 眶 - 脑型最为常见。早期症状不典型，易被误诊为鼻窦炎或脑炎等感染性疾病。临床上表现为发热、鼻塞、头痛或眼眶疼痛等。随着病程进展，可出现鼻颚部坏死或黑痂（较为特异特征）、脑神经麻痹、眼眶水肿和眼球突出。数日内感染迅速扩散至颅内，出现意识障碍以及颅内血管血栓形成[1-2]。少见病例可导致霉菌性动脉瘤（mycotic aneurysm），破裂后可致蛛网膜下腔出血[3-6]，与本例患者表现一致。

目前已知毛霉菌病的具体发病机制为：首先，毛霉菌孢子（易雾化）通过吸入、局部接触皮肤创面（如大面积烧伤）或通过胃肠道摄入进入人体。其次，侵入宿主体内的霉菌孢子，其最终发展为毛霉菌病还有赖于以下几个关键步骤：①真菌孢子在宿主组织中的定植（如鼻腔、皮肤或肺泡，取决于其侵入方式）。②真菌孢子逃脱巨噬细胞和中性粒细胞的吞噬，并利用宿主的有利内环境（如高血糖、酮症酸中毒、铁离子超负荷及中性粒细胞减少等）进一步发育生长为菌丝（具有血管侵袭性）[1, 7]。③菌丝通过表达毛霉菌表面特异性孢子衣同源蛋白[spore coat homolog（CotH）proteins]与血管内皮细胞表面的特定受体（GRP78）相结合，进而内吞入血管内皮细胞，造成内皮细胞损伤[8-9]。④受累血管内血栓形成、局部组织缺血坏死或致霉菌性动脉瘤形成、破裂出血[3-6]。

由于初始症状是非特异的，因而早期诊断毛霉菌病非常困难。对其诊断在于早期发现危险因素、识别相对特异性的临床表现和影像学表现，确诊则依靠受累组织病理活检组织培养。在组织病理上毛霉菌常表现为宽大、无隔、呈直角分支的条带状菌丝，常侵入血管，导致血管管腔闭塞，周围包绕坏死物质[1]。其他真菌，如曲霉菌，在病理上形态与毛霉菌类似。但曲霉菌的菌丝较窄小，形态均一，有隔，分支呈锐角。全面的组织培养阳性率仅为 50% 左右，如培养阴性，也不能排除毛霉菌病诊断。

毛霉菌病的死亡率高，鼻脑型的病死率为 25%～62%，有文献报道最高可达 90%[10]。本病的早期诊断和治疗对预后有决定性意义。首先，应积极治疗糖尿病，控制血糖，纠正糖尿病酮症酸中毒，提高患者的抵抗力。其次，对于毛霉菌病治疗的主要任务是防止毛霉菌的扩散，故手术清除感染部位是首选方案。最后，是进行有效的抗真菌药物治疗。多烯类抗真菌药两性霉素 B 是目前最有效的药物。若患者可耐受，应尽快采用大剂量 [1.0～1.5 mg/（kg·d）]，病情稳定后可隔日给药，总剂量 2～5 g。对两性霉素 B 不能耐受者可选择两性霉素 B 脂质体。近年来研究发现新型三唑类药物"帕沙康唑"对毛霉菌有广谱抗菌作用，可与两性霉素 B 协同应用[10]。

本病例的特点以及带给我们的启示为：本例患者有肾移植病史，长期服用抗排异药物，并且合并糖尿病伴酮症酸中毒，具有明确的毛霉菌病的危险因素。临床上该病例符合典型鼻 - 眶 - 脑型毛霉菌病。另外，本病例最终因为继发蛛网膜下腔出血而死亡，推测可能为霉菌性动脉瘤破裂所致，因此，有必要对鼻-眶-脑型毛霉菌病患者常规行脑血管影像学检查。

（山东大学齐鲁医院戴廷军、赵玉英、焉传祝整理）

参考文献

[1] Petrikkos G, Tsioutis C. Recent Advances in the Pathogenesis of Mucormycoses. Clin Ther, 2018, 40(6): 894-902.

[2] Binder U, Maurer E, Lass-Flörl C. Mucormycosis: from the Pathogens to the Disease. Clin Microbiol Infect, 2014, 20: 60-66.

[3] Kumaravelu S, Kasthuri AS, Praharaj AK, et al. Subarachnoid Haemorrhage Resulting from Rhinocerebral Mucormycosis. J Assoc Physicians India, 1997, 45(4): 319-320.

[4] Sasannejad P, Ghabeli-Juibary A, Aminzadeh S, et al. Cerebellar Infarction and Aneurysmal Subarachnoid Hemorrhage: an Unusual Presentation and Rare Complications of Rhinocerebral Mucormycosis. Iran J Neurol, 2015, 14(4): 222-224.

[5] Kasliwal MK, Reddy VS, Sinha S, et al. Bilateral Anterior Cerebral Artery Aneurysm Due to Mucormycosis. J Clin Neurosci, 2009, 16(1): 156-159.

[6] Thajeb P, Thajeb T, Dai D. Fatal Strokes in Patients with Rhino-Orbito-Cerebral Mucormycosis and Associated Vasculopathy. Scand J Infect Dis, 2004, 36(9): 643-648.

[7] Gebremariam T, Lin L, Liu M, et al. Bicarbonate Correction of Ketoacidosis Alters Host-Pathogen Interactions and Alleviates Mucormycosis. J Clin Invest, 2016, 126: 2280-2294.

[8] Liu M, Spellberg B, Phan QT, et al. The Endothelial Cell Receptor GRP78 is Required for Mucormycosis Pathogenesis in Diabetic Mice. J Clin Invest, 2010, 120: 1914-1924.

[9] Gebremariam T, Liu M, Luo G. CotH3 Mediates Fungal Invasion of Host Cells During Mucormycosis. J Clin Invest, 2014, 124(1): 237-250.

[10] Hsin-Yun Sun, Nina Singh. Mucormycosis: its Contemporary Face and Management Strategies. Lancet Infect Dis, 2011, 11: 301-311.

病例 15

42 岁男性头痛、发热 20 余天，左侧肢体无力 4 天

临床资料

患者，男，42 岁，主因"头痛、发热 20 余天，左侧肢体无力 4 天"于 2010 年 5 月 4 日收入神经内科。

现病史：患者入院 20 余天前感冒后出现头痛，表现为持续性后枕部闷痛，以夜间为著，伴间断发热，体温最高达 38.7 ℃左右。应用退热药物后体温可降至正常，头痛症状亦可缓解，伴恶心，无呕吐，无咳嗽或咳痰，无肢体抽搐，无肢体无力及肢体麻木，无饮水呛咳，无大小便失禁等。患者就诊于当地医院，查头颅 CT 和脑电图均未见明显异常。行腰椎穿刺术检查，示单核细胞占 80%。脑脊液生化检查示蛋白质 0.6 g/L，葡萄糖 3.5 mmol/L，氯化物 107 mmol/L。当地医院考虑为中枢神经系统感染，遂给予脱水降颅内压、抗病毒、抗结核及对症支持等治疗。经过治疗后患者的头痛和发热症状未见明显好转。4 天前患者突然出现左侧肢体无力，尚能持物及行走，左侧面部及肢体麻木，无言语障碍。患者自发病以来精神差，睡眠增多，食欲可，病后体重较前无明显变化。

既往史、个人史及家族史：8 年前因头部外伤致颅骨骨折，无后遗症。5 年前患肾结石，应用中药治疗，未再复发。患者患原发性高血压 2 年，血压最高达 160/120 mmHg，未规律服药及监测血压。否认冠心病及糖尿病病史，否认肝炎及结核等传染病，否认输血史，否认食物及药物过敏史，预防接种史不详。家族史无特殊。

入院查体：T 36.5 ℃，P 76 次 / 分，R 19 次 / 分，BP 140/85 mmHg，心、肺及腹查体未见明显异常。神志清，语言流利，记忆力、计算力及理解力正常。双侧瞳孔等大等圆，直径 2.5 mm，对光反射灵敏，视力及视野粗测正常，眼底未见视盘水肿，双眼球各方向活动自如，双侧额纹对称，双侧鼻唇沟无变浅，咀嚼有力，双侧软腭上抬有力，悬雍垂居中，咽反射存在，转颈、耸肩有力，伸舌居中。左侧上、下肢肌力 4 级，右侧上、下肢肌力 5 级，四肢肌张力及腱反射正常，左侧面部及肢体痛觉减退，余浅感觉未见异常，共济运动检查稳准，双侧病理征阴性。颈软，无抵抗。

辅助检查：C 反应蛋白（4 月 28 日）0 mg/L，红细胞沉降率 13 mm/h。头颅 MRI 检查（4 月 29 日）未见明显异常。血常规（5 月 5 日）：白细胞计数 11.6×10⁹/L，中性粒细胞占 53.7%，血红蛋白 156g/L。血生化、尿及大便常规（5 月 5 日）未见明显异常。凝血常规（5 月 5 日）：凝血酶原时间 10.6 s↓（正常 12 ~ 16 s），凝血酶原活动度 192.4%↑（正常 80% ~ 120%），纤维蛋白原 4.26 g/L（正常 2 ~ 4 g/L）。腰椎穿刺术（5 月 5 日）：压力 260 mmH₂O，白细胞数 150×10⁶/L，葡萄糖 2.9 mmol/L，氯化物 111 mmol/L，蛋白质 0.31 g/L，细胞涂片（−），细胞学以淋巴细胞反应为主，激活单核细胞增多，可见中性淋巴细胞（图 15-1）。抗酸染色（−）。

治疗经过：入院后给予脱水降颅压、营养神经、抗病毒（更昔洛韦 0.25 g，每日 2 次静滴）、抗结核（异烟肼 0.9 g 每日 1 次静滴，利福平 0.6 g 每日 1 次口服，吡嗪酰胺 0.5 g 每日 3 次口服，左氧氟沙星 0.3 g 每日 2 次静滴。异烟肼 0.1 g、地塞米松 5 mg 鞘内注射，每周 2 次）等治疗，5 月 6 日行脑电图检查，示广泛轻度异常，脑地形图轻度异常。肺部 CT（5 月 14 日）：两肺细支气管炎改变，伴淋巴结肿大。治疗 1 周后（5 月 11 日）行腰椎穿刺术，示脑脊液常规呈无色透明，白细胞 350×10⁶/L。脑

脊液生化：葡萄糖 3.0 mmol/L，氯化物 111.0 mmol/L，均正常。蛋白质 0.43 g/L，稍升高。脑脊液细胞学示以中性粒细胞反应为主，未发现隐球菌（图 15-2）。考虑结核性脑膜炎的可能性大。

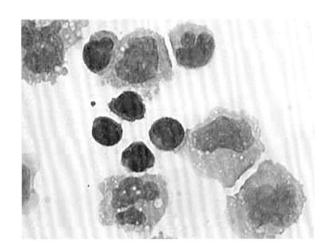

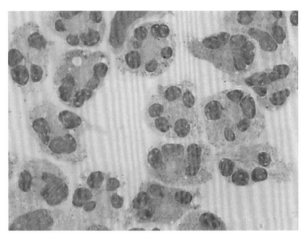

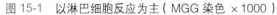

图 15-1　以淋巴细胞反应为主（MGG 染色 ×1000）　　　图 15-2　以中性粒细胞反应为主（MGG 染色 ×1000）

入院后停用抗病毒药，继续抗结核联合鞘内注射。治疗 3 周后患者的病情未见好转，头痛剧烈难忍，体温达 38.8 ℃，出现颈抵抗。于 2010 年 5 月 25 日行腰椎穿刺检查。脑脊液白细胞达 750×10^6/L，葡萄糖 3.4 mmol/L，氯化物 121.9 mmol/L，蛋白质 0.56 g/L。脑脊液细胞学仍以中性粒细胞反应为主，仍未发现隐球菌。考虑是否合并化脓性脑膜炎，送检脑脊液细菌培养及抗酸染色，加用头孢哌酮舒巴坦钠 3.0 g 每日 2 次抗炎。病情仍未好转。头颅 MRV 检查（5 月 28 日）未见明显异常，除外静脉窦血栓。脑脊液细菌培养（5 月 30 日）示无细菌生长，抗酸染色阴性。患者间断发热，考虑为慢性化脓性脑膜炎，调整抗生素为哌拉西林钠他唑巴坦 4.5 g 每 8 h 一次，联合盐酸去甲万古霉素 4.0 g 每日 2 次，并积极寻找颅内及颅外感染源。颅底平片（6 月 3 日）示未见明显异常。鼻窦 X 线片（6 月 3 日）示右侧额窦及左侧上颌窦炎症。血培养（6 月 8 日）未见细菌生长。布鲁氏菌凝集试验（6 月 8 日）阴性。血真菌 D- 葡聚糖检测（6 月 10 日）＜5.0 pg/ml（10～20 pg/ml 提示观察，＜10 pg/ml 为阴性，＞20 pg/ml 为阳性）。术前四项、风湿四项及自身抗体（6 月 10 日）均为阴性。6 月 4 日病情未见明显好转，疑为少见真菌感染，送检脑脊液和血液真菌培养，并加用氟康唑抗真菌治疗。

脑脊液培养结果回报（6 月 14 日）提示有曲霉菌生长。血真菌培养（6 月 14 日）未见真菌生长。

脑脊液真菌 D- 葡聚糖检测（6 月 17）为 15.80 pg/ml，提示观察。加用两性霉素 B 静点联合鞘内注射（两性霉素 B 逐日递增至 30 mg，每日 1 次静点，联合两性霉素 B 逐次递增至 0.5 mg，每周 2 次鞘内注射）抗真菌治疗。再次行脑脊液培养（6 月 21 日），提示有真菌生长。复查肝、肾功能及电解质（6 月 22 日）：谷丙转氨酶 43 U/L，钾 3.48 mmol/L。头颅 MRI 及 MRA（7 月 1 日）（图 15-3、15-4）：①脑部 MRI 平扫未见异常。②颅内动脉 MRA 示右侧椎动脉未见显影，余未见明显异常。第三次脑脊液培养（7 月 6 日）提示有丝状真菌。抗真菌治疗后，患者的头痛及发热好转。

第三次送检真菌培养，结合前两次真菌生长情况对涂片镜检，根据菌丝孢子的形态，初步判断为镰刀菌，培养 30 天后行真菌菌种。鉴定结果为单胞瓶霉菌。琼脂培养基真菌培养，25 ℃培养 10 天后菌落成白色，30 天后部分呈淡黄色（图 15-5），显微镜下见透明的菌丝和分生孢子（图 15-6），扫描电镜下可见囊状或卵形的分生孢子（图 15-7）。明确诊断：单胞瓶霉菌性脑膜炎。继续应用氟康唑，联合

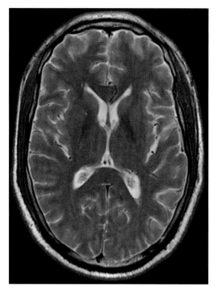

图 15-3　头颅 MRI 检查未见明显异常

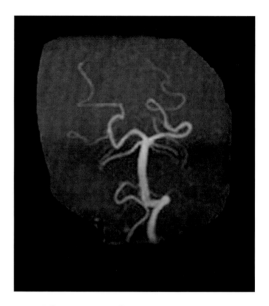

图 15-4　头颅 MRA 检查未见明显异常

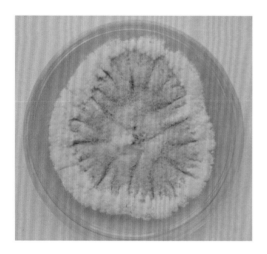

图 15-5　琼脂培养基真菌培养：25 ℃培养 10 天后菌落呈白色，30 天后部分呈淡黄色

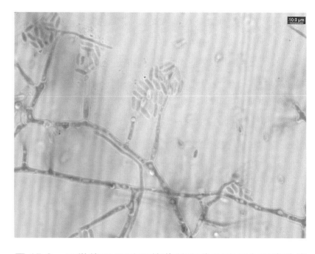

图 15-6　显微镜下见透明的菌丝和分生孢子（乳酸酚棉兰染色 ×1000）

两性霉素 B 逐日递增剂量至 30 mg，避光缓慢静点，每周 2 次鞘内注射两性霉素 B，剂量逐次递增至 0.5 mg。定期复查血常规、肝和肾功能，并给予保肝、补钾等治疗。治疗 1 个月后，患者病情好转后出院，于当地医院继续抗真菌治疗。

出院半个月后因停药而病情加重，再次入我院，继续给予抗真菌治疗，治疗 20 天后患者症状好转出院。1 年后随访，患者可正常上班，未遗留明显后遗症。

最终诊断：真菌性脑膜炎。

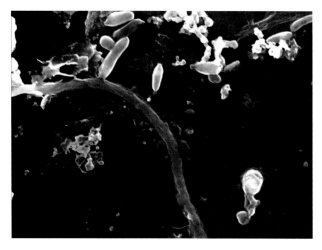

图 15-7　扫描电镜下的菌丝及孢子，可见囊状或卵形的分生孢子（×6000）

讨论

真菌性脑膜炎是中枢神经系统常见的感染类型，其中以隐球菌最为常见，其他真菌感染较为少见，如孢子菌、组织胞浆菌、芽生菌、念珠菌及单胞瓶霉菌等[1]。单胞瓶霉菌属是 1983 年从顶孢霉属和瓶霉属中分离出来的一个种属，是一种广泛存在于自然界的真菌属，可从空气、土壤、工业用水及下水道污水中分离出来。它是一种条件性致病菌，最常发生在免疫力低下人群，但近年来随着器官移植的增多、免疫抑制剂的广泛应用以及脑部手术的大量开展，隐球菌以外其他少见真菌感染有明显增多的趋势。真菌性脑膜炎具有三大特点，即病情最为严重、诊断最为困难以及治疗最为棘手。真菌性脑膜炎主要有四种感染方式：①经血流播散感染。②经鼻窦、眼部及乳突等邻近部位入侵感染。③脑外伤或手术直接感染。④原发感染。真菌性脑膜炎的临床表现不典型，以发热和头痛最为常见，还可出现颅内压增高、脑膜刺激征阳性及脑神经受损的症状等。起病常隐匿，表现为急性、亚急性甚至慢性过程。腰椎穿刺检查是诊断真菌性脑膜炎的一项重要检查手段。脑脊液可表现为典型的"三高一低"，即脑脊液压力升高，细胞数增多，蛋白质升高，及糖含量降低。脑脊液细胞总数有不同程度的增多，可呈混杂细胞学反应。真菌特异性抗原也有较好的诊断价值，其中应用得最为广泛的是隐球菌特异性抗原和曲霉菌特异性抗原。1,3-β-D- 葡聚糖是多聚糖的一种，在体液中检测到该物质是诊断深部真菌感染的证据。分子生物学诊断技术在深部真菌感染诊断中逐渐得到应用，包括 PCR、DNA 探针杂交和二代测序等方法。在影像学方面，真菌性脑膜炎患者在影像学上可无明显的特异性改变，可以出现脑膜增厚，也可表现为脑积水、颅内肉芽肿、假性囊肿和静脉窦血栓形成等。

脑脊液培养、涂片或在脑组织中找到真菌是真菌性脑膜炎诊断的"金标准"，但只有 1/3 ~ 1/2 的脑脊液培养阳性，所以应早期、多次行腰椎穿刺检查，尽量做到早期诊断、早期治疗。

结合本例患者，该患者为养鸡场屠宰工人，8 年前头部外伤可能是单胞瓶霉菌感染的诱因。对于单胞瓶霉菌引起的中枢神经系统感染，其临床表现、脑脊液检查及影像学检查很难与结核性脑膜炎进行区分，晚期缺乏有效的治疗药物，造成病死率高，因此，早期诊断显得尤其重要[2, 3]。

治疗方面的主要原则是：①以抗真菌治疗为主，遵循早期、分期、足量的原则[5]。②给予对症支持治疗。③预防药物的不良反应。④对并发症的治疗，如颅高压增高和复发。⑤必要时联合手术治疗。

抗真菌药物主要是两性霉素 B、氟胞嘧啶、氟康唑和伏立康唑等[4]。

本例患者带给我们的启示是：①当临床上遇到长期发热且免疫力低下的患者，抗结核效果不明显时，应警惕真菌性脑膜炎的可能性，尤其是少见的真菌感染，并及时寻找病原学证据，以早期确诊，减少误诊情况的发生。②腰椎穿刺是寻找病原学证据的重要方法，应早期、反复检查。除了送检脑脊液常规、生化和细胞学外，应尽早行脑脊液培养，必要时可送检二代测序，以明确感染类型。③当一种抗真菌药物效果不明显时，可联合其他类型的抗真菌药物，或行药敏试验，选择敏感的抗真菌药物。必要时联合鞘内注射，从而建立合理的抗真菌治疗方案。④在应用抗真菌药物的过程中要密切监测药物的不良反应，及时做好相关处理。

（河北医科大学第二医院何俊瑛、卜晖、邹月丽、齐雪姣整理）

参考文献

[1] 何俊瑛, 何红彦, 孟兆华等. 隐球菌性脑膜炎早期诊断及疗效探讨(附30例报道). 中国神经精神疾病杂志, 2007, 33: 433-435.

[2] 王良超, 王合群. 新型隐球菌性脑膜炎与结核性脑膜炎临床对比分析. 中国实用神经疾病杂志, 2009, 12: 77-88.

[3] Brouwer AE, Rajanuwong, A Chierakul. Combination Antifungal Therapies for HIV-Associated Cryptococcal Meningitis: a Randomised Trial. Lancet, 2004, 363: 1764-1767.

[4] 刘加, 方文捷, 洪南. 免疫正常人群隐球菌性脑膜炎临床分析. 中国真菌学杂志, 2016, 11: 99-102.

[5] 胡秀平, 朱利平, 王璇等. 中枢神经系统少见真菌感染35例临床分析. 中华传染病杂志. 2011, 29: 143-147.

病例 16

16 岁男性饮水呛咳、吞咽困难及声音嘶哑 10 余天

临床资料

患者，男，16 岁，主因"饮水呛咳、吞咽困难及声音嘶哑 10 余天"于 2008 年 8 月 22 日入住我分院神经内科。

现病史：患者于入院前 10 天无明显诱因突然出现饮水呛咳、吞咽困难及声音嘶哑，无头痛、头晕及呕吐，无发热，无视物双影，无饮水呛咳，无抽搐及意识不清。开始较轻微，未予特殊处理。后逐渐加重，进食困难，病情无任何好转。即到外院查头 MRI，示左侧延髓背外侧异常信号，略向后外侧凸起，可见环形强化。右额叶软化灶。血弓形体 IgG 抗体、血弓形体 IgM 抗体、血弓形体循环抗原、血旋毛虫 IgG 抗体及肝包虫 IgG 抗体均为阴性。仅予以对症治疗，未予特殊治疗。病情无明显加重或减轻。为进一步诊疗来我分院，以"脑干病变，性质待查"收住院。

既往史、个人史及家族史：7 岁时（1999 年）患者因颅内多发病变行右额叶脑活检，被诊断为"脑弓形体感染"（图 16-1、16-2）。曾应用磺胺嘧啶、泼尼松以及对症治疗，已治愈。1999 年出院时神经系统查体仅遗留左下肢肌力 5−，智能较同龄人差。否认肝炎及结核等传染病及接触史，否认药物过敏史，无外伤及输血史，预防接种史不详。家族史无特殊。

入院查体：T 36.6 ℃，P 70 次/分，R 19 次/分，BP 110/70 mmHg，神志清，构音不清，声音嘶哑。智能大致正常，左侧眼裂略小，双侧瞳孔直径 3 mm，对光反应灵敏，双眼球各向活动可，无眼震。右侧面部痛觉减退，双侧额纹对称，无变浅，闭眼有力，鼻唇沟无变浅。双耳听力正常。双侧咽反射消失。悬雍垂右偏。伸舌居中。双侧舌肌无萎缩。四肢肌肉无震颤及萎缩，左侧肢体肌力 4 级，左侧腱反射活跃，左侧肌张力增高，右侧肌力、肌张力及腱反射正常。左侧巴宾斯基征（＋），左侧 Pussep 征（＋）。右侧巴宾斯基征（−），右侧 Pussep 征（−），痛、温觉未见异常。关节位置、精细触觉及音叉震动觉均未见异常。双侧轮替试验正常，双手指鼻试验正常，双侧跟膝胫试验正常。直线行走可，闭目难立征（−）。颈部无抵抗，凯尔尼格征及布鲁津斯基征阴性。

辅助检查：头 MRI（2008 年 8 月 18 日）示左侧延髓背外侧异常信号，略向后外侧凸起，可见环形强化，右额叶软化灶（图 16-3）。脑脊液（压力未测）外观无色透明。常规：细胞总数 4 mm³/L，白细胞数 0 mm³，蛋白质定量 23.3 mg/dl，糖定量 55 mg/dl，氯化物 683 mg/dl。囊虫酶标（−）。涂片找菌：革兰氏染色（−），墨汁染色（−），抗酸染色（−）。脑脊液 OB 可见寡克隆区带，MBP 3.33 nmol/L（正常 ≤0.55 nmol/L）。ECG：窦性心律，63 次/分，T 波改变，左室高电压。血生化示：TG 37.77 mg/dl ↓，LDL 77.24 mg/dl ↓。血常规示：RBC 4.34×10^{12}/L，WBC 9.9×10^9/L，HGB 150 g/L，PLT 265×10^9/L。乙肝五项未见异常。红细胞沉降率 6 mm/h。

治疗经过：入院后给予改善循环、抗弓形体及糖皮质激素、脱水降颅内压等对症支持治疗，甲泼尼龙 1.0 g×5 天，0.5 g×5 天，0.24 g×3 天。头孢呋辛钠 2.0 g q8 h 静滴，阿奇霉素 0.25 g bid 口服，青霉素 640 万 U q8 h 静滴。患者在治疗过程中（2008 年 8 月 29 日）出现视物不清，视物时有双影，查体见双眼眼球各方向性眼震。急查头颅 CT，未见脑室受压。复查头颅 MRI（2008 年 9 月 11 日）示头颅大小正常，见延髓背外侧片状稍长 T1、长 T2 异常信号，其内可见小片状短 T1 信号，边界不清，

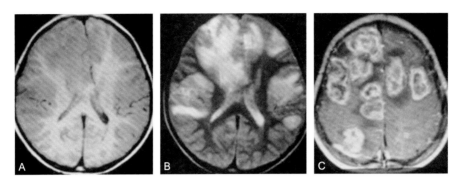

图 16-1 患者 7 岁时被诊断为"脑弓形体感染"，采取药物治疗前的 MRI 示病变累及双侧大脑半球，呈多灶状分布，A. T1 呈现低信号。B. T2 呈现高信号。C. 增强扫描可见明显环状强化

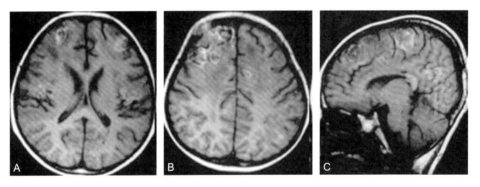

图 16-2 患者 7 岁时被诊断为"脑弓形体感染"，药物治疗后的 MRI。图 A、B、C 显示经治疗后 T1 像所示病灶较前明显缩小

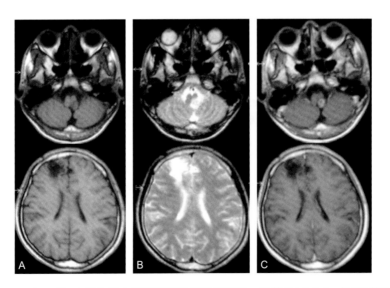

图 16-3 头部 MRI（2008 年 8 月 18 日）示左侧延髓背外侧异常信号，呈等 T1（A）、长 T2 信号（B），并可见不规则强化（C）

呈不均质强化。双侧顶叶多发片状异常信号（软化灶），以右侧明显（图 16-4）。2008 年 9 月 12 日家属发现呼吸及心跳停止，立即予以心脏按压及呼吸机辅助呼吸等积极抢救。向患者交待病情后，家属放弃治疗。于 2008 年 9 月 16 日 11 am 宣布临床死亡，后行尸检。

病理结果

肉眼所见：新鲜时脑重 1150 g，其中小脑及脑干重 165 g。双侧大脑半球不对称，右侧略萎缩。于左侧顶叶中线旁开 2 cm 处可见一直径 1 cm 的软化灶。于右侧额叶距中线 1.8 cm 处可见一直径 1.5 cm 的脑组织缺损，其后部可见一长约 2 cm 的条形软化灶（图 16-5）。可见双侧小脑扁桃体疝形成。将小脑沿矢状平面切开后可见双侧白质内多发陈旧性病变。在脑桥下段及延髓全长可见一相对新鲜的软化灶形成。病变主要累及左侧背侧面，直径约 1 cm（图 16-6）。其余未见明显异常。

镜下所见：右侧颞叶、右侧中央前回及双侧顶叶部分区域皮质正常结构消失，代之以大量胶质增生，瘢痕形成，部分为囊腔结构（图 16-5）。残存神经元散在或呈岛样分布。在病变区域内局部可见毛细血管数量增多，个别血管周围淋巴细胞浸润，并可见散在吞噬细胞浸润，含铁血黄素沉积，以及小灶状钙化。在双侧小脑深部白质及齿状回周边亦可见上述病变，其中右侧小脑半球局部皮质受累。

左侧脑桥下段及延髓背侧正常结构消失，代之以淋巴细胞弥漫性浸润，血管周围淋巴细胞套袖形成，反应性星形胶质细胞增生。局部组织坏死，伴大量吞噬细胞浸润。在神经毡结构中偶见边界清晰的卵圆形包囊结构，其内可见数个缓殖子，糖原染色阳性，另可见成堆分布的速殖子结构（图 16-7）。双侧枕叶、丘脑、基底节区、海马、中脑及脊髓结构未见明显异常。

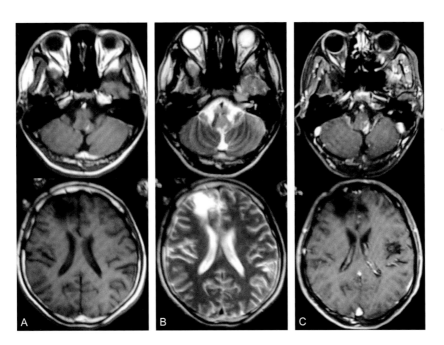

图 16-4　头部 MRI（2008 年 9 月 11 日）示左侧延髓背外侧异常信号较前有所增大，呈片状稍长及小片状短 T1 信号（A），以及长 T2 信号（B），并可见不规则强化（C）

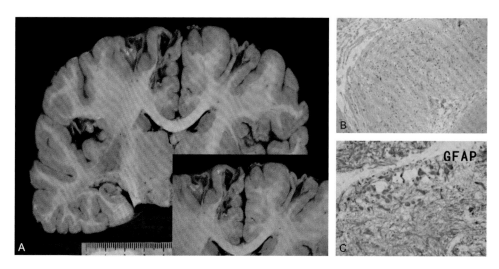

图 16-5 大脑半球陈旧性病变。A. 大体可见软化灶伴囊腔形成。B. 镜下脑皮质结构消失，代之以大量胶质细胞（HE 染色 ×40）。C. GFAP 染色显示多量胶质细胞增生（×200）

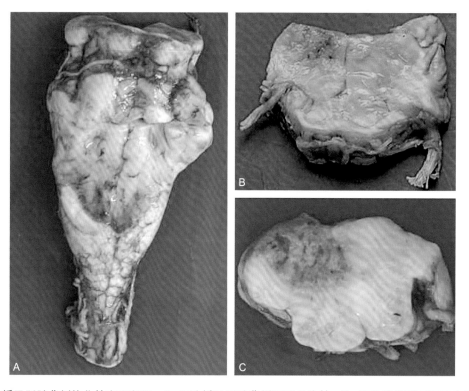

图 16-6 脑桥及延髓背侧软化灶肉眼所见。A. 于脑桥及延髓背侧面可见病灶。B. 于脑桥横断面可见病灶。C. 于延髓横断面可见病灶

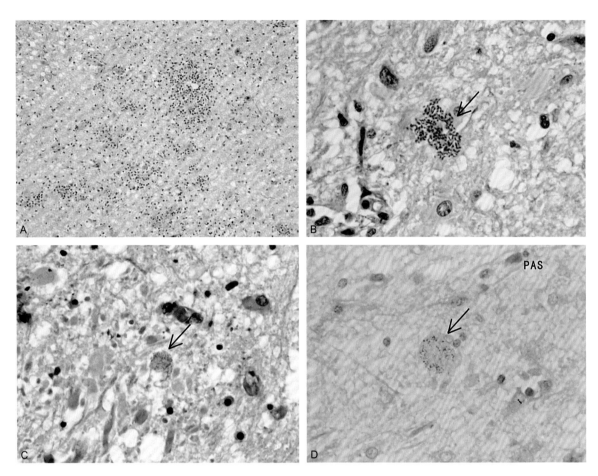

图 16-7   脑桥及延髓背侧软化灶镜下改变。A. 脑组织正常结构消失，代之以淋巴细胞弥漫性浸润，血管周围淋巴细胞套袖形成，反应性星形胶质细胞增生（×100）。B. 可见成堆分布的速殖子结构（×500）。C. 卵圆形包囊结构，其内可见数个缓殖子（×500）。D. PAS 染色阳性的缓殖子（×500）

病理诊断：①左侧脑桥下段及延髓背侧炎性病变，软化灶形成（弓形体感染）。②双侧大脑半球及小脑内多发继发性瘢痕形成。

最终诊断：脑弓形虫病。

讨论

刚地弓形体（*Toxoplasma gondii*）是一种专性细胞内寄生的机会致病原虫，可引起人兽共患的弓形体病。在全球范围内，它是引起隐性感染和机会性感染的最常见疾病之一。人感染后多呈隐性感染，在免疫功能缺陷宿主可引起中枢神经系统损害和全身播散性感染。弓形体发育的全过程有五种不同形态的阶段：滋养体、包囊、裂殖体、配子体和卵囊。其中滋养体、包囊和卵囊与传播和致病有关。

弓形体病通过先天性和获得性两种途径传播给人。先天性系指经胎盘由母体传给胎儿。后天获得性系指出生后经口食入弓形体包囊、假包囊或卵囊所致。获得性脑弓形体病的潜伏期从 3 天至 2 年不等，可为脑部的一种原发病，或全身性弓形体病的一个组成部分，特别多见于免疫功能低下者。脑细胞体外培养实验证实弓形体感染的包囊可同时存在于星形细胞和神经元细胞内[1]。

获得性脑弓形体病的临床症状及体征缺乏特异性，可表现为脑膜炎、弥散性脑病、癫痫发作、颅内占位病变或精神异常等，其中以脑膜脑炎最为多见 [2]。患者常突发或逐渐出现嗜睡、抽搐、瘫痪、感觉障碍、精神和行为异常，以及头痛、恶心、呕吐和视盘水肿等颅内压增高症状，重症者甚至可陷入昏迷。脑膜刺激征和锥体束征常为阳性。少数患者可以急性或进行性颅内压增高和（或）占位性病变等临床表现为主，或者以精神行为失常或癫痫发作为主要表现。病情急重者预后较差。脑弓形体病患者的脑脊液检查显示压力正常或稍增高，球蛋白实验多呈阳性，细胞数稍增高，一般为（100～300）×10⁶/L，以淋巴细胞为主，蛋白质含量增加，葡萄糖含量正常或下降，氯化物正常。

影像学检查虽无特殊性，但对于脑弓形体病的诊断有重要的参考价值。最常受累的部位是基底节，其余依次为额叶、顶叶、枕叶、颞叶、小脑、半卵圆区和丘脑 [3]。头部 CT 平扫表现为脑实质内多发性大小不一的片状、环形、线样和结节样等密度或低密度病灶。可见出血现象，呈不规则高密度，伴有钙化灶。病灶周围水肿明显。增强后病灶呈不规则结节状或环形增强。MRI 比 CT 对诊断脑弓形体病具有更高的敏感性。80% 的患者为多发病灶，T1 加权像病灶表现为边界不清、散在多发的高低混杂信号，以低信号为主。病灶内可见坏死及出血征象。T2 加权像表现为高或等信号区。周围环绕有高信号水肿区，可见占位效应。增强扫描 T1 加权像呈不规则结节状、薄壁的环状增强。头部 MRI 对于明确脑弓形体病和评估疗效有较高的准确性，其影像学及临床表现均在治疗 1 周后迅速改善，并在第 2 周后处于相对稳定的状态。

获得性弓形体神经系统感染的病理学改变为急性脑炎，可见原虫及包囊。在轻型患者的脑组织血管周围可见炎症细胞渗出和胶质细胞结节，在重型患者可见灰质及白质坏死 [1]。

本病例的特点给我们带来的启示为：①弓形体在人群中普遍易感，人群感染率高，应予以重视。不管是否有明确的抵抗力下降、获得性免疫缺陷病史以及经常接触猫等动物的特点，对于不能明确的中枢神经系统炎性病变以及颅内多发的环形强化性病变，均应考虑有无此病的可能。②此病的临床表现和影像学检查均缺乏特异性，确诊须要进行病原学检查，可以考虑进行脑组织活检。③由于尚无理想的杀灭弓形体包囊的药物，因此，此类患者除了避免抵抗力下降等情况外，应定期进行检查，包括免疫学检查和影像学检查，以防止复发。

（首都医科大学宣武医院王雅杰、丁岩、朴月善、卢德宏整理）

参考文献

[1] Halonen SK, Lyman WD, et al. Growth and Development of Toxoplasma Gondii in Human Neurons and Astrocytes. J Neuropathol Exp Neurol, 1996, 55(11): 1150-1156.

[2] Wohlfert EA, Blader IJ, Wilson EH. Brains and Brawn: Toxoplasma Infections of the Central Nervous System and Skeletal Muscle. Trends Parasitol, 2017, 33(7): 519-531.

[3] Mendez OA, Koshy AA. Toxoplasma Gondii: Entry, Association, and Physiological Influence on the Central Nervous System. PLoS Pathog, 2017, 13(7): e1006351.

病例 17

42 岁男性右侧肢体无力 1 个半月，加重 15 天

临床资料

患者，男，42 岁，主因"右侧肢体无力 1 个半月，加重 15 天"于 2008 年 11 月 26 日收入神经科。

现病史：患者于 2008 年 10 月 10 日突感右侧肢体无力，持物落地。后家人发现其走路时右腿拖曳，反应较前迟钝，但日常生活尚能自理。当地医院予以活血化瘀治疗 1 个月无明显好转。2008 年 11 月 11 日患者视物成双，次日晨起时突发右侧肢体无力加重，上肢不能抬起，行走费力，但复视症状消失，饮水偶有呛咳，无肢体麻木或意识障碍。于外院行 CT 检查，未见明显异常。11 月 17 日就诊于我院门诊，查血梅毒快速血浆反应素试验（RPR）(＋)，滴度＞1∶32，梅毒螺旋体明胶凝集试验（TPPA）(＋)，梅毒荧光抗体 IgM 吸附试验（－）。头部 MRI 诊断为左侧大脑脚及丘脑亚急性至慢性腔隙性梗死。门诊考虑诊断为"脑梗死，梅毒性血管炎？"为进一步诊治收入病房。

既往史、个人史及家族史：患者近 2 年来情绪不稳定，易暴躁。1998 年单位体检时发现梅毒感染，当时曾经静脉使用青霉素治疗 1 个月余，后自行停止用药，未再复查。2～3 岁开始智力发育比同龄人稍差（计算力差）。现从事邮递工作，尚能独立完成工作。否认冶游史。离异，育有 1 子。家族史无特殊。

入院查体：意识清楚，构音不清，反应迟钝，计算力及记忆力差。双眼各向运动正常，无复视，无眼震。双瞳孔等大等圆，对光反射灵敏，辐辏反射内聚不良。额纹对称，右侧鼻唇沟浅，示齿口角左偏，伸舌右偏。左上肢肌力 5 级，右上肢肌力 0 级，右下肢肌力近端 4 级，远端 3 级。肌张力正常，左侧肢体腱反射正常，右侧肱二头肌反射、桡骨膜反射及膝腱反射亢进。右侧巴宾斯基征及查多克征（＋），左侧病理征（－）。感觉检查无异常。左侧指鼻及跟膝胫检查稳准，龙贝格征不能合作。脑膜刺激征（－）。神经心理检查：简易智能量表 25 分（划界值 27 分），蒙特利尔认知评估量表 22 分（划界值 26 分），提示轻度认知功能损害。

辅助检查：血常规示 WBC 6.88×10^9/L，HGB 138 g/L，PLT 260×10^9/L。大小便常规及红细胞沉降率正常。血脂偏高。肝功能：ALT 106 U/L，AST 67 U/L。血 Hu-Yo-Ri 抗体正常，血抗核抗体谱三项、抗中性粒细胞胞质抗体及抗可提取性核抗原抗体正常。狼疮抗凝物正常，凝血功能正常。腹部超声、超声心动图及经颅多普勒超声正常。12 月 1 日复查头部 MRI 增强：左侧丘脑、左侧大脑脚及脑桥异常信号，与 11 月 24 日相比无明显变化。颅后窝硬脑膜增厚、强化。头 MRA 示左侧椎动脉远端及基底动脉远端狭窄（图 17-1）。脑电图普遍轻度异常。腰椎穿刺：压力 140 mmH_2O，脑脊液细胞总数 30×10^6/L，白细胞总数 16×10^6/L，葡萄糖 2.4 mmol/L，氯化物 117 mmol/L，蛋白质 1.66 g/L。脑脊液细胞学：0.5 ml，共收集白细胞 1000 个，其中淋巴细胞 90%，单核细胞 6%，中性粒细胞 4%，符合以淋巴细胞为主的炎症。脑脊液 TORCH（弓形体、埃可病毒、柯萨奇病毒、风疹病毒、巨细胞病毒及单纯疱疹病毒抗体）均为阴性，寡克隆区带（＋），脑脊液 IgG 24 h 合成率 25.575 mg，脑脊液白蛋白 0.639 g/L，脑脊液免疫球蛋白 0.136 g/L。脑脊液 RPR（＋），滴度 1∶8，TPPA（＋）。12 月 5 日接到本院检验科通知：该患者血 HIV 抗体初筛阳性，后将标本送至疾病预防控制中心，证实 HIV 抗体阳性。血淋巴细胞表型分析：T 淋巴细胞免疫功能稍低（CD4$^+$ T 淋巴细胞计数 432×10^6/L，CD8$^+$ T 淋巴细胞存

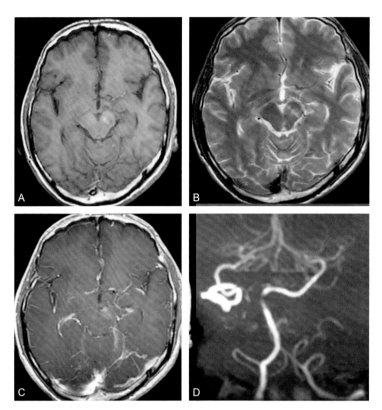

图 17-1　头部影像学检查。A. 左侧大脑脚长 T1 信号病灶。B. 左侧大脑脚长 T_2 信号病灶。C. 左侧大脑脚病灶轻度强化，伴颅底脑膜强化。D. MRA 示左侧大脑后动脉及基底动脉远端狭窄

在异常激活）。

　　治疗经过：入院后予青霉素钠 480 万 U，每 4 h 一次，持续 2 周。予银杏叶提取物注射液 70 mg/d 以改善微循环，右侧偏瘫逐渐好转。12 月 8 日体检：右上肢肌力 3 级，右下肢肌力 5- 级，智能情况同前相比变化不大。12 月 9 日患者出现发热，体温 38～39 ℃，无咳嗽，双肺呼吸音清，予物理降温及对症处理。次日体温最高达 40.2 ℃，自觉气短、咳嗽，无痰。听诊双肺呼吸音粗，无啰音。心电监护示血压 120/75 mmHg，心率 86 次 / 分，指测氧浓度 100%。胸部 X 线检查见双肺纹理增多，右肺可见片状密度增高影。感染科会诊后认为不除外肺孢子菌感染。行胸部 CT 检查，示弥漫性肺间质改变，有少量胸腔积液。当天傍晚加用甲泼尼龙（40 mg，静脉滴注，1 次）、复方磺胺甲噁唑（3 片，口服，1 次）、美洛培南（1 g，静脉滴注，1 次）及雾化诱导排痰。当日晚 22 时出现胸闷、喘憋及意识模糊，指测氧浓度 SO_2 下降至 79%，血压 157/70 mmHg，呼吸 33 次 / 分，心率 113 次 / 分，双肺大量湿啰音。予面罩吸氧 10 L/min，尼克刹米和洛贝林静点，并经口、鼻腔可吸出大量白色黏痰，伴少许血性分泌物。22 点 20 分呼之不应，压眶无反应，血气分析示 pH 7.064，PCO_2 88.0 mmHg，PaO_2 37.3 mmHg，SaO_2 46.2%。于 22 点 49 分呼吸及心跳停止，双侧瞳孔散大固定，心电图呈直线，宣布临床死亡。经家属同意，行脑及脊髓解剖。

病理结果

　　肉眼所见：脑重 1390 g，右额腱膜下颅骨可见出血，颅内以及椎管硬脊膜外广泛出血，右侧额叶蛛网膜以及蛛网膜下腔血液浸润。右侧有轻度海马钩回疝，无中脑受压，无小脑扁桃疝。脑干、小脑

周围以及颅底动脉环周围可见脑膜增厚及纤维素样变。切面见左侧丘脑显紫红色，中脑可见坏死。

　　镜下所见：石蜡切片，HE 染色光镜下可见广泛的脑脊髓膜炎，脑膜有大量炎症细胞浸润（图 17-2）以及管壁广泛的淋巴细胞浸润（图 17-3），以动脉的外膜以及静脉周围为著。可见较多含铁血黄素细胞。皮质、基底节以及脑干均可见神经元不同程度的变性：尼氏体溶解，细胞减少、肿胀、变性及坏死（图 17-4）。个别部位神经细胞形态异常，以额、颞叶为著。可见大量杆状小胶质细胞及显著的星形细胞增生。外颗粒细胞层可见空泡样变。中脑可见明确的梗死以及腔隙性梗死，伴有较重的脑干炎症及较多的浆细胞。基底动脉尖端有明确的炎症细胞浸润，弹性纤维破坏（图 17-5），管壁全层受累。免疫组织化学 CD3+ T 淋巴细胞少见，CD8+ T 淋巴细胞较多，可见较多 CD20+ B 淋巴细胞、CD68+ 吞噬细胞及 CD138+ 的浆细胞。免疫荧光病理：脑组织中以及基底动脉管壁均可见梅毒螺旋体。Warthin-Starry 染色示脑组织以及动脉管壁可见梅毒螺旋体（图 17-6）。脑神经根以及脊神经根可见少量神经坏变和血管炎，未见树胶肿以及脊髓结核相关的后索改变。未见 HIV 脑病表现。中枢神经系统未见致死性病理变化。

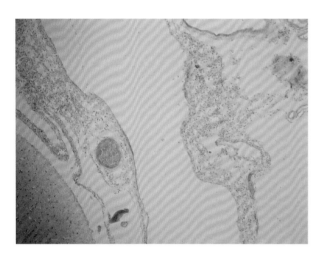

图 17-2　脑膜大量炎症细胞浸润（HE 染色 ×40）

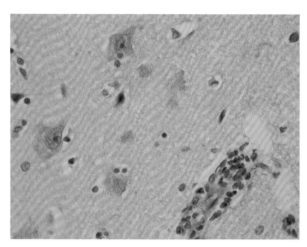

图 17-3　小血管可见管壁淋巴细胞浸润（HE 染色 ×400）

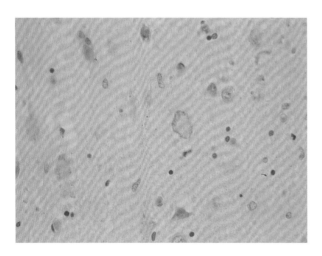

图 17-4　皮质神经元减少、肿胀、变性及坏死（HE 染色 ×400）

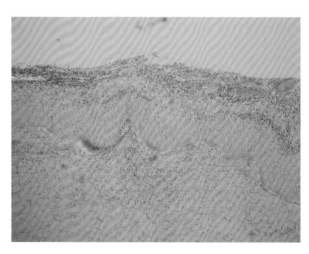

图 17-5　基底动脉可见管壁炎症细胞浸润，弹性纤维破坏（HE 染色 ×40）

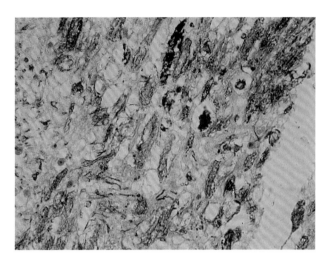

图 17-6　脑组织中存在梅毒螺旋体（Warthin-starry 染色 ×400）

病理诊断：神经梅毒（neurosyphilis）：脑膜血管型（meningovascular neurosyphilis），麻痹性痴呆（general paralysis）。

讨论

神经梅毒属于晚期梅毒，常见的临床表现根据病程可分为早期神经梅毒和晚期神经梅毒。前者包括无症状型、脑脊膜型和脑膜血管型。后者主要指麻痹性痴呆和脊髓结核等实质型神经梅毒。其他少见的还有树胶样肿、视神经病变和肌萎缩等[1]。临床上脑膜血管型可出现脑膜炎及脑梗死的症状和体征，出现脑神经麻痹和梗阻性脑积水。镜下可见软脑膜淋巴细胞、浆细胞浸润性炎症，伴有纤维结缔组织增生，血管炎症细胞浸润，管腔狭窄、闭塞及脑组织的缺血和软化等改变。临床上麻痹性痴呆表现为全面的认知功能减退，可快速进展，伴有精神症状。镜下可见广泛的皮质及深部核团、脑干神经元变性、坏死及脱失，白质内脱髓鞘，伴有广泛的胶质细胞增生。银浸染法可在 25%～40% 的标本内发现梅毒螺旋体[2]。

梅毒合并 HIV 感染非常常见。HIV 感染可改变梅毒的自然病程，HIV 感染者出现神经梅毒的可能性较无 HIV 感染者要高，且病情进展快[3]。在发达国家，HIV 感染者以无症状和脑膜血管型神经梅毒最常见；而在发展中国家，则以麻痹性痴呆最多见，其原因与医疗服务的发达程度相关[4]。脑膜血管型梅毒通常发生于梅毒感染后的 2～4 年。本例患者 10 年前曾被诊断为梅毒。本次发生脑膜血管型改变可能是由于二次感染，也可能是因为合并了 HIV 感染，激化并改变了梅毒感染的病程。此外，HIV 感染对于神经梅毒的诊断也造成困难。HIV 感染本身可以造成痴呆及血管炎等多种神经系统病变，脑脊液检查可见蛋白质和细胞数升高，与梅毒相似。而且，合并感染者是否出现神经梅毒的症状也与 $CD4^+$ T 淋巴细胞的绝对计数密切相关，早期 $CD4^+$ T 淋巴细胞基本正常时常属于无症状神经梅毒，诊断非常困难[5]。HIV 感染者的神经梅毒治疗仍以青霉素为主，但复发的概率明显增加。

本例患者临床上突出的脑血管病与病理所见的中脑梗死符合，其病因为梅毒性血管炎。认知功能障碍与皮质广泛的神经元变性和坏死相关，符合麻痹性痴呆。此外，病理所见明显的脑膜炎症无临床症状。所见的大量活动性炎症和缺血性改变与病程早期改善循环及抗感染治疗有效是匹配的。患者的死因考虑为肺部机会性感染及呼吸衰竭，但未行病理检查确诊。脑膜血管性梅毒多数出现在感染后 2～3 年。本例梅毒感染已经 10 余年，可能存在二次感染，或因 HIV 感染导致了梅毒病程的改变。

最须要与本例鉴别的是 HIV 相关的中枢神经系统损害：① HIV 感染导致的中枢神经系统损害，包括急慢性脑膜炎、痴呆综合征（HIV 脑病）及脑血管病变等。HIV 脑病在病理上可见脑萎缩，脑膜和血管周围的淋巴细胞浸润，可有神经元变性、坏死和脱失、脱髓鞘及轴索坏变等。特异性病理表现是奇异型星形细胞及多形核巨细胞。在白质和深部灰质可见过碘酸 Schiff 反应染色阳性的多核巨细胞，与小胶质细胞和巨噬细胞等组成肉芽肿样结节，通过免疫组织化学可以在多核巨细胞内看到 HIV 病毒[6-7]。HIV 感染导致的卒中病因也是多样化的，包括大动脉粥样硬化、心源性栓塞、小血管闭塞、血管炎和高凝状态等。文献认为 HIV 感染后血管炎和高凝状态是比较突出的原因[8]。②继发中枢神经系统机会性感染，如弓形体感染、进行性多灶性白质脑病、巨细胞病毒脑炎、真菌感染和结核性脑膜炎等。弓形体感染的包囊和滋养体结构、进行性多灶性白质脑病的少突胶质细胞包涵体及相应的病原学染色有助于诊断。③继发中枢神经系统肿瘤，如淋巴瘤和卡波西肉瘤等，病理上均有比较特征的表现。本例患者无论临床还是病理上都没有 HIV 脑病的证据，并且我院的感染科教授认为此例临床上只表现为 HIV 感染，处于无症状期。

本病例给我们带来的启示如下：

1. HIV 合并梅毒的病例越来越多，其临床谱和病理改变均不典型，且进展快，病情重，在临床诊治过程中应充分重视。

2. 对于青年患者卒中，尤其是后循环卒中，须要常规鉴别梅毒性血管炎，追问流行病学史，进行相关的血清学筛查。

3. 梅毒所致的麻痹性痴呆常常起病隐匿，早期不易发现。对于临床痴呆，在鉴别诊断上须要常规筛查梅毒抗体，尤其是对于较年轻患者的痴呆，须要重点考虑梅毒。

4. HIV 病毒感染中枢神经系统可导致多种临床表型，各种病理特征应被神经病理医生所熟悉。

（中国医学科学院北京协和医院毛晨晖、高晶、郭玉璞整理）

参考文献

[1] Conde-Sendín MA, Hernández-Fleta JL, Cárdenes-Santana MA, et al. Neurosyphilis: Forms of Presentation and Clinical Management. Rev Neurol, 2002, 35: 380-386.

[2] 卢德宏, 徐庆中. 神经系统细菌、真菌和寄生虫感染//郭玉璞, 徐庆中. 临床神经病理学. 北京: 人民军医出版社, 2008: 347-349.

[3] Lynn WA, Lightman S. Syphilis and HIV: a Dangerous Combination. Lancet Infect Dis, 2004, 4: 456-466.

[4] Gitaí LL, Jaláli PS, Takayanagui OM. Neurosyphilis in the age of AIDS: Clinical and Laboratory Features. Neurol Sci, 2009, 30: 465-470.

[5] Poliseli R, Vidal JE, Penalva De Oliveira AC, et al. Neurosyphilis in HIV-Infected Patients: Clinical Manifestations, Serum Venereal Disease Research Laboratory Titers, and Associated Factors to Symptomatic Neurosyphilis. Sex Transm Dis, 2008, 35: 425-429.

[6] Bell JE. The Neuropathology of Adult HIV Infection. Rev Neurol (Paris), 1998, 154: 816-829.

[7] Neuenburg JK, Brodt HR, Herndier BG, et al. HIV-Related Neuropathology, 1985 to 1999: Rising Prevalence of HIV Encephalopathy in the Era of Highly Active Antiretroviral Therapy. J Acquir Immune Defic Syndr, 2002, 31: 171-177.

[8] Ortiz G, Koch S, Romano JG, et al. Mechanisms of Ischemic Stroke in HIV-Infected Patients. Neurology, 2007, 68: 1257-1261.

病例 18

28 岁女性头痛 20 天，左侧肢体无力 11 天

临床资料

患者，女，28 岁，主因"头痛 20 天，左侧肢体无力 11 天"于 2012 年 9 月收入我院。

现病史：患者于 2008 年无明显诱因出现皮肤多处色素沉着，于我院皮肤科门诊取皮肤病理，示表皮轻度增厚，局部单核细胞移入，真皮浅层血管周围轻中度淋巴细胞和组织细胞浸润，诊断为"副银屑病，蕈样肉芽肿不除外"。予以定期光疗，皮肤病变好转。2011 年 11 月开始双侧腹股沟及右侧腋下多发淋巴结肿大，生长速度快，最大约鸡蛋大小淋巴结，质硬，触之无疼痛，并出现局部皮肤色素沉着。至 2012 年 2 月逐渐出现颈部淋巴结肿大。皮肤病理示表皮角化过度，少量异形淋巴细胞亲表皮现象，真皮血管周围少量淋巴细胞和组织细胞浸润，可见色素颗粒，考虑"蕈样肉芽肿"。皮肤科考虑蕈样肉芽肿累及淋巴结，开始干扰素治疗，但淋巴结肿大无明显改善。2012 年 5 月行颈部淋巴结活检，考虑非霍奇金淋巴瘤（外周 T 淋巴细胞性）。遂于我院血液科开始规律化疗（GDPML 方案）。2012 年 9 月 1 日在化疗过程中患者出现头痛，伴有恶心、呕吐和低热，体温 37.5 ℃，当时未就医。9 月 10 日开始先后出现左下肢及左上肢无力，无言语不利、口角歪斜或肢体麻木等症状，就诊于我院急诊。行头 CT 检查，提示右侧额叶病灶伴周边水肿（图 18-1）。MRI 检查增强提示右侧额叶大脑镰旁团块样异常信号，以等 T1、等 T2 为主，内见片状稍长 T1、稍长 T2 信号，弥散加权成像高信号，周

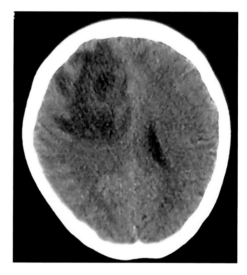

图 18-1　CT 示右侧额叶病灶伴周边水肿

边大量水肿信号，呈花环样增强，同时可见数个环形增强小病灶（图 18-2）。复查 PET-CT，提示全身多发淋巴结代谢增高灶，脾出现数个代谢增高灶，脑内新出现受累病灶。病灶呈高代谢，周边为低代谢水肿带（图 18-3）。急诊予以脱水治疗。患者头痛好转，肢体无力继续加重，完全无法活动。为进一步诊治收入病房。患者发病后精神、体力和睡眠差，食欲可。二便基本正常，体重较起病时减轻 1 kg。

既往史、个人史和家族史：无殊。未婚未育。

入院查体：T 36.8 ℃，R 18 次 / 分，P 75 次 / 分，BP 120/75 mmHg。全身皮肤呈棕褐色，伴大面积脱屑，双侧颈部、腋下及腹股沟多发淋巴结肿大，融合成片，质硬，活动度差，表面无红肿。神经系统查体：意识清楚，对答切题，双侧瞳孔等大等圆，直径 3 mm，直接及间接对光反射灵敏，双侧面纹对称，伸舌居中。左侧肢体腱反射略亢进，左侧上、下肢肌力 0 级，右侧肢体肌力 5 级，反射可引出。左侧巴宾斯基征（＋）。双侧感觉对称，右侧共济运动稳准，脑膜刺激征阴性，不能行走。

辅助检查：血常规：WBC 9.93×10^9/L，中性粒细胞占 87.1%，RBC 2.4×10^{12}/L，HGB 73 g/L，PLT 280×10^9/L。血生化：血钾 4.4 mmol/L，白蛋白 30g/L，总胆红素 7.4 μmol/L，血钠 139 mmol/L，血钙 2.03 mmol/L，ALT 13 U/L，Cr 96 μmol/L。凝血功能：PT 11.9 s，APTT 23.9 s，D-Dimer 1.42 m g/L。脑脊

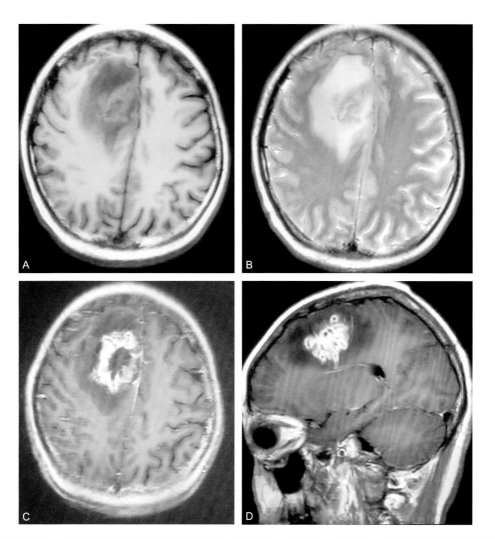

图 18-2　MRI 示等 T1、等 T2 团块样病灶伴周边长稍 T1、稍长 T2 水肿信号，增强后病灶呈花环样强化及数个环形强化的小病灶。A. MRI T1 示右额叶等 T1 团块病灶，伴周边水肿。B. MRI T2 示右额叶等 T2 病灶，伴周围水肿。C. 轴位 T1 增强示病灶呈花样强化。D. 矢状位 T1 增强示病灶花环样增强伴周边多发小化强灶

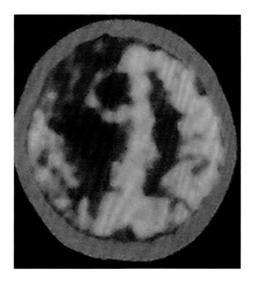

图 18-3　PET-CT 示病灶呈高代谢，周边为低代谢水肿带

液检查：压力 >330 mmH₂O，外观呈无色透明，细胞总数为 0，白细胞数为 0，蛋白质 0.3 g/L，氯化物 125 mmol/L，葡萄糖 4.1 mmol/L。

治疗经过：因患者的病情较重，颅内病变性质不清，经全院多科会诊后于 2012 年 9 月 13 日在全麻下行颅内占位探查活检术。术中见占位内大量黄色脓液，送冰冻提示大量坏死白细胞，提示脑脓肿。术后经验性予以万古霉素 1 g q12 h，美罗培南 1g q8 h，复方磺胺 2 片 tid 抗感染治疗。患者未再发热。脑组织病理检查提示脑脓肿。脓液培养回报为产单核李斯特菌（Listeria monocytogenes, LM）。改用青霉素 400 万 U q4h，继续美洛培南及磺胺联合抗感染，加甘露醇脱水治疗。治疗 2 周后，患者左侧肢体肌力恢复至 3~4 级，但出现午后高热，全身淋巴结进行性增大。感染科及血液科等会诊，均考虑淋巴瘤进展所致可能性大，但无继续化疗的机会。此后，患者出现间断呼吸困难及低氧血症，加用无创呼吸机辅助。10 月底血压下降，最低达 70/50 mmHg，予以多巴胺静脉泵入并转入 ICU。经积极抗感染、抗休克及呼吸支持等治疗，患者病情进行性加重，于 2012 年 11 月死亡。

病理结果

肉眼所见：灰黄色脑组织一堆，大小 5 mm × 2 mm × 2 mm。

镜下所见：脑组织皮质及皮质下结构破坏、坏死，可见脓肿壁样结构（图 18-4）。多数部位有突出的星形胶质细胞增生、血管增生和肉芽组织。脓肿中心血管内外均有大量坏死和中性粒细胞（图 18-5）。周边可见多发小的脓肿样结构、坏死灶及较多的继发性血管炎。残留的脑组织与病变组织交界处小部分可见水肿。革兰氏染色仅在出血较多的部位偶见革兰氏阳性杆菌（图 18-6）。

病原学检查：脓液及脑组织培养均有细菌生长，经鉴定为李斯特菌（图 18-7）。

病理诊断：李斯特菌脑脓肿。

讨论

病理上成熟的脑脓肿是由五层结构组成的，分别为坏死组织核心、增生的成纤维细胞和毛细血管形成的肉芽组织、淋巴细胞和浆细胞浸润带、致密纤维组织、胶质增生和水肿带。本例患者病理可见明确的坏死核心、肉芽组织形成以及周边反应性胶质细胞等层次结构。尽管因取材有限而未能见到完

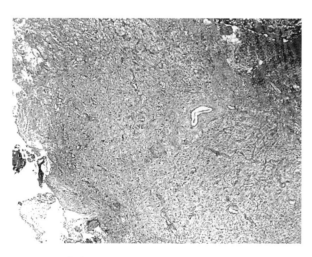

图 18-4 脓肿壁样结构（HE 染色 ×100）

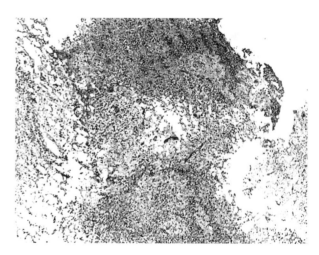

图 18-5 脓肿中心有大量坏死和中性粒细胞（HE 染色 ×100）

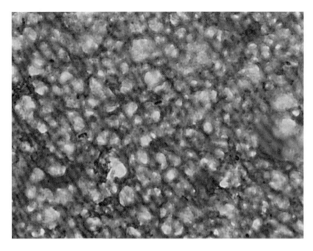

图 18-6　出血组织中革兰氏阳性杆菌（革兰氏染色 ×1000）

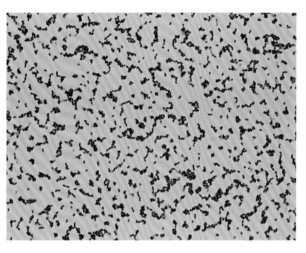

图 18-7　培养菌株（革兰氏染色 ×1000）

整的脓肿壁结构，但脑脓肿的病理诊断是成立的。从临床病理的角度分析，影像上病灶周边水肿非常显著，而镜下见到的病灶和周边正常组织之间水肿带非常轻。我们认为病灶周边的炎症细胞浸润可能参与了影像学"水肿带"的构成。

李斯特菌是一组广泛存在于自然界的革兰氏阳性兼性厌氧菌。产单核李斯特菌是其中的唯一致病菌，通过食物传播。细菌进入胃肠道后通过肠系膜淋巴结并导致菌血症而波及全身。产单核李斯特菌是细胞内寄生菌，细胞免疫较弱的孕妇、老人和儿童易患病[1]。免疫抑制人群如糖尿病、恶性肿瘤放化疗、血液病、器官移植、结缔组织病以及糖皮质激素或免疫抑制剂应用者均易受到感染[2-3]。Cone 等[4]回顾性分析了 40 例产单核李斯特菌脑脓肿病例，发现大多数患者为免疫抑制状态，而在多发脑脓肿病例中免疫抑制例数占到了 75%。本例患者为血液系统肿瘤化疗期间，肿瘤和化疗均可导致免疫力下降，属于本病的好发人群。

产单核李斯特菌感染的临床表现包括胃肠道症状、肺炎、心内膜炎、菌血症、肝脓肿和中枢神经系统感染等。脑膜炎是中枢系统感染最常见的类型，脑膜脑炎和脑干脑炎也可出现，但脑脓肿约占整体患者数的 1%[3,5]。颅内感染的细菌多源于菌血症。本例患者的脑脓肿分布于灰、白质交界，从机制上考虑血流感染后吞噬细胞携带细菌穿透毛细血管内皮进入中枢播散种植的可能性大，但早期菌血症及其他脏器感染的证据不明显，因此增加了诊断难度。血培养或脑脊液培养阳性是诊断的重要途径，有时须要多次培养才能明确。本病在影像学检查上无特异性，可表现为脑膜强化及脓肿占位性病变等。李斯特菌脑膜炎的脑脊液检查常有化脓性感染的特征并伴有出血，但脑脓肿的脑脊液检查可以正常。有文献总结了 45 例脑脓肿的脑脊液检查，发现蛋白质升高仅占 26%，白细胞升高占 21%[6]。因此，脑脊液检查正常不能作为除外感染性病变的证据，其机制可能与脓肿壁包裹难以导致脑脊液炎性反应有关。

青霉素是治疗的首选药物，部分患者可以合并使用氨基糖苷类抗生素[7]。青霉素过敏者首选磺胺类药物。产单核李斯特菌对头孢菌素的耐药率较高。疗程一般在 2~6 周，根据脑脊液和影像学的复查调整。对脓肿过大或者占位效应显著者，应选择外科引流或切除，但早期诊断和治疗是预后良好的关键。本例患者的诊断和治疗是及时的，尽早活检以明确诊断和治疗。但其原发病的恶性度高，治疗效果差，尽管神经系统症状有阶段性的好转，整体预后仍差。

本病例给我们带来的启示如下：

1.对于免疫抑制患者，临床上应重视不典型病原体的感染及感染后的不典型临床表现，以免误诊。

2.脑脊液没有炎性反应不能作为除外颅内感染的证据，须要结合影像学表现及患者的免疫状态综合考虑，必要时可多次重复。

3.对于重症或疑难患者，诊断困难或试验性治疗的机会有限。不同的诊断决定了截然相反的治疗，应积极争取病理检查，以获得确定性诊断，从而指导精确治疗。

4.进行病理诊断时应综合考虑，结合临床。本例在病理上可见坏死及继发的炎性反应及血管炎，均为感染继发，应避免以偏概全，错误诊断。

5.感染性病变的病原学获取非常重要，在病理切片中寻找和鉴定病原体的难度很大。因此，当临床怀疑感染性疾病时，应活检进行病原体培养，或者留取冰冻组织以备病原体鉴定，这对于明确诊断非常重要。

（本文原载于《中华神经科杂志》2014年第1期第59-61页）
（中国医学科学院北京协和医院毛晨晖、高晶及郭玉璞整理）

参考文献

[1] Stefanovic A, Reid J, Nadon AC, et al. Potential Nosocomial Acquisition of Epidemic Listeria Monocytogenes Presenting as Multiple Brain Abscesses Resembling Nocardiosis. Can J Infect Dis Med Microbiol, 2010, 21: 57-60.

[2] AI-Khatti AA, AI-Tawfiig JA. Listeria Monocytogenes Brain Abscesses in a Patient with Multiple Myeloma. J Infect Dev Ctries, 2010, 4: 849-851.

[3] Ganiere V, Christen G, Bally F, et al. Listeria Brain Abscess, Pneumocystis Pneumonia and Kaposi's Sarcoma after Temozolomide. Nat Clin Prac Oncol, 2006, 3: 339-343.

[4] Cone LA, Leung MM, Byrd RG, et al. Multiple Cerebral Abscesses Because of Listeria Monocytogenes: Three Case Reports and a Literature Review of Supratentorial Listeria Brain Abscess. Surg Neurol, 2003, 59: 320-328.

[5] Mrowka M, Graf LP, Odin P. MRI Findings in Mesenrhombencephalitis due to Listeria Monocytogenes. J Neurol Neurosurg Psychiatry, 2002, 73: 775.

[6] 王考庆, 郝珍, 刘芳. 45例脑脓肿临床特点分析. 中华医院感染学杂志, 2004, 14: 46-48.

[7] Adeva-Bartolome MT, de Castro-Garcia FJ, Castellanos-Pinedo F, et al. Brain Abscesses due to Listeria Monocytogenes. Rev Neurol, 2005, 40: 219-221.

病例 19
53 岁男性间断性发热伴肌痛 23 天

临床资料

患者，男，53 岁，因"间断性发热伴肌痛 23 天"收入院。

现病史：患者，男，53 岁，北京铁路工人。患者于入院前 23 天无明显诱因出现发热，以午后及夜间显著，体温最高时可达 40 ℃，伴畏寒、寒战。社区医院血液一般项目检查在正常值范围。诊断为"病毒感染"，给予"阿奇霉素"静脉滴注 4 天后（具体剂量不详）体温降至正常，但逐渐出现颈部肌肉疼痛，活动受限。入院 5 前天无明显诱因再次发热，体温 38.7 ℃，伴畏寒、寒战，以及双侧腰椎旁肌肉持续性疼痛，无肌肉无力。于我院急诊复查，血常规大致正常，红细胞沉降率 86 mm/h（正常参考值：< 20 mm/h）。血液有机化合物（代谢物）检测、肝和肾功能检查、电解质及其他无机物检测均正常。CRP 73 mg/L（正常参考值 0 ~ 1 mg/L），抗溶血性链球菌"O"及类风湿因子正常。

既往史、个人史及家族史：无特殊。

入院查体：T 36.9 ℃，P 92 次 / 分，R 24 次 / 分，BP 120/80 mmHg。神志清楚，精神可，急性病容，强迫体位，查体欠合作。全身皮肤、黏膜无皮疹，浅表淋巴结未触及肿大。心、肺、腹触诊无异常。神经系统检查：神志清楚，脑神经检查未见异常，四肢肌容积、肌张力及肌力正常，双侧指鼻试验及跟膝胫试验稳准，双侧针刺觉对称。四肢腱反射（ ++ ），双侧病理征未引出。颈无抵抗，凯尔尼格征阳性，"4"字试验阳性。

辅助检查：血常规 WBC 8.71×10^9/L，HGB 134g/L，PLT 292×10^9/L，ESR 81 mm/1h，CRP 73mg/L。血生化：心肌酶谱正常，ALT 43 U/L，AST 31 U/L，ALB 37 g/L，K^+ 4.35 mmol/L，Na^+ 135.2 mmol/L，Cr 77 μmol/L，BUN 4.98 mmol/L。肿瘤标志物 CA199、CA125、AFP、CYF211、NSE 及 CEA 均阴性。病毒九项：EB 病毒、柯萨奇 B 组病毒及腺病毒 11 型 IgM 抗体阳性，CMV-DNA 阴性。肺炎支原体、衣原体及军团菌抗体均阴性。内毒素 0.06 EU/ml，NAP 阳性率 75%，积分 224。风湿系列：ANA、ENA、ANCA 及 HLA-B27 均阴性。免疫球蛋白：IgG 1310 mg/dl，IgA 502 mg/dl，IgM 198 mg/dl，C3 162 mg/dl，C4 51.7 mg/dl。血清铁蛋白 631.6 ng/ml。胸部 CT 检查：右肺下叶多发索条状影，考虑慢性炎症性病变可能大；右下胸膜轻度增厚粘连；纵隔多发小淋巴结；轻度脂肪肝，肝右叶斑片状低密度灶。骶髂关节 CT 检查提示轻度退行性变。腰椎 MRI 检查示腰 4 — 5 椎间盘突出（脱出），腰椎退行性改变，椎体信号稍减低。

治疗经过：入院当日抽血进行细菌培养，同时给予利复星 0.20 g（ 2 次 /d）、阿莫西林钠 - 克拉维酸钾（安灭菌 2.40 g，2 次 /d）静脉滴注消炎抗菌治疗，阿昔洛韦 0.75 g（ 1 次 /8 h）静脉滴注抗病毒治疗。入院次日体温降至正常水平，但颈旁及腰背部肌肉痉挛性疼痛症状无改善，且咳嗽时加重，并伴活动受限，逐渐出现尿潴留。触诊局部肌肉有压痛，椎体无压痛及叩击痛。予口服消炎止痛药物洛索洛芬（乐松）0.10 g bid 及甲钴胺 0.5 mg qd 治疗。遂行腰椎 CT 及 MRI 检查，显示 L3 椎体变扁，L3 — 5 椎体多发性骨质破坏，L3 — 4 椎间盘膨出，L4 — 5 椎间盘突出，腰椎退行性改变（图 19-1）。由于腰椎椎体病变而未行腰椎穿刺脑脊液检查。行椎旁软组织超声检查，未见脓肿及渗出，行超声引导下肌内活检。

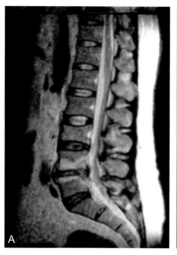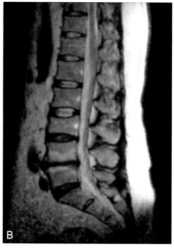

图 19-1　MRI 检查。A. 治疗前脊柱 MRI 检查可见 L4–5 椎间盘突出，腰椎退行性改变。B. 治疗后脊柱 MRI 检查可见 L4–5 椎体病变区范围减小，信号变浅

病理结果

　　肉眼所见：右侧腰大肌超声引导下针吸活检肌肉 2 小条，长约 1.0 cm。

　　镜下所见：HE 染色显示肌纤维肿胀变性，横纹消失，肌质溶解，灶状肌膜细胞增生。肌间散在少量淋巴样细胞浸润（图 19-2）。

　　免疫组化：CD3（－），CD20（－），CD68（－）。

　　血培养：布鲁氏菌。

　　虎红实验：阳性。

　　临床病理诊断：布鲁氏菌病。

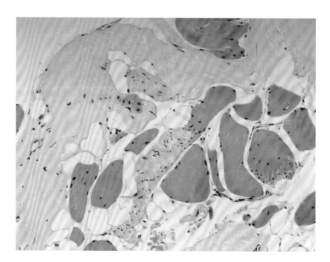

图 19-2　肌纤维肿胀变性，横纹消失，肌质溶解，灶状肌膜细胞增生。肌间散在少量淋巴样细胞浸润（HE 染色 ×400）

讨论

布鲁氏菌病是布鲁氏菌属（ *Brucella* ）细菌侵入机体所引发的传染性变态反应性人畜共患传染性疾病。布鲁氏菌是由英国军医 Bruce 于 1877 年在马耳他地区首先发现的。该菌属于革兰氏染色阴性短小球杆菌，对热敏感，对一般消毒药物敏感，耐受寒冷和干燥，在牛奶中可存活 2 个月，在皮毛中可存活 5 个月，侵袭力强，能透过完整的皮肤、黏膜屏障侵入机体。布鲁氏菌病热型的特点为波浪热，人群发病率为（ 0.02 ~ 21.46 ）/10 万人，男女比例为 2∶1。本病广泛流行于世界上许多国家。高发地区为地中海地区，故称马耳他热或地中海热。在我国主要流行于内蒙古、吉林、黑龙江和新疆等牧区。因布鲁氏菌耐受寒冷、干燥，在皮毛中可长时间存活，因此，我国非牧区也有皮毛加工业者感染的报道 [1-2]。

布鲁氏菌可累及全身多器官、多系统，临床表现多种多样。平均潜伏期 2 ~ 3 周（ 3 天至 9 个月 ）。急性期可表现为寒战、发热和多汗，发热时间平均为 2 ~ 3 周，数日至 2 周后再次发热，呈波浪起伏，也可呈不规则热；有大汗，且与热退相伴；病程在 1 年以上者转为慢性期，又分为慢性期活动型和慢性期稳定型。病程多呈自限性，部分病例可自愈，因受累系统不同而临床表现各异。约 40% 的患者出现肌肉关节疼痛，主要为多发性、游走性全身肌肉和大关节痛，可侵袭脊柱引起脊柱炎。可有颈部及腋下淋巴结肿大，肝、脾大，贫血，白细胞及血小板计数减少，心内膜炎等亦较常见，易累及生殖系统。男性患者主要表现为睾丸炎及附睾炎，女性则可见卵巢炎及流产等 [3]。

神经系统布鲁氏菌病占本病的 1.70% ~ 10.00%，成人易受累。神经系统症状可以是布鲁氏菌局部损害的唯一表现，也可为慢性布鲁氏菌病系统的症状之一，主要症状为头痛、发热、体重下降、背痛、行走困难、四肢感觉异常、听力下降及视觉减退等，约 3% 的病例可出现中枢神经系统脓肿 [3]。

神经系统布鲁氏菌病是全身系统性感染的一部分，临床表现多种多样。结核与之类似，特别是两者的脑脊液改变十分相似，在临床中须注意进行鉴别诊断。

对发热、头痛并伴有全身多系统症状的病例，应尽早进行布鲁氏菌的相关检查，以防误诊或遗留严重后遗症。治疗原则应为长程、足量联合应用氨基糖苷类及头孢三嗪、喹诺酮类抗生素。

本例患者经血培养和免疫检查确诊为布鲁氏菌病，且为布鲁氏菌侵袭脊柱关节和肌肉而导致发热和肌肉及关节疼痛，予以美满霉素 100 mg（ bid ）、利福喷丁 300 mg（ qd ）及罗氏芬 1 g（ 每 3 天 1 次 ）静脉滴注，共治疗 8 周，间隔 1 周后进行第二个疗程治疗。第一个疗程进行期间腰痛症状减轻，第二个疗程完成后可自行排尿。治疗 17 周后复查腰椎 MRI，显示 L3 － 5 椎体骨质破坏范围缩小（ 图 19-1 ）。

备注：本病例已发表，见郭燕军，易立，刘磊，等．神经布鲁菌病 3 例并文献复习．中国现代神经病学杂志。2013，13(1)49-54.

（北京友谊医院郭燕军整理）

参考文献

[1] Skalsky K, Yahav D, Bishara J, et al. Treatment of Human Brucellosis: Systematic Review and Metaanalysis of Randomised Controlled Trials. BMJ, 2008, 336: 701-704.

[2] 许莉, 牛松涛. 神经系统布鲁菌病研究现状. 中华神经科杂志. 2009, 42: 706-708.

[3] Gul HC, Erdem H, Bek S. Overview of Neurobrucellosis: a Pooled Analysis of 187 Cases. Int J Infect Dis, 2009, 13: e339-e343.

病例 20

51 岁男性患者突发意识不清 3 天

临床资料

患者，男，51 岁，日本籍，主因"突发意识不清 3 天"入院。

现病史：2012 年 9 月 9 日晚患者被同事发现倒在家中卫生间，呼之不应，发病时间不详，未见呕吐物。2 h 后就诊于我院急诊。查体：BP 99/60 mmHg，意识不清，压眶反应弱，颈软，无抵抗。双侧瞳孔对光反射迟钝。左下肢可见活动，余肢体无活动。头颅 CT 检查未见明显异常。初步诊断：后循环梗死可能。征得家属同意后予纤溶酶原激活剂静脉溶栓治疗，右侧肢体稍见活动。次日患者出现牙关紧咬及口吐白沫，意识不清加重，伴发热，最高体温 39 ℃。血常规回报 WBC 21.11×10^9/L，中性粒细胞占 81.3%。头颅 MRI 检查示"双侧大脑皮质及尾状核多发异常信号，考虑为病毒性脑炎可能"（图 20-1）。患者处于持续昏迷状态，潮式呼吸。为进一步诊治于 9 月 11 日收入院。

既往史、个人史及家族史：偏头痛 6 年余，常于气温改变时发作，程度重，服用扩血管类药物治疗，具体不详。患有高脂血症，规律服药。患者发病前 10 天曾回日本，在森林周围活动，蜱及蚊虫叮咬史不详。个人史及家族史无特殊。

入院查体：T 39.0 ℃，P 110 次 / 分，R 20 次 / 分，BP 140/90 mmHg，呼吸机辅助呼吸。深昏迷，压眶无反应，左侧瞳孔直径 1.5 mm，右侧瞳孔直径 2.0 mm，对光反射消失，球结膜水肿，眼球无活动。四肢无自主活动，对疼痛刺激无反应。四肢肌张力低，腱反射未引出。病理征（－）。

辅助检查：

1. 血 TORCH 风疹病毒抗体 IgG（＋），巨细胞病毒抗体 IgG（＋），余（－）。血军团菌抗体（－），尿涂片找细菌（－）。痰涂片：水样带血丝，革兰氏阴性杆菌（＋＋）。尿液细菌培养、痰细菌培养及血细菌培养均（－）。

2. 地坛医院乙型脑炎抗体检查结果 脑脊液与血均（－），一氧化碳血红蛋白（－）。术前免疫八项：HBsAb（＋），HBcAb（＋），余均（－）。

3. 影像学检查 2012 年 9 月 10 日 X 线胸片示双肺纹理增多，右下肺少许炎症。2012 年 9 月 12 日

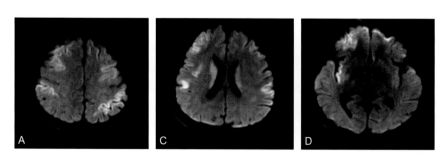

图 20-1 患者头颅 MRI，FLAIR 相示双侧大脑皮质及尾状核多发异常信号。A. 双侧额叶皮质多发异常信号。B. 双侧颞叶皮质及尾状核多发异常信号。C. 右侧岛叶及额叶异常信号

X线胸片示双肺少许炎症，气管插管术后改变。余大致同前。2012年9月13日X线胸片：双肺纹理较前增多，气管插管和中心静脉置管后改变（图20-2）。2012年9月9日心电图：干扰较严重，可见P波，T波异常，QT间期延长。2012年9月13日超声心动图：升主动脉增宽（38 mm），主动脉瓣反流（轻度），LVEF 70%。两次脑脊液检查见表20-1。

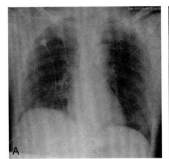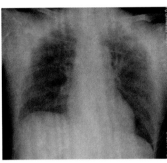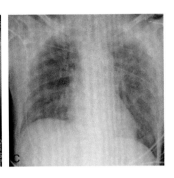

图20-2　X线胸片示双肺纹理增多，右下肺少许炎症（由左向右，分别为A. 2012年9月10日，B. 2012年9月12日，C. 2012年9月13日）

表20-1　脑脊液检查

		9月11日	9月14日
常规		无色透明，潘氏反应阴性，葡萄糖（+++++），细胞数2，白细胞0	无色透明，潘氏反应阴性，葡萄糖（+++++），细胞数0，白细胞0
生化	Cl（g/L）	137.6 ↑	133.4 ↑
	葡萄糖（mmol/L）	4.7 ↑	5.5 ↑
	总蛋白（g/L）	61.0 ↑	58.0
病原学	结核分枝杆菌	—	—
	细菌	—	—
	隐球菌	—	—
24 h IgG 合成率		—	
IgG 合成指数		0.80 ↑	

诊疗经过：患者入院后给予阿昔洛韦抗病毒联合拉氧头孢抗感染，甘露醇联合呋塞米脱水降颅内压，地塞米松及甲泼尼龙减轻炎症反应，硝酸甘油减轻心脏前负荷，扩张冠状动脉，以及保肝化痰等对症治疗。9月13日体温降至正常，血压波动于（120~180）/（60~80）mmHg。患者呈浅中度昏迷，压眶偶有痛苦表情，双侧瞳孔等大等圆，直径3 mm，对光反射迟钝，球结膜水肿，眼球无活动。四肢无自主活动，疼痛刺激后偶有下肢屈曲反应。四肢肌张力稍低，双侧膝腱反射（+~++），双侧跟腱反射（+），双侧病理征（—）。

佑安医院及地坛医院会诊考虑乙型脑炎可能性极大，预后极差，死亡率高。

9月14日予甘露醇125 ml脱水后再次行腰椎穿刺，测脑脊液压力190 mmH$_2$O，送脑脊液及血乙脑抗体（表20-1）。

患者于 2012 年 9 月 15 日 4:00 心率突然下降至 27 次 / 分。监护仪示室性逸搏心律，BP 53/3 mmHg，SpO₂ 70%。急查血气分析，示 pH 7.59，PO₂ 134 mmHg，PCO₂ 20 mmHg，Na⁺ 149 mmol/L，K⁺ 5.2 mmol/L，Lac 2.0 mmol/L，由重症医学科、内科及神经内科共同施行抢救，患者仍无自主心跳，于 5:57 宣布临床死亡。患者家属同意行尸体解剖。

病理结果

肉眼所见：纵隔各组织间隙内可见大量出血，范围从胸锁关节到心包前区，约 18 cm×10 cm 大小。双侧胸膜及腹腔内分别可见 200~400 ml 不等的淡红色液体。心包腔内充填血凝块及不凝血液约 400 ml。

1. 心血管系统　主动脉内膜不光滑，有大量粥样斑块形成，部分破裂溃疡形成。主动脉中膜分离，形成夹层。夹层起始于升主动脉根部，延续至双侧髂总动脉分支附近（图 20-3）。在左锁骨下动脉紧邻主动脉弓上方处可见一约 3 cm 长度区域内动脉壁内形成夹层（此夹层与主动脉夹层不相通）。其中充满血液，左锁骨下动脉几乎被压闭。于主动脉根部可见破裂出血。破裂口长约 0.5 cm，通向心包腔。在上腔静脉进入心包处附近的心包膜反折处可见 0.5 cm×0.2 cm 的破裂口与纵隔相通。

2. 中枢神经系统　双侧大脑半球对称。颞叶可见小灶状出血，顶枕叶皮质可见多数小点灶状出血。右侧海马钩回疝形成，疝宽约 1.0 cm（图 20-4）。基底动脉管径不一，呈灰白、灰黄色串珠状，可见动脉粥样斑块形成（图 20-4）。

镜下所见

1. 心血管系统　心外膜及心肌未见显著病变，心肌间质血管扩张充盈。主动脉及冠状动脉内膜不光滑，粥样斑块形成。冠状动脉前降支阻塞约 50%。主动脉及冠状动脉中膜未见变薄或中层弹力板变性。主动脉及左锁骨下夹层处中层弹力板分离，分离裂开处充以大量血液成分。外膜血管扩张充盈，有灶状间质出血。在夹层根部区域与正常组织交界处可见纤维素渗出，成纤维细胞增生。

2. 中枢神经系统　脑膜血管扩张充盈。脑实质水肿，其内血管开放数量增加并高度扩张充盈，可见中性粒细胞在血管壁聚集并向血管壁间和组织内游走。在顶、枕叶部分区域脑实质可见小灶状出血

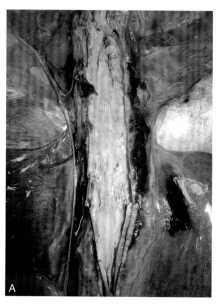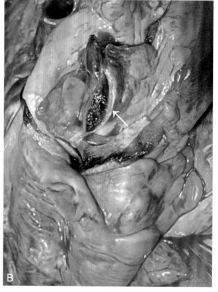

图 20-3　主动脉夹层。A. 主动脉夹层及粥样斑块形成。B. 主动脉夹层起始部（箭头）

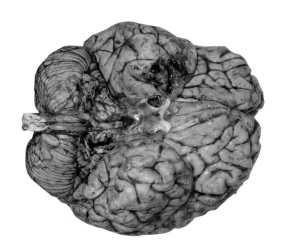

图 20-4   右侧海马钩回疝形成，疝宽约 1.0 cm，疝入组织表面出血

（图 20-5A）。大脑皮质及海马少数神经元脱失，灶状神经元嗜酸性变，神经元细胞核及细胞质皱缩，尼氏体消失（图 20-5B）。小脑蒲肯野纤维可见嗜酸性变。脑实质内部分小血管周围出血，部分血管周围可见多个脱髓鞘及小灶软化灶，其内神经元脱失，可见含铁血黄素沉积（图 20-5C）。部分脑组织可见小胶质细胞增生浸润。

病理诊断：①动脉粥样硬化症（累及主动脉及主要分支，冠状动脉前降支阻塞约 50%）。②主动脉夹层伴破裂，心包腔积血及心包压塞，左锁骨下动脉夹层形成。③脑水肿伴顶、枕、颞叶及基底节等灶状出血。右侧海马钩回疝。

讨论

主动脉血流通过内膜破裂处进入主动脉壁，在主动脉壁内形成血肿。血肿扩大时，将主动脉壁中层剥离成为内、外两层，称为主动脉夹层动脉瘤。主动脉夹层动脉瘤的发病率为每年每百万人口 5～10 例，性别比为男性：女性 =3：1，发病大多数在 40 岁以上。升主动脉、主动脉弓及胸主动脉第一段等弯曲部位是承受应力最大的地方，也是破口好发部位[1,2]。主动脉夹层动脉瘤预后凶险，发生夹层动脉瘤后 24 h 生存率仅为 40%，1 周生存率为 25%，3 个月生存率仅为 10%[3]。

动脉壁变性是大多数夹层动脉瘤的原因，引起变性最常见的原因是原发性高血压，2/3 以上的夹层动脉瘤患者有原发性高血压。其他原因包括：①遗传性结缔组织病：尤其是马方综合征和埃 - 当（Ehlers-Danlos）综合征。②先天缺陷：主动脉缩窄、动脉导管未闭和主动脉瓣缺损。③医源性：动脉内插管（进行主动脉造影或冠状动脉造影），或进行心脏和血管的手术。④其他：动脉粥样硬化以及损伤等[1,2,4]。

疼痛和高血压是主动脉夹层动脉瘤最常见的体征，17%～40% 的患者在起病时出现神经系统症状，其中一半患者的神经系统症状为暂时性[7]。须要注意的是，5%～15% 的夹层动脉瘤为无痛性。在伴有神经系统症状的患者中，无疼痛表现者高达 1/3；而在不伴有神经系统表现的患者中，无疼痛表现者仅有 5.6%[5,8]。主动脉夹层动脉瘤导致神经系统症状的机制可能为：①主动脉夹层动脉瘤不断扩张，导致沿途分支血管起始段阻塞，累及主动脉弓分支血管可导致脑血管病，累及肋间动脉或腰动脉可出现缺血性脊髓病，累及锁骨下动脉或髂动脉可出现缺血性脊髓病。②主动脉夹层动脉瘤所致心包压塞、动

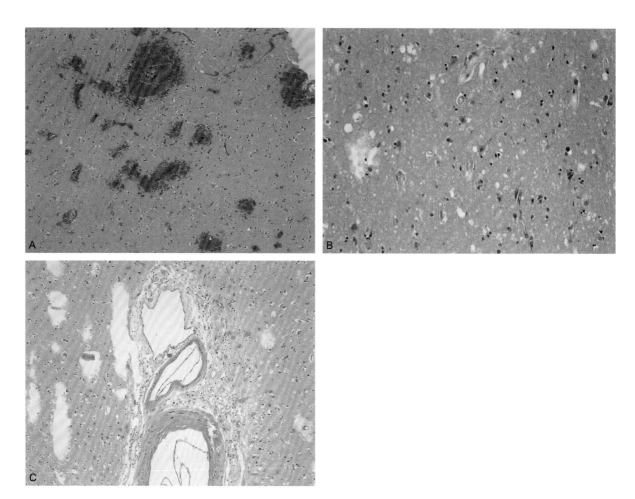

图 20-5　镜下表现。A. 顶叶脑组织水肿，脑实质内血管开放数量增加并高度扩张充盈，小灶状出血（HE 染色，×10）。B. 顶叶皮质少数神经元丢失，灶状神经元嗜酸性变，神经元和及细胞质皱缩，尼氏体消失。（HE 染色，×20）C. 顶叶皮质部分血管周围可见多个脱髓鞘及小灶软化灶，其内神经元脱失，可见含铁血黄素沉积（HE 染色，×10）

脉破裂或向周围间隙渗血可导致休克，进而出现短暂性或持续性低灌注，引起缺血缺氧性脑病[7]。

　　主动脉夹层动脉瘤所致的神经系统表现包括以下几类：①缺血性卒中。②缺血性脊髓病。③缺血性周围神经病。④缺血缺氧性脑病。⑤其他常见症状如晕厥和抽搐等[5,7,9,10]。在起病时伴有神经系统症状的患者中，有 1/4 表现为多种神经系统症状的组合，如偏瘫伴有晕厥或抽搐、短暂性缺血性遗忘伴晕厥、缺血性周围神经病伴抽搐或 TGA 叠加综合征等。Gaul 等研究发现，在主动脉夹层动脉瘤所致的神经系统症状中，以缺血性脑血管病（53.3%）、缺血性周围神经病（36.7%）及晕厥（20%）最为常见[5,9]。

　　急性缺血性卒中是最常见的神经系统症状，由于颈内动脉发出处较椎动脉更靠近主动脉弓，故前循环受累多于椎基底动脉系统受累。值得注意的是，部分患者在尸检时无明显的脑部病变表现，可能原因是由于发病后存活时间极短，尚未出现可见的组织学改变[5,7,10]。昏迷、晕厥和抽搐也是较常见的临床表现。晕厥为非特异性症状，脑部局灶病变或全脑低灌注均可引起。抽搐则可能是由脑部局灶性损害引起的。缺血缺氧性脑病通常由全脑低灌注所引起，而低灌注为低血容量性休克所致，临床表现为意识状态的改变，如意识模糊甚至昏迷[5,7,11]。

　　缺血性周围神经病是第二常见的神经系统症状，可表现为缺血性神经丛病。假腔直接压迫神经时可出现霍纳综合征和 Ortner 综合征等表现[7]。

主动脉夹层动脉瘤所致的缺血性脊髓病较为少见，在降主动脉夹层动脉瘤中相对常见。其临床表现多样，可表现为完全性脊髓梗死、脊髓前动脉综合征、Brown-Sequard 综合征和短暂性脊髓缺血发作等[5,7]。

本例患者的临床表现与乙型脑炎有多处不相符，列举如下：中年男性，秋季起病，无明确接触史；起病急骤，以意识障碍为首发症状，无头痛及乏力等表现；脑脊液细胞数正常，血及脑脊液乙脑病毒抗体均为阴性；抗病毒及糖皮质激素治疗效果不佳。

患者至我院急诊时血压偏低，仅为 99/60 mmHg，应考虑心源性休克所致意识障碍的可能。反推病史，患者入院后出现肝、肾功能不全，提示主动脉夹层累及肝、肾动脉；脑尿钠肽明显升高，考虑心功能不全，提示夹层累及冠状动脉。

本例患者既往否认原发性高血压病史，主动脉夹层的病因考虑为大动脉粥样硬化，因此，对既往没有高血压的患者也应考虑主动脉夹层的可能。

（北京大学第三医院陈璐、张英爽、孙阿萍、郑丹枫整理）

参考文献

[1] Erbel R, Alfonso F, Boileau C, et al. Diagnosis and Management of Aortic Dissection Task Force on Aortic Dissection. Enr Heart J, 2009, 9: 14-18.

[2] Levy D, Le JK. Aortic, Dissection. Treasure Island (FL): Stat Pearls Publishing LLC., 2018.

[3] Grupper M, Eran A, Shifrin A. Ischemic Stroke, Aortic Dissection, and Thrombolytic Therapy——the Importance of Basic Clinical Skills. J Gen Intern Med, 2007, 22: 1370-1372.

[4] Erbel R, Alfonso F, Boileau C, et al. Diagnosis and Management of Aortic Dissection. Eur Heart J, 2001, 22: 1642-1681.

[5] Gaul C, Dietrich W, Erbguth FJ. Neurological Symptoms in Aortic Dissection: a Challenge for Neurologists. Cerebrovasc Dis, 2008, 26: 1-8.

[6] Meszaros I, Morocz J, Szlavi J, et al. Epidemiology and Clinicopathology of Aortic Dissection. Chest, 2000, 117: 1271-1278.

[7] Blanco M, Diez-Tejedor E, Larrea JL, et al. Neurologic Complications of Type I Aortic Dissection. Acta Neurol Scand, 1999, 99: 232-235.

[8] Gerber O, Heyer EJ, Vieux U. Painless Dissections of the Aorta Presenting as Acute Neurologic Syndromes. Stroke, 1986, 17: 644-647.

[9] Gaul C, Dietrich W, Friedrich I, et al. Neurological Symptoms in Type A Aortic Dissections. Stroke, 2007, 38: 292-297.

[10] Flemming KD, Brown RD, Jr. Acute Cerebral Infarction Caused by Aortic Dissection: Caution in the Thrombolytic era. Stroke, 1999, 30: 477-478.

[11] Sung PS, Fang CW, Chen CH. Acute Aortic Dissection Mimicking Basilar Artery Occlusion in a Patient Presenting with Sudden Coma. J Clin Neurosci, 2010, 17: 952-953.

病例 21

78 岁男性间断性头痛 10 年，加重半年

临床资料

患者，男，78 岁，离休干部，主因"间断性头痛 10 年，加重半年"于 2008 年 1 月 15 日入院。

现病史：患者于 1998 年起无诱因出现头痛，呈阵发性，每 2~3 个月发作一次，持续数秒至半分钟不等，以右侧头顶部为著，呈胀闷痛。发作时不伴有肢体无力及抽搐等症。病后 7 年（2005 年 7 月）曾在我院行头颅 CT 检查，示左侧额叶陈旧性脑梗死，未予治疗。自 2006 年以来，头痛频率增加，每半个月至 1 个月即发作一次，持续半小时方可缓解。入院前半年（2007 年 7 月以来）头痛呈持续性，以右侧颞、顶叶为著，程度较前加重，但尚可忍受。同年 10 月及 11 月行两次头颅 CT 检查，均提示左侧额叶及侧脑室前角旁低密度影，按偏头痛治疗数月无效，为求进一步诊治收入院。自发病以来，精神、饮食及睡眠差，情绪低落，有便秘、尿频及尿急，夜尿次数增多，体重变化不明显。

既往史、个人史及家族史：发现原发性高血压 1 年，服药治疗后血压控制理想。吸烟 50 年，平均 10 支 / 天，近期戒烟。无饮酒嗜好。家族史无特殊。

入院查体：T 36.8 ℃，P 76 次 / 分，R 18 次 / 分，BP 170/90 mmHg。慢性病容，浅表淋巴结未触及肿大。双眼睑结膜略苍白，右侧颞动脉搏动稍弱，双侧颞动脉无压痛及条索样改变。心、肺检查未见异常。神经系统检查：意识清，言语流利，智能正常。脑神经检查未见异常。四肢肌力 5 级，肌张力正常，双侧指鼻试验及跟膝胫试验稳准，龙贝格征阴性，直线行走不稳。双侧肢体痛温觉及关节位置觉正常，双侧髂前上棘以下振动觉减退。双侧腹壁反射未引出。双侧肱二头肌、肱三头肌及膝腱反射对称存在，双侧跟腱反射对称减弱，双侧霍夫曼征及巴宾斯基征阴性。脑膜刺激征未引出。

辅助检查：头颅 CT 及 MRI 检查示左侧额叶陈旧性脑梗死，脑内多发性缺血灶（图 21-1、21-2）。MRA 检查符合动脉粥样硬化改变（图 21-2）。头颅 MRI 检查见右侧桥臂见一高信号灶（图 21-3）。颈部血管超声示颈动脉粥样硬化伴斑块形成。右侧椎动脉血流频谱阻力指数增高，提示远端闭塞或接近闭塞。

治疗经过：入院后给予氟西酊和咪哒唑仑等药物治疗，同时予以纠正贫血及营养支持疗法。入院后发现红细胞沉降率加快（130 mm/h），拟诊"巨细胞动脉炎"。给予地塞米松 10 mg 静点 1 次 / 天，3 天后改为泼尼松口服。患者头痛明显改善。逐渐减量后，患者渐出现头晕、视物成双及走路不稳。复查头颅 MRI，示右侧桥臂见一高信号病灶。按脑梗死治疗后，患者的病情平稳。入院后 33 天（2008 年 2 月 17 日），患者解大便时突然出现意识不清，处于浅昏迷，P 126 次 / 分，BP 158/84 mmHg，双侧瞳孔等大等圆，直径 3.5 mm，对光反射存在，右眼睑闭合力弱，双侧巴宾斯基征可疑阳性。急查头颅 CT，未见脑出血，给予积极救治，但昏迷渐加重，经抢救无效，于发病后 1 天（2 月 18 日）死亡。

死后 48 h 行全身及脑部尸检。全身尸检主要为肺部感染、陈旧性心肌梗死及原发性高血压等，未见严重的致死性疾病。

病理结果

肉眼所见：脑重 1354 g，蛛膜下腔未见出血及渗出性病变。双侧大脑半球对称，脑回及脑沟未见

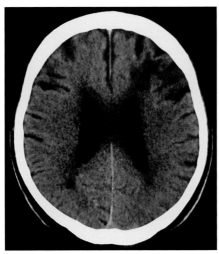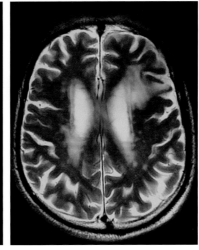

图 21-1　头颅 CT 及 MRI 检查示左侧额叶陈旧性脑梗死，脑内多发性缺血灶

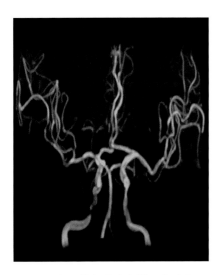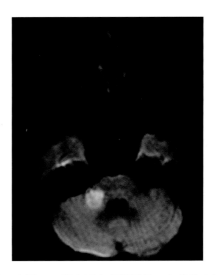

图 21-2　MRA 检查示符合动脉粥样硬化改变　　　　图 21-3　头颅 MRI 检查示右侧桥臂见一高信号病灶

显著病变。脑底动脉环结构完好，管壁见动脉粥样硬化斑块，未见脑疝。

　　大脑冠状切面示灰、白质界欠清，两侧半球基本对称，双侧丘脑下核区可见淤血区，大小为 0.8 cm×0.5 cm×0.5 cm。冠状切面见左额叶半卵圆中心陈旧性软化灶伴囊腔形成，大小为 2 cm×1.5 cm×1 cm（图 21-4）。余各平面未见脑出血及梗死性病变。脑室系统不扩大。可见第五脑室。于脑干和小脑水平切面右侧桥臂可见一灰白色质软区域，大小为 1 cm×1 cm×1cm（图 21-5）。右侧小脑半球亦见一软化区，大小为 2 cm×1.5 cm×1 cm。脊髓全长 30 cm，直径 0.8 cm，表面血管基本正常，颈、腰膨大不显著。切面灰、白质界线尚清，未见显著病变。

　　镜下所见：蛛膜下腔及皮质内见部分中小动脉管壁增厚，中层均质粉染，伴白质区髓鞘脱失（图 21-6）。部分血管腔中层断裂，形成双管改变，部分小血管周见淀粉样物沉积。刚果红染色阳性，显

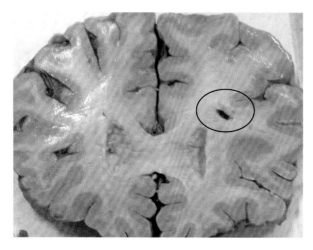

图 21-4 冠状切面见左额叶半卵圆中心陈旧性软化灶伴囊腔形成（画圈处）

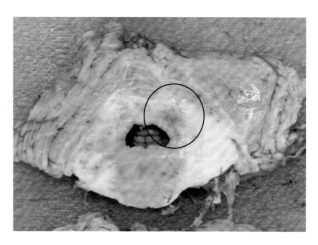

图 21-5 脑干水平切面显示右侧桥臂可见一灰白色质软区域（画圈处）

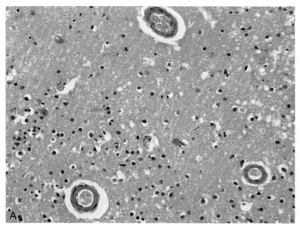

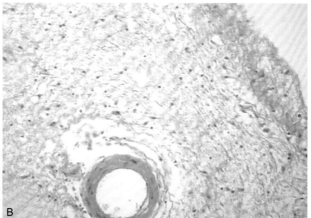

图 21-6 皮质见部分中小动脉管壁增厚，中层均质粉染，伴白质区髓鞘脱失（图 A . LFB 染色 ×400 ；图 B. HE 染色 ×400 ）

示部分小血管壁及周边见淀粉样物沉积（图 21-7 ）。神经元及胶质细胞未见显著病变。镜下左额叶半卵圆中心脑组织正常结构消失，代之以格子细胞及反应性星形细胞增生及囊腔（图 21-8 ）。右桥臂见一病灶区。正常脑组织结构消失，代之以大量格子细胞及大量粉染球形体（图 21-9 ），免疫组化 CD68 染色阳性，部分血管壁免疫组化 Ab35-40 染色阳性，显示小动脉壁淀粉样物沉积（图 21-10 ），特染 PAS 及刚果红染色亦为阳性。另外，病灶处及周围的部分血管旁间隙可见淋巴细胞浸润。免疫组化显示以 CD3 $^+$ T 淋巴细胞表达为主，伴少许 CD20 $^+$ B 淋巴细胞表达（图 21-11 ）。右侧小脑半球亦见一病灶区，病变区内的小脑皮质组织结构坏死、疏松及水肿。另见少量炎症细胞浸润。

病理诊断：①脑淀粉样血管病（ cerebral amyloid angiopathy，CAA ）伴淀粉样蛋白相关血管炎。②左侧额叶半卵圆中心陈旧性软化灶伴囊腔形成，大小为 2 cm×1.5 cm×1 cm。③右侧桥臂亚急性脑梗死伴轴索损伤及轴索球形成，大小为 1 cm×1 cm×1 cm。④ 右侧小脑半球急性脑梗死，大小为 2 cm×1.5 cm×1 cm。⑤脑动脉粥样硬化 Ⅰ ～ Ⅱ 级。

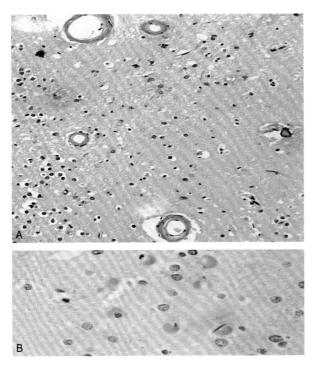

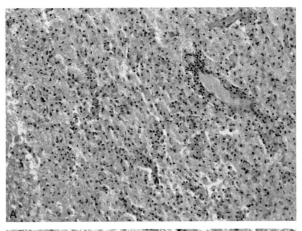

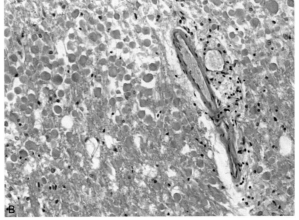

图 21-7　刚果红染色阳性，显示部分小血管壁及周边见淀粉样物沉积（A. 刚果红染色 ×200；B. 刚果红染色 ×400）

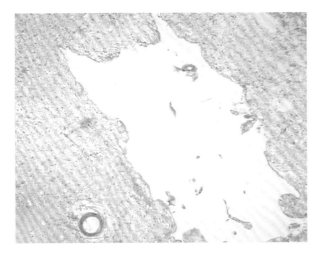

图 21-9　右桥臂病灶区，镜下见正常脑组织结构消失，代之以大量格子细胞及大量粉染球形体（A. HE 染色 ×200；B. HE 染色 ×400）

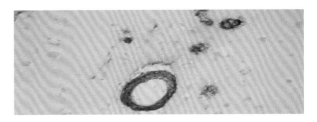

图 21-8　镜下见左额叶半卵圆中心脑组织正常结构消失，代之以格子细胞及反应性星形细胞增生及囊腔（HE 染色 ×200）

图 21-10　免疫组化 Ab35-40 染色阳性，显示小动脉管壁淀粉样物沉积（IHC 染色 ×400）

讨论

　　脑淀粉样血管病是增龄性疾病。一组病例统计显示在年龄 ＞ 80 岁的患者，伴发刚果红血管病者几近 100％。其病理特点为淀粉样物沉积在大脑皮质及软脑膜的动脉，特别是小动脉管壁的中层及外层，而缺乏全身性系统性淀粉变性的证据。淀粉样物最初沉积在血管壁的外膜，逐渐致中膜及全层。严重

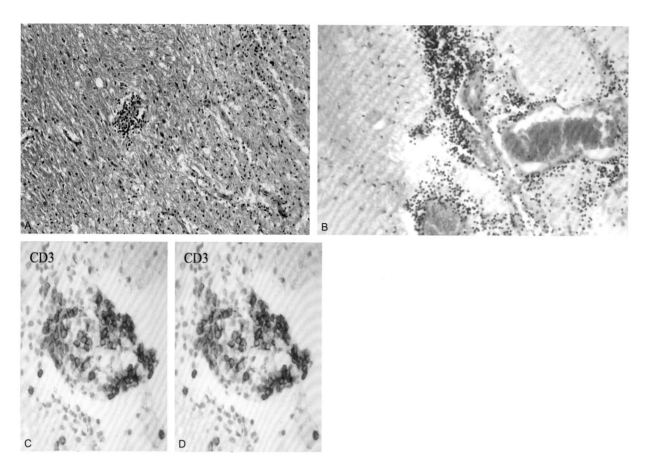

图 21-11 病灶处及周围的部分血管旁间隙可见淋巴细胞浸润（图 A、B）。免疫组化显示以 CD3⁺ T 淋巴细胞表达为主（图 C），伴少许 CD20⁺ B 淋巴细胞表达（图 D）（A. HE 染色，×200；B.HE 染色 ×400；C. IHC 染色 ×200；D. IHC 染色 ×400）

时可见血管壁中层纤维素样坏死，形成双管现象。另外，淀粉样物还可析出血管壁，沉积在小血管以及毛细血管周围组织。故脑淀粉样血管病可分为两种亚型：1 型的病变累及脑膜及皮质的中小动脉及毛细血管。在 2 型仅有脑膜及皮质的中小动脉受累，而无毛细血管病变。研究显示 1 型较 2 型更频繁且伴有 ApoE ε 4 等位基因，伴发阿尔茨海默病的比例更高。另外[1]，由于血管的病变，脑淀粉样血管病常伴有下列三种血管病变，最常见的为反复脑叶出血，其次为缺血性脑梗死。另外，还可见脑白质髓鞘及纤维丢失。本例脑淀粉样血管病为重型，大部分中小血管全层均见淀粉样物沉积，包括毛细血管周，部分小血管中层坏死形成"双管"，部分淀粉样物沉积于血管周边组织。虽然病变广泛且严重，但未见出血性病变，而以脑实质、脑桥及小脑梗死为主要病变，并且病变区的小血管周围及部分管壁见淋巴细胞浸润，显示呈血管炎改变。

关于脑淀粉样血管病伴发血管炎的最早报道见于 1974 年。这种病理改变并不是脑淀粉样血管病常见的病理改变。截至目前，共约 30 余例见于文献报道，均为老年患者，临床常伴有头痛（可为严重的头痛）、癫痫、智力改变及局灶性神经体征。部分患者还可有红细胞沉降率加快，脑脊液蛋白质升高，糖皮质激素治疗常有效。部分作者称此为淀粉样蛋白相关血管炎（amyloid beta peptide-related angiitis，ABRA），镜下为伴淀粉样物沉积在血管周或壁内。部分文献提及无淀粉样物沉积的血管周及壁内见淋巴细胞、单核细胞以及多核细胞浸润及聚集，并由此伴发梗死性病变或白质脱失。该例尸检发现脑干及小脑的部分小血管周围见淋巴细胞浸润，且发生梗死的部位亦在该区域内，考虑其梗死的发生与血管炎相关。该例的另一特点为血管病变范围（脑桥及小脑）不是脑淀粉样血管病的常见部位（因主要位于皮质），而文献中的一例个案报道与该例相似。2007年《神经病理及实用神经生物学》（*Neuropathology and Applied Neurobiology*）杂志刊登了一例老年女性。其因头痛、癫痫、广泛的脑白质、基底节以及脑干和小脑病变入院，经治疗无效死亡。尸检显示广泛的刚果红血管病，部分深部区域及小脑、脑干部位的血管未见显著的刚果红改变，但有血管炎改变，表现为部分血管周围见淋巴及单核细胞浸润。作者认为，此例病变广泛波及皮质下白质、基底节、丘脑、脑干及小脑，亦为在淀粉样血管病基础上伴发血管炎改变所致，并认为发生的严重程度以及是否出现血管炎改变可能与个体对淀粉样物的免疫反应不同有关 [2, 3]。此与我们报道的这例临床及病理改变颇为相似，均为在淀粉样病变不严重的脑干及小脑伴发血管炎的改变，并由此引发梗死性病变的发生及导致死亡。所以我们同意上述观点，认为个体对淀粉样物的敏感性不同可导致不同的病理改变。

最近的文献显示原发性中枢性血管炎包括三个类型，最常见的为肉芽肿性血管炎（占58%），其次是淋巴细胞血管炎（28%），最少见的为坏死性血管炎（14%）。另外，少部分可为坏死性血管炎及肉芽肿性血管炎同时并存。而在肉芽肿性血管炎中约50%的病例可伴发脑淀粉样物的沉积。个别报道可出现PR3-ANCA血清阳性，更提示中枢性血管炎可与脑淀粉样血管病合并存在。数例尸检显示，在脑淀粉样血管病的患者，在部分区域出现血管炎改变的血管中并未检测出淀粉样物的沉积。有作者认为此与疾病病程有关。急性期时可仅见淋巴细胞浸润，而无淀粉样物的沉积。本例表现为淋巴细胞性血管炎，而未见有多核巨噬细胞聚集及淀粉样物的沉积，与JD. Marotti报道的相似。部分血管显示淋巴细胞浸润，而无多核巨细胞反应，可能与病变的时间有关，早期以淋巴细胞为主，以后逐渐出现多核巨细胞反应及淀粉样物的沉积。

目前认为ABRA是一种独立的疾病，发生的原因可能与患淀粉样沉积的易感性有关。2005年Neil J. Scolding等认为，淀粉样相关血管炎是原发性中枢神经系统血管炎的一种特殊类型，为对淀粉样物易感人群的免疫介导反应，是一种CD8+T淋巴细胞感染的血管炎。另有文献认为伴发ABRA者病情发展较快，存活期缩短。

关于淀粉样血管炎的鉴别诊断问题，主要须要与原发性中枢神经血管炎相鉴别。淀粉样血管炎是一种淋巴细胞性和肉芽肿性血管炎，在一篇含有36例的ABRA病例报道中，只有3例出现白质、皮质下及小脑受波及，所以该病主要发现在蛛网膜下腔及皮质。2005年一篇报道提及了ABRA及原发性中枢神经系统血管炎的鉴别为：ABRA多见于老年人，平均发病年龄为67岁，而原发性中枢神经系统血管炎多见于男性（男：女之比为4：3），平均发病年龄只有45岁。统计显示ABRA者发生智能障碍的概率为59%，头痛为35%，癫痫＋局灶体征为24%，而原发性中枢神经系统血管炎者多以头痛和智能障碍为主 [1]。

关于该疾病的治疗问题，目前认为糖皮质激素和免疫抑制剂等可能有一定的效果。

（中国人民解放军总医院第一医学中心桂秋萍、晋薇、蒲传强整理）

参考文献

[1] Matsuo K, Shindo A and Niwa A, et al. Complement Activation in Capillary Cerebral Amyloid Angiopathy. Dement Geriatr Cogn Disord, 2018, 8: 44(5-6): 343-353.

[2] Marotti JD, Savitz SI, Kim WK, et al. Cerebral Amyloid Angiitis Processing to Generalized Angiitis and Leucoencephalitis. Neuropathol Appl Neurobiol, 2007, 33(4): 475-479.

[3] Crotty GF, McKee K and Saadi A, et al. Clinical Pathologic Case Report: a 70-year-old Man with Inflammatory Cerebral Amyloid Angiopathy Causing Headache, Cognitive Impairment, and Aphasia. J Clin Neurosci, 2018, 49: 71-75.

病例 22

48 岁男性走路不稳 2 个月余，加重伴头痛 20 余天

临床资料

患者，男，48 岁，主因"走路不稳 2 个月余，加重伴头痛 20 余天"于 2015 年 5 月 26 日入院。

现病史：患者于 2015 年 3 月无明显诱因出现走路不稳，下楼时向前冲，感觉如醉酒样，在平地行走时无变化。于当地医院查头部 CT 未见异常。4 月劳累后走路不稳症状加重，走路变慢，易向左偏。家属发现其左肩低垂，同时出现说话时语调降低及语速减慢，理解力和判断力无异常。5 月出现头痛，呈持续性胀痛，伴恶心，无喷射性呕吐，走路不稳进一步加重，行走时须搀扶。于外院就诊，行头部 CT 检查，示左侧小脑半球高密度影（图 22-1）。查头部 MRI，提示"双侧小脑半球、右侧颞叶及丘脑及右侧基底节区可见不规则斑片状异常信号，边界模糊，信号不均匀；考虑炎性病变可能性大，左侧小脑半球内低信号灶，不除外出血"（图 22-2），给予甘露醇脱水降颅内压及甲钴胺营养神经等治疗后症状无明显缓解，遂来我院。自发病以来，患者神志清楚，无发热，精神及睡眠尚可，大小便正常，体重减轻 4 kg。

既往史、个人史及家族史：患原发性高血压 5 年，规律服用硝苯地平缓释片 10 mg q12 h，血压控制在 130/80 mmHg，否认糖尿病及冠心病等病史，否认乙肝及结核等传染病史。偶有吸烟、饮酒，否认食物及药物过敏史。家族史无特殊。

入院查体：BP 131/90 mmHg，双肺呼吸音清，未闻及干、湿啰音，心律齐，各瓣膜区未闻及病理性杂音，腹软，肝、脾肋下未触及，无压痛及反跳痛。神经系统：神志清，轻度构音障碍，粗测记忆力、计算力、定向力及理解判断力正常，粗测嗅觉正常，双眼视力粗测正常，视野无缺损，双眼眼底未见明显视盘水肿，双侧瞳孔等大等圆，直径 3 mm，直接、间接对光反射灵敏，各方向眼动充分。双眼可见旋转性眼震，双眼调节反射及辐辏反射正常，双侧面部针刺觉及触觉正常对称，音叉振动觉正常对称，咀嚼肌有力，角膜反射正常存在，双侧额纹对称，闭目有力，鼻唇沟对称，鼓腮有力，示齿口角无偏斜，双耳听力粗测正常，双侧林纳试验气导＞骨导，韦伯试验居中。双侧软腭上抬充分，悬

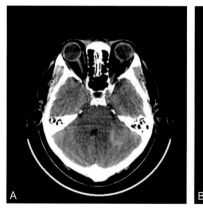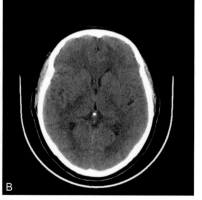

图 22-1　第一次头部 CT 检查（5 月 28 日），示左侧小脑半球高密度影

雍垂居中，咽反射存在，转颈及耸肩有力，伸舌居中，未见舌肌纤颤及萎缩。四肢肌容积饱满，右上肢肌张力增高，余肢体肌张力适中。四肢肌力 5 级，无不自主运动。双侧腱反射（++），双侧掌颌反射阳性，双侧巴宾斯基征阴性，四肢轻触觉、针刺觉及音叉振动觉正常、对称，位置觉、两点辨别觉及运动觉正常存在。双侧指鼻试验不准确，轮替动作笨拙，双侧跟膝胫试验辨距不良，龙贝格征试验睁眼、闭眼均不稳，一字步不稳，呈前冲步态，步基增宽。颈软、无抵抗，脑膜刺激征阴性。

辅助检查：血常规：白细胞绝对值 5.84×10^9/L，中性粒细胞相对值 71.5%（正常范围 50% ~ 75%），嗜酸性粒细胞相对值 1.5%（正常范围 0.5% ~ 5.0%），淋巴细胞相对值 18.6%（正常范围 20% ~ 50%），红细胞绝对值 4.73×10^{12} 儿，红细胞体积 88.4 fl（正常范围 80 ~ 100 fl），血小板绝对值 265×10^9/L。大便常规正常。尿常规：红细胞 100.1/μl（参考范围 0 ~ 25.0/μl），混合型红细胞，病理管型 1/ml（参考值 0 ml）。生化全项：AST 42.5 U/L（参考范围 0.0 ~ 42.0 U/L），肌酐 94.7 μmol/L（参考范围 31.7 ~ 93.3 μmol/L），总胆固醇 2.9 mmol/L（参考范围 3.20 ~ 5.17 mmol/L），低密度脂蛋白 1.5 mmol/L（参考范围 1.5 ~ 3.1 mmol/L），高密度脂蛋白 0.96 mmol/L（参考范围 1.0 ~ 1.8 mmol/L）。血液系统：铁蛋白、维生素 B_{12} 和叶酸水平均正常。免疫全套：抗 nRNP 抗体、抗 SM 抗体、SS-A 抗体、抗 SS-B 抗体、抗 SCL-70 抗体、抗 PM-SCL 抗体、抗 JO-1 抗体、抗着丝点抗体、增殖细胞核抗原抗体、抗 ds-DNA 抗体、组蛋白抗体、抗核糖体 P 蛋白抗体、抗线粒体 M_2 亚型抗体、心肌抗体、抗胃壁细胞抗体、抗平滑肌抗体、抗线粒体抗体、抗肝肾微粒体抗体、RO-52 及核小体抗体均为阴性。抗中性粒细胞细胞质抗体及中性粒细胞细胞质抗体核周型、中性粒细胞细胞质抗体胞质型均为阴性。心磷脂抗体阴性。抗 O：142 IU/ml（参考范围 0 ~ 408 IU/ml）。C 反应蛋白：0.836 mg/L（参考范围 0 ~ 2.87 mg/L）。类风湿因子 9.8 IU/ml（参考范围 0 ~ 15.9 IU/ml）。红细胞沉降率：18 mm/60 min（参考范围 0 ~ 15 mm/60 min）。传染病检测：乙肝表面抗体阳性，丙肝病毒抗体、艾滋病病毒抗体、梅毒血清特异性抗体、乙肝表面抗原、乙肝 E 抗原、乙肝 E 抗体及乙肝核心抗体均为阴性。甲状腺功能：游离 T_3、游离 T_4、甲状腺素、

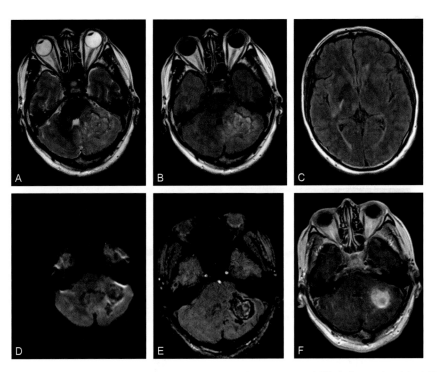

图 22-2　2015 年 5 月 29 日 MRI 检查示左侧小脑半球、右侧颞叶、丘脑及右侧基底节区不规则斑片状异常信号，左侧小脑病灶明显强化

超敏促甲状腺激素及三碘甲状腺原氨酸均正常。甲状腺过氧化物酶抗体及甲状腺球蛋白抗体均为阴性。肿瘤标志物：甲胎蛋白、癌胚抗原、糖链抗原、总前列腺特异抗原及细胞角蛋白 19 片段均为阴性。凝血：凝血酶原时间、国际标准化比值、部分凝血活酶时间、纤维蛋白原及凝血酶时间均正常。糖化血红蛋白 5.9%（参考范围 4.1% ~ 6.5%）。口服葡萄糖耐量试验（OGTT）：空腹血糖 4.1 mmol/L（参考范围 3.9 ~ 6.1 mmol/L），半小时血糖 9.3 mmol/L（参考范围 <10 mmol/L）。1 h 血糖 7.85 mmol/L（参考范围 <8.9 mmol/L），2 h 血糖 8.73 mmol/L（参考范围 <7.8 mmol/L），3 h 血糖 8.07 mmol/L（参考范围 <6.7 mmol/L）。

2015 年 6 月 12 日行腰椎穿刺脑脊液检查，示压力 130 mmH$_2$O。化验结果如下：无色，清，细胞总数 404/µl，白细胞数 4/µl，蛋白质 101 mg/dl，葡萄糖 3.62 mmol/L，同期血糖 8.32 mmol/L，氯化物 128 mmol/L。免疫：鞘内 IgG 合成率 28.27（参考范围 10.00 ~ 10.00），脑脊液 IgG 寡克隆区带（＋），血清 IgG 寡克隆区带（－），脑脊液特异性 IgG 寡克隆区带（＋），脑脊液髓鞘碱性蛋白 1.69 ng/L，血清髓鞘碱性蛋白 1.76 ng/L。副肿瘤：血脑脊液抗 CV2/CRMP5、PNMA2、Ri、Hu、Yo 及 Amphiphysin 抗体阴性。细胞学：以成熟 T 淋巴细胞为主，未见明显异常细胞。寄生虫感染抗体检测：血囊虫（＋），脑脊液囊虫（－），脑脊液血吸虫、钩端螺旋体、肺吸虫、旋毛虫、弓形体、莱姆病及曼氏裂头蚴抗体均阴性。

超声心动图示三尖瓣少量反流。颈部血管超声示双侧颈动脉、椎动脉及锁骨下动脉血流未见异常。腹部 B 超示肝囊肿和右肾囊肿。泌尿系超声示右肾囊肿，前列腺增大并钙化形成。甲状腺超声示甲状腺左叶实性结节并钙化，右叶囊实性小结节。基底动脉高分辨 MRI 未见异常。胃镜检查示非糜烂性胃炎伴糜烂，胃体病变，十二指肠球部隆起性病变。胃部病理诊断：胃窦部黏膜组织呈重度慢性浅表性胃炎伴活动性炎及淋巴滤泡形成，部分腺上皮轻度非典型增生及肠上皮化生，可见幽门螺杆菌；胃角黏膜组织呈重度慢性浅表性胃炎伴活动性炎，部分腺上皮伴轻度非典型增生。PET-CT 检查提示：①胃壁局部增厚，代谢增高。②左侧小脑半球略高密度结节影，无代谢增高。脑血管造影示颅内血管无节段性狭窄或增粗（图 22-3）。

入院后查血囊虫抗体为阳性，给予吡喹酮驱虫治疗（总剂量 12 g，分 10 天口服），症状无明显变化。复查头颅 CT，提示出血性病变较前吸收。1 个月后再次住院，期间头痛加重，复查头颅 CT 检查，提示颅内再次出血。复查头部 MRI，SWI 示双侧小脑半球均有出血，增强示双侧小脑半球呈线条样、斑片样强化（图 22-4）。给予脱水降颅内压及抑酸护胃治疗，病情稳定后外科行开颅活检。

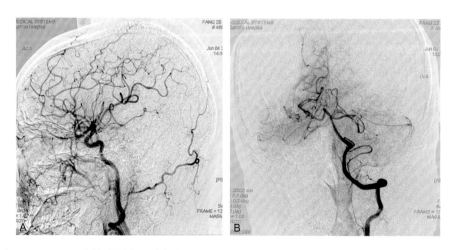

图 22-3　2015 年 6 月 04 日，血管造影未见节段性狭窄或增粗

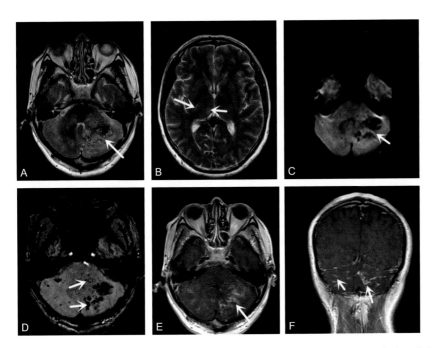

图 22-4　2015 年 8 月 21 日复查 MRI，SWI 提示双侧小脑半球均有出血，增强示双侧小脑半球呈线条样、斑片状强化

病理结果

肉眼所见：左侧小脑组织活检，2 块组织大小均约为 0.5 cm × 0.5 cm × 0.5 cm，外观可见陈旧性出血。

镜下所见：软脑膜及脑实质内大、小血管壁纤维素样坏死，透壁性单核淋巴细胞浸润，脑组织梗死，陈旧性出血，未见多核巨细胞和组织细胞（图 22-5）。一些血管腔狭窄或闭塞，可见新生血管形成（图 22-6、22-7）。血管周围脑组织可见缺血梗死改变。部分血管壁和周围脑组织内可见多量吞噬含铁血黄素的吞噬细胞，还可见含铁血黄素颗粒（图 22-8），有单核炎症细胞浸润（图 22-9）。网织纤维染色显示血管壁全层纤维素样坏死（图 22-10）。

免疫组化染色：SMA 染色示平滑肌细胞层连续性中断，血管壁结构破坏（图 22-11），部分血管内皮细胞表达 CD34，血管壁和周围脑组织大量表达 CD68$^+$ 细胞（图 22-12）。

临床病理诊断：原发性中枢神经系统血管炎（淋巴细胞型）。

讨论

早在 1922 年 Harbitz 首次报道了一种原因不明的血管炎，1959 年 Cravioto 和 Feigin 将其称为孤立性中枢神经系统血管炎，并作为一种独立疾病首次被提出。1988 年 Calabrese 和 Mallek 系统报道了 8 例病例，并将其统一命名为原发中枢神经系统血管炎（primary angiitis of the central nervous system，PACNS），系统地提出了初步临床诊断标准，目前仍被广泛沿用。具体如下：①临床标准：患者病史或临床检查提示有神经功能缺损，通过多方面评价后仍不能用其他病变解释。②影像学和组织学标准：由影像和（或）病理证实的中枢神经系统血管炎性过程。③排除标准：无任何证据显示有系统性血管炎，或有任何证据显示血管炎为继发性，如梅毒性血管炎。2009 年 Birnbaum 和 Hellamnn 对既往报道进行了综述，并提出了新的补充诊断标准，用以排除可逆性脑血管收缩综合征（reversible cerebral vasoconstriction syndrome，RCVS）。诊断标准如下：①确诊的 PACNS：活检确诊的 PACNS（金标准）。②很可能的 PACNS：A. 缺乏活检资料；B. 血管造影、MRI 及脑脊液表现符合 PACNS 表现。

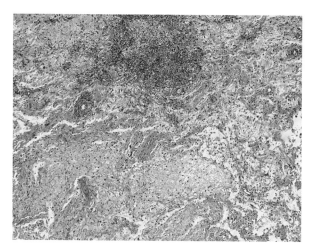

图 22-5　脑组织内大、小血管壁纤维素样坏死，透壁性单核淋巴细胞浸润，脑组织梗死，陈旧性出血（HE 染色×100）

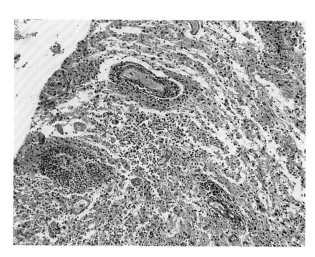

图 22-6　脑组织梗死，血管炎性改变，血管腔闭塞（HE染色×200）

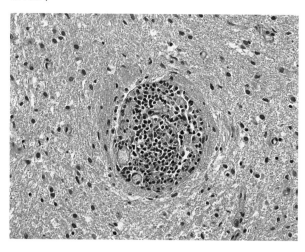

图 22-7　血管腔闭塞，新生血管形成（HE 染色×200）

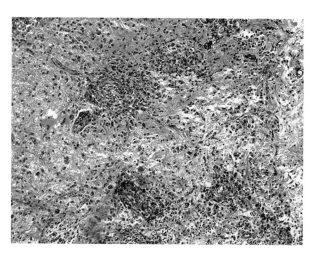

图 22-8　血管壁和周围脑组织内可见多量吞噬含铁血黄素的吞噬细胞，还可见含铁血黄素颗粒（HE 染色×200）

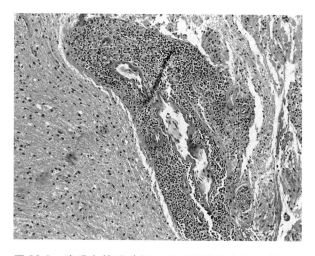

图 22-9　脑膜血管壁破坏，透壁性单核炎症细胞浸润（HE 染色×200）

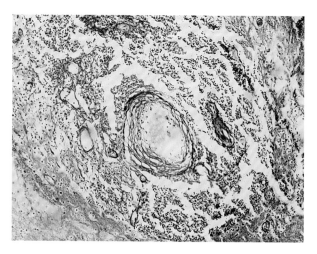

图 22-10　血管壁结构破坏，纤维素样坏死（网织纤维染色×200）

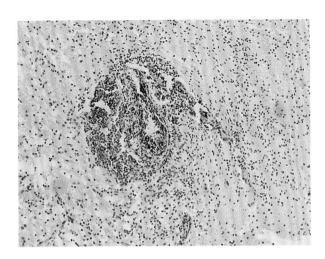

图 22-11　动脉壁结构破坏（anti-actin 免疫组化染色 ×400）

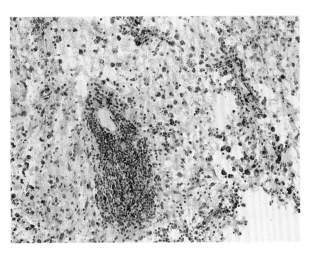

图 22-12　脑组织和血管壁 CD68⁺ 细胞浸润（anti-CD68 免疫组化 ×400）

2011 年，Hajj-Ali 等提出依据临床表现、影像学检查及脑组织病理活检结果进行分型的标准。2015 年，美国梅奥诊所回顾了 163 例 PACNS 患者后将其按临床表现分为五型，并根据脑脊髓血管受累的大小将原发中枢神经系统血管炎分为造影阳性型（中大血管受累型）、造影阴性型（小血管受累型）及脊髓型（少数累及脊髓）三种类型，再根据临床表现及脑组织病理结果进一步分为几种亚型。如为脑血管造影阳性型，则根据受累血管的大小进一步分为近端血管受累型和远端血管受累型；根据临床表现分为脑梗死型、颅内出血型及快速进展型[1]。而脑血管造影阴性型又称小血管受累型，依据临床表现和组织病理的不同，此型可以分为肉芽肿性原发中枢神经系统血管炎、淋巴细胞性原发中枢神经系统血管炎及 β 淀粉样蛋白相关性脑血管炎。

　　原发中枢神经系统血管炎是主要局限于脑实质、脊髓和软脑膜的中小血管的罕见重度免疫炎性疾病，迄今全世界报道总数约为 500 余例（其中有部分患者属于可逆性脑血管收缩综合征）[2]。该病通常缓慢起病，少数也可急性起病，病程可有复发缓解，也可进行性加重。临床表现与受累血管大小及血管炎病理分型有关，常无特异性症状和体征。头痛、认知障碍以及持续性局灶神经功能缺损或脑卒中的相关表现是原发中枢神经系统血管炎最常见的临床表现，也是 2/3 以上原发中枢神经系统血管炎患者的首发症状。在原发中枢神经系统血管炎患者中约 5% 有脊髓受累症状[3]，以单纯脊髓受累罕见。极个别患者可发生视神经炎。血清学、脑脊液检查及神经影像学（包括血管造影）异常结果对于 PACNS 通常不具有特异性，但能为其鉴别诊断提供依据，对除外继发性或系统性血管炎有重要意义。

　　MRI 是对原发中枢神经系统血管炎最敏感的影像学检查方法[4]，基本上 100% 有阳性发现。应用 MRI 不同的序列更容易发现 PACNS 的异常表现。常见的异常表现有：同时累及皮质和皮质下的多发梗死、进行性融合的脑白质病灶、DWI 多发高信号、脑实质内血肿、脑实质多发微出血、脑实质多发小的强化病灶、单发或多发大块强化病灶（易被误诊为肿瘤）、血管周围间隙扩大伴强化及软脑膜强化病灶等。脊髓型原发中枢神经系统血管炎可见以胸段受累为主的多发小片状均匀强化[5]。近年高分辨 MRI 被用于中枢神经系统血管炎的诊断，可见脑部病变处血管壁向心性增厚及强化，有助于与可逆性脑血管收缩综合征相鉴别。

　　本例患者的临床表现为小脑性共济失调，同时伴有不典型头痛，首次头部 CT 检查显示左侧小脑半球高密度影。因患者有原发性高血压病史，故诊断考虑为高血压性脑出血，但 MRI 检查显示除了小脑半球病变外，右侧丘脑和基底节也存在多发病变。加之患者的血压控制尚好，因此可排除高血压性脑出血，考虑为炎性血管病即中枢神经系统血管炎的可能性大。

中枢神经系统血管炎包括原发性和继发性。诊断原发性中枢神经系统血管炎时首先要排除感染性动脉炎如结核和梅毒等，也要除外系统性血管炎（如结节性多动脉炎）和自身免疫病（如系统性红斑狼疮等）所致的继发性中枢神经系统血管炎。我们对该患者进行了较为详细的检查，显示传染病及脑脊液检查无感染性疾病的证据，红细胞沉降率、C反应蛋白、甲状腺功能、免疫全套、抗中性粒细胞细胞质抗体及类风湿因子等均无阳性发现，肿瘤标志物、副肿瘤抗体及PET-CT等检查除外了肿瘤。当然，DSA检查也排除了可逆性脑血管收缩综合征。最后，寄生虫抗体检查发现血囊虫抗体阳性，但最终试验性驱虫治疗无效。因此，该患者考虑为原发性脑血管炎。

脑组织活检为诊断原发性中枢神经系统血管炎的金标准，应在影像学显示异常的部位进行。活检组织约1 cm³大，最好包括皮质、灰质和软脑膜。大约60%的患者可以通过活检确诊。造成活检假阴性的原因考虑与未正确取材或未取到病变的组织有关，因为原发性中枢神经系统血管炎的血管常呈节段性、斑片样受累。

原发性中枢神经系统血管炎的典型病理改变特征为原发的血管透壁性损害及血管破坏性炎症反应。其常见的病理类型有肉芽肿性血管炎、淋巴细胞性血管炎、坏死性血管炎和β淀粉样蛋白相关性脑血管炎（Aβ related angiitis, ABRA）等。肉芽肿性血管炎是最常见的病理类型，主要特征是以血管为中心的单核细胞浸润伴肉芽肿形成。肉芽肿可见于管壁全层，主要以淋巴细胞、吞噬细胞和浆细胞浸润为主，也可见朗格汉斯细胞和巨细胞浸润。淋巴细胞性血管炎是其次常见的病理类型，突出表现为血管周围大量淋巴细胞及少量浆细胞浸润，后期可出现血管壁扭曲和破坏，而脑实质内炎症反应并不明显。坏死性血管炎主要累及小肌性动脉，表现为血管壁急性炎症反应。透壁样血管坏死和内弹力层破坏，多伴有蛛网膜下腔出血。该型病情较重，预后较差。ABRA常为软脑膜、皮质小血管周围巨细胞及淋巴细胞浸润性炎症反应，以及淀粉样蛋白沉积，可伴肉芽肿形成，也可见局灶出血、纤维素样坏死、栓塞及再通。

对该例患者最后行脑组织活检，病理学改变符合淋巴细胞性血管炎的特点。

至于原发性中枢神经系统血管炎的治疗，急性期还是以糖皮质激素冲击为主。在糖皮质激素减量过程中，联合应用环磷酰胺。3~6个月待病情缓解稳定后，可小剂量糖皮质激素联合吗替麦考酚酯或硫唑嘌呤等毒性较低的免疫抑制剂。总疗程12~18个月。如果上述方案仍不能控制病情或频繁复发，可考虑应用肿瘤坏死因子α拮抗剂（英夫利昔单抗及伊纳西普）或利妥昔单抗等。该患者经过糖皮质激素联合环磷酰胺治疗，目前已随访1年余，病情稳定。

（北京天坛医院王新高、张在强整理）

参考文献

[1] 中国免疫学会神经免疫学分会, 中华医学会神经病学分会神经免疫学组, 中国医师协会神经内科医师分会神经免疫专员委业会. 原发性中枢神经系统血管炎诊断和治疗中国专家共识. 中国神经免疫学和神经病学杂志, 2017, 24(4): 229-239.

[2] Berlit P, Kraemer M. Cerebral Vasculitis in Adults: What Are the Steps in Order to Establish the Diagnosis? Red Flags and Pitfalls. Clin Exp Immunol, 2014, 175(3): 419-424.

[3] Salvarani C, Jr BR, Christianson T, et al. An Update of the Mayo Clinic Cohort of Patients with Adult Primary Central Nervous System Vasculitis: Description of 163 Patients. Medicine, 2015, 94(21): e738.

[4] Kempster PA, Mclean CA, Phan TG. Ten Year Clinical Experience with Stroke and Cerebral Vasculitis. J Clin Neurosci, 2016, 27: 119-125.

[5] Abdel Razek AA, Alvarez H, Bagg S, et al. Imaging Spectrum of CNS Vasculitis. Radiographics, 2014, 34(4): 873-894.

病例 23

54 岁男性发作性右侧肢体无力伴头痛 2 个月余

临床资料

患者，男，54 岁，主因"发作性右侧肢体无力伴头痛 2 个月余"于 2011 年 7 月 4 日收入我院。

现病史：患者于 2011 年 4 月初无明显诱因出现右侧肢体力弱，能够行走，右手持物力弱，伴言语欠流利及右手麻木感，伴较剧烈的左侧头部针刺样疼痛，无意识障碍、视物成双、饮水呛咳、声音嘶哑、四肢抽搐或二便失禁。于外院就诊，当时查体示神志清，语言流利，右下肢肌力 3 — 4 级。风疹病毒抗体 IgM（＋），巨细胞病毒抗体 IgM（＋），单纯疱疹病毒抗体 I 型抗体 IgM（＋），MBP 4.07 nmol/L，24 h IgG 合成率 34.5 mg/24 h ↑。头部 MRI 检查示左侧顶叶异常信号，DSA 检查未见异常，头颅 MRV 扫描未见异常，MRS 示左侧顶叶病灶较对侧 NAA 峰明显降低，Cho 峰升高。予改善脑循环、营养神经及止痛治疗，患者病情无明显缓解，头痛及肢体无力略有加重。患者就诊于我院。头颅 MRI 检查显示病灶增大。为了明确诊断，于 2011 年 7 月 6 日转入脑外科行立体定向活检术。术后病理显示"皮质及白质结构轻度疏松，伴星形胶质细胞轻度增生，偶见血管周围灶状淋巴细胞浸润，结合临床"。病灶性质未明，于 2011 年 7 月 18 日行开颅探查、左顶叶占位切除及去骨瓣减压术。

既往史：患有精神分裂症 16 年，每 2 个月注射"哈利多"控制精神症状。既往有癫痫大发作病史。患痔疮数年。否认原发性高血压、糖尿病及冠心病病史，否认肝炎及结核等传染病史，否认输血史，否认食物及药物过敏史。

个人史：出生并久居北京。否认疫区疫或水接触史，否认特殊毒物、药物及放射线接触史。有吸烟 30 余年，约 10 余支 / 天，饮酒 30 余年，白酒 2 ~ 3 两 / 天。婚育史及家族史无特殊。

查体：BP 130/80 mmHg，神志清，言语欠流利，粗测视野正常，双侧瞳孔等大等圆，对光反射灵敏，各向眼动充分，未见眼震及复视，双侧面部针刺觉对称。右侧鼻唇沟浅，双侧软腭抬举有力，悬雍垂右偏，咽反射（＋），伸舌左偏。四肢肌张力略偏低，四肢肌力 5 级，四肢腱反射偏低，四肢指鼻及跟膝胫试验稳准，双侧针刺觉、音叉振动觉及图形觉对称，右下肢关节位置觉差，右侧病理征（±）。脑膜刺激征（－）。

实验室及辅助检查

1. 血常规　WBC 9.6×10^9/L，HBG 128 g/L，PLT 351×10^{12}/L，CRP 27 mg/L，红细胞沉降率 14 mm/1h。

2. 其他血液相关检查　血生化大致正常；肿瘤标志物正常；免疫球蛋白 + 补体正常，RF+ASO+ 正常，ANA、ENA 及亚类（－），ANCA（－）。血管紧张素转化酶 19 U/L（10 ~ 68 U/L），甲状腺功能五项正常。风疹病毒抗体 IgM（＋），巨细胞病毒抗体 IgM（＋），单纯疱疹病毒抗体 I 型抗体 IgM（＋），MBP 4.07 nmol/L，24 h IgG 合成率 34.5 mg/24 h ↑。DSA 检查未见异常，头颅 MRV 扫描未见异常，MRS 示左侧顶叶病灶较对侧 NAA 峰明显降低，Cho 峰升高。

3. 腰椎穿刺检查（2011 年 4 月 22 日，外院）　无色透明，压力 170 mmH₂O，白细胞 0，潘氏试验（－）。脑脊液生化：蛋白质 41 mg/dl，氯化物 119 mmol/L，葡萄糖 3.0 mmol/L。

4.脑脊液其他检查：未见细菌、隐球菌及分枝杆菌，风疹病毒抗体 IgM（＋），巨细胞病毒抗体 IgM（＋），单纯疱疹病毒抗体 I 型抗体 IgM（＋），MBP 4.07 nmol/L，24 h IgG 合成率 34.5 mg/24 h↑，Ri、Hu 及 Yo 抗体（－）。

5.头部影像学检查

（1）头 MRI（2011 年 4 月 19 日，外院）：左侧顶叶异常信号，强化后局部脑膜强化增厚。

（2）头 MRV（2011 年 4 月 25 日，外院）：头颅 MRV 扫描未见异常。

（3）头 MRS（2011 年 4 月 28 日）：左侧顶叶病灶较对侧 NAA 浓度明显降低，Cho 浓度升高改变。

（4）头 MRI（2011 年 5 月 6 日，外院）：左侧顶叶异常信号，与之前相比有扩大（图 23-1）。

（5）DSA（2011 年 5 月 10 日，外院）：全脑血管造影未见异常。

（6）头 CT（2011 年 7 月 4 日，外院）：左侧顶枕部片状低密度灶，最大截面 4.4 cm×3.6 cm，其内似见结节状稍高密度影，左侧脑室后角受压，强化后局部脑膜强化增厚，与之前相比有所扩大。

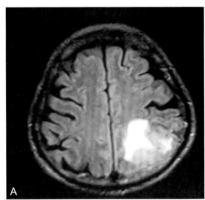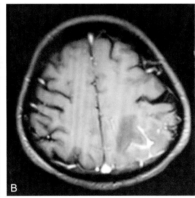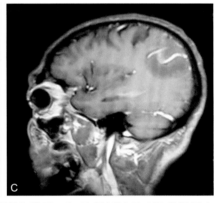

图 23-1　2011 年 5 月头颅 MRI 显示左侧顶、枕叶异常信号，强化后局部脑膜强化增厚。A. 头颅 MRI FLAIR 像显示左侧顶叶异常病灶。B. 头颅 MRI 增强可见左侧顶叶异常病灶部分强化。C. 头颅 MRI 矢状位增强可见左顶叶异常病灶部分强化

病理结果

肉眼所见：采取左顶叶占位切除及去骨瓣减压术，术中见局部脑组织黄染，肿胀明显，与周围正常组织边界欠清。

镜下所见：HE 染色可见皮质及白质结构，脑膜增厚，在蛛网膜下腔可见多量炎症细胞浸润，以淋巴细胞为主。蛛网膜下腔、皮质及白质内可见多量管腔狭窄的血管。血管壁似有均匀、粉染的物质沉积，血管内皮细胞肿胀，血管周可见多量炎症细胞浸润。局部多灶性脑组织崩解，多量吞噬细胞浸润。另外，可见多量小血管增生及反应性增生的星形胶质细胞（图 23-2）。

免疫组化：CD4（－），CD8（＋），CD20（部分＋），CD68（＋），CD79a（＋），CD138（＋），端粒酶（－），lambda（部分＋），kappa（部分＋），a-actin（血管＋），Aβ（－）。

特殊染色：弹性纤维染色（－）。

临床病理诊断：原发性中枢神经系统血管炎。

讨论

原发性中枢神经系统血管炎也称孤立性中枢神经系统血管炎，是一种罕见的、病因未明的只累及

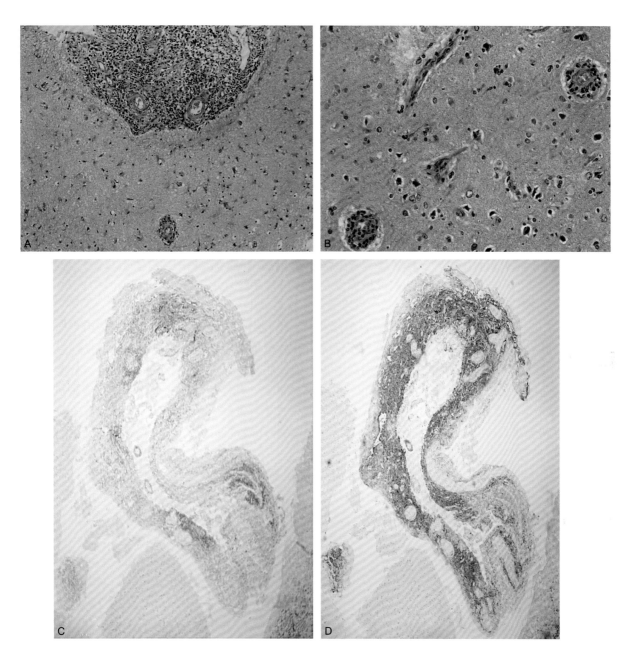

图 23-2　A、B. 在蛛网膜下腔、皮质及白质内可见多量管腔狭窄的血管，血管壁及血管周可见多量炎症细胞浸润，以淋巴细胞为主。免疫组化示 CD20(部分 +)，CD138 (+)。(图 AB. ×200) C. 蛛网膜下腔血管壁可见多量炎症细胞浸润，CD20(部分 +) (×200)。D. 蛛网膜下腔血管壁内可见多量炎症细胞浸润，CD138 (+)(×200)

中枢神经系统的非感染性、非自身免疫性疾病。它主要侵犯脑中小血管和软脑膜微血管管壁，少部分病例临床与影像学均表现为占位病变，常易误诊为肿瘤。

本病在美国的发病率为（2~4）人 /（百万人·年），以中青年多见，中位发病年龄为 50 岁，男性略多于女性。

本病的发病机制尚不明确，可能与感染触发的发生在脑动脉壁的抗原特异性自身免疫反应有关，免疫应答以 T 淋巴细胞为主，相关感染因素有 VZV、HCV、CMV 及真菌等。

对于原发性中枢神经系统性血管炎的病理诊断，目前仍采用美国 Michigan 大学医学中心的病理检查标准：①脑实质血管或脑膜血管（软脑膜／硬脑膜）管壁或管周至少有两层以上淋巴细胞浸润。②受累血管管壁的结构变化（主要观察血管内皮细胞）有坏死或可疑坏死。③神经元细胞的细胞质呈粉红色及核浓缩，伴或不伴星形胶质细胞核浓缩或胶质增生（缺血改变）。④嗜神经细胞表现。⑤脑实质（包括血管周围）水肿。⑥排除其他病理诊断。原发性中枢神经系统性血管炎应符合以上六条标准，原发性中枢神经系统性血管炎可能符合以上第①～⑥条标准[1]。其病理分为三型：①肉芽肿性血管炎：为以血管为中心的单核细胞浸润及多核巨细胞形成的肉芽肿，半数病例有 Aβ 沉积。②淋巴细胞性血管炎：以淋巴细胞浸润为主，可伴浆细胞浸润和血管壁坏死等。③坏死性血管炎：为血管壁纤维素性坏死[2]。

原发性中枢神经系统性血管炎常见的临床表现为头痛、认知功能改变、偏瘫、癫痫、共济失调及短暂性脑缺血发作（transcient ischemic attack，TIA）等，约 5% 的患者有脊髓受累。约 4% 的原发性中枢神经系统性血管炎患者出现肿瘤样病灶，其中约 29% 的病例可见脑淀粉样血管病。经过手术切除及积极的免疫抑制治疗效果较好。其他尚可见原发性中枢神经系统性血管炎颅内出血和复发型原发性中枢神经系统性血管炎[2]。

头部 MRI 对原发性中枢神经系统性血管炎诊断的敏感性高，但特异性差。一般表现为多灶的、白质或灰质均可累及的、大小不等的片样边界模糊的病灶，可累及单侧或双侧。肿瘤样原发性中枢神经系统性血管炎的影像学表现为占位病变，周围组织水肿，注药后强化，常易误诊为肿瘤。脑血管造影表现为颅内中小动脉节段性狭窄，小动脉闭塞或微小动脉瘤，有代偿性局部扩张，典型表现可呈"串珠样"，阳性率为 40%～68%[3-4]。

治疗原则为早期应用足量、足疗程糖皮质激素，联合环磷酰胺（CTX 0.75 g/m^2，6 个月）。如无效，可应用齐多夫啶、甲氨蝶呤及麦考酚酯等治疗[4]。

本例的临床表现为单一占位性病灶，周围水肿明显，强化呈"流线征"，实验室检查未见免疫炎性改变证据，易误诊为脑肿瘤，但是头部 MRI 强化后局部脑膜强化增厚，提示炎性改变的可能，后经活检证实。糖皮质激素冲击治疗后头痛症状消失，颅内病灶缩小，后患者采取长期中药治疗。

（首都医科大学附属北京友谊医院郭燕军整理）

参考文献

[1] Powers WJ. Primary Angiitis of the Central Nervous System: Diagnostic Criteria. Neurol Clin, 2015, 33(2): 515-526.

[2] Hajj-Ali RA1, Calabrese LH. Diagnosis and Classification of Central Nervous System Vasculitis. J Autoimmun, 2014, 48-49: 149-152.

[3] Alrawi A. Brain biopsy in Primary Angiitis of the Central Nervous System. Neurology, 1999, 53: 858-860.

[4] Calabrese LH. Primary Angiitis of the Central Nervous System: Diagnostic Criteria and Clinical Approach. Cleve Clin J Med, 1992, 59(3): 293-306.

病例 24

23 岁男性患者发作性抽搐 17 年，行走不稳伴智能减退 10 个月

临床资料

患者，男，23 岁，因"发作性抽搐 17 年，行走不稳伴智能减退 10 个月"于 2012 年 7 月 24 日入院。

现病史：患者于 1994 年 2 月初无明显诱因出现发作性双眼向右侧注视，伴或不伴四肢抽搐。抽搐时双上肢屈曲，双下肢伸直，每次持续约 1 min，时有意识不清，不伴大小便失禁，约 1 次 / 月。于外院行头颅 MRI 检查，提示"脑白质广泛病变"（图 24-1），拟诊"肾上腺脑白质营养不良"。腰椎穿刺无阳性提示，未予治疗。1999 年复查头颅 MRI，提示白质病灶减少（图 24-2）。1999 — 2000 年抽搐发作较前频繁，2 ~ 3 次 / 月。开始口服卡马西平（剂量不详），仍有间断发作，1 次 / 2 ~ 3 月，性质和时程与前相似。2000 年在北京神经内科会诊中心就诊，考虑"播散性脑脊髓炎恢复期"，未予治疗。2004 年 4 月因头痛伴恶心、呕吐于我院儿科住院。头颅 CT 检查见"脑白质大片状低密度灶"，腰椎穿刺示压力 400 mmH$_2$O，色清亮，常规及生化正常，抗酸、墨汁染色及寡克隆区带阴性，Ig G 24 h 合成率为 — 11.979 mg/24 h（正常值：— 9.9 ~ 3.3 mg/24 h）。双眼视觉诱发提示"潜伏期正常，波幅降低"。于北京神经内科会诊中心复诊，不排除"线粒体脑肌病"，行肱三头肌肌肉活检，骨骼肌未见特异性改变。给予大剂量甲泼尼龙冲击治疗后改为口服替代治疗，服用半年后渐停用。2004 年 8 月再次复查头颅 MRI，提示"脑室周围及皮质下白质广泛长 T1、长 T2，FLAIR 高信号，增强后无明显强化"（图 24-3）。多次复查腰椎穿刺，示压力逐渐正常，最后一次腰椎穿刺（2005 年 9 月 19 日）压力为 190 mmH$_2$O。2006 年复查头颅 MRI，提示白质病灶稍减少，仍有间断抽搐发作，且频率增多，1 ~ 2 次 / 月，给予拉莫三嗪及卡马西平联合治疗后仍不能完全控制。2010 年以前认知功能正常，文化课及体育成绩均较好，在中专就读，生活自理。2010 年 6 月后家属发现患者视力下降，反应较前迟钝，理解力差。复查头颅 MRI，提示"脑白质改变较前加重"。在外院排查尿有机酸、氨基酸谱及血酰基肉碱谱，均无特异发现。自 2011 年 10 月开始，患者出现行走不稳，记忆力、计算力及执行能力减退，言语减少，语速减慢。2012 年 1 月以上症状明显加重，生活不能完全自理。为进一步诊治收入我院。患病以来，患者精神、饮食及二便正常。

既往史、个人史及家族史：否认肝炎及结核等传染病史，按时接种。无输血史，否认药物过敏史。出生于北京。足月顺产，出生时无缺氧病史，生长发育与同龄儿相同。无粉尘、毒物或放射性物质接触史，无传染病接触史，无疫区接触史，无烟酒嗜好。未婚。父母体健，否认癫痫病史，否认家族遗传性病史。

入院查体：发育正常，营养良好，右利手，欣快面容，自主体位，蹒跚步态，神志清，语言欠流利，语调正常，语速慢，回答反应迟缓，不能完全切题。定时、定向及记忆力减退，计算力减退，简易精神状态评分量表（MMSE）＜10 分。对指令性动作不能完全理解，查体不能完全合作。粗测双眼视力下降，视野检查不合作。双睑无下垂，无眼球突出及眼球凹陷。双侧瞳孔直径 3.5 mm，直接及间接光反射灵敏。眼球各向运动充分。张口无偏斜，角膜反射正常。双侧鼻唇沟和额纹对称。发音正常，吞咽正常，双侧软腭抬举有力，咽反射正常，伸舌居中。感觉系统检查欠合作。四肢肌肉无萎缩，肌

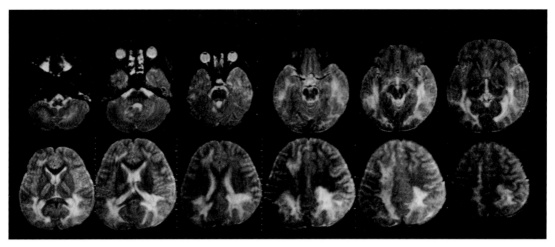

图 24-1   1994 年 3 月 4 日头颅 MRI，示病初已可见脑白质广泛病变

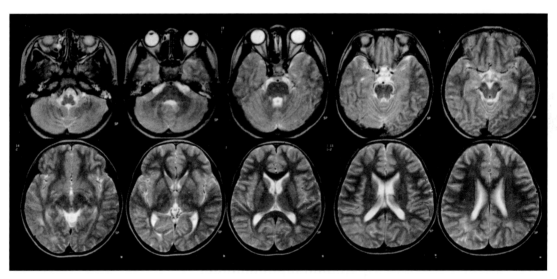

图 24-2   1999 年 4 月 15 日头颅 MRI，示双侧额、颞、顶、枕叶脑实质内多发片状稍长 T1、T2 信号，较 1994 年的 MRI 病灶有所减轻

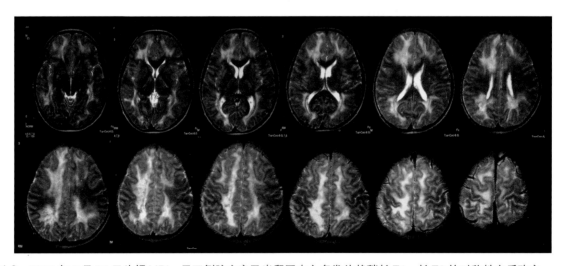

图 24-3   2004 年 8 月 31 日头颅 MRI，示双侧脑室旁及半卵圆中心多发片状稍长 T1、长 T2 的对称性白质改变

力 5 级，双侧肱二头肌、肱三头肌、桡骨骨膜、膝腱反射及跟腱反射亢进，双侧髌阵挛及踝阵挛阳性。双侧霍夫曼征、巴宾斯基征及查多克征阳性。无不随意运动。指鼻试验及轮替试验欠稳准，跟膝胫试验不能完成。

　　辅助检查：WBC $3.78 \times 10^9/L$，生化全项正常，抗中性粒细胞抗体及抗心磷脂抗体等阴性。红细胞沉降率、风湿组合及甲状腺功能及抗体正常。

　　2012 年 7 月头颅 MRI 检查，见脑内幕上、幕下实质下可见弥漫对称分布稍长 T2、稍长 T1 异常信号（图 24-4），脑实质多发片状对称长 T1、T2 异常信号，病灶有复发、缓解和再复发的趋势（图 24-5）。头颈动脉 CTA 未见异常。

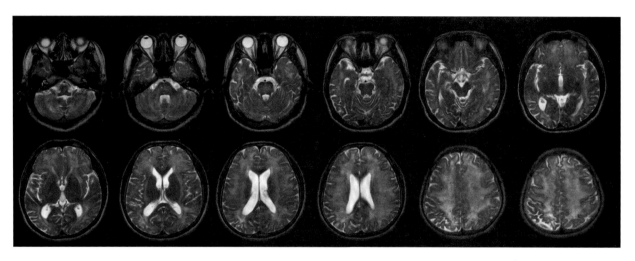

图 24-4　2012 年 7 月头颅 MRI，示脑内幕上、幕下实质内可见弥漫对称分布的稍长 T2、稍长 T1 异常信号

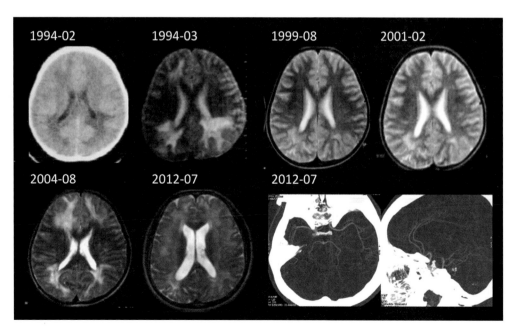

图 24-5　脑实质多发片状对称长 T1、T2 异常信号，病变有复发、缓解和再复发的趋势

1999 — 2012 年行多次脑电图均有异常，现仅列举有特点的脑电图。① 2005 年 4 月 15 日（长程视频脑电图）：HV 诱发额区不对称高波幅慢波夹杂不典型尖波，以右侧为著。② 2006 年 8 月 9 日（长程视频脑电图）：HV 时双侧额区少量散发不典型尖波，以右侧为著，睡眠期右侧额叶、中央和顶叶偶发尖慢波。

患者家属本次住院拒绝行腰椎穿刺检查，于 2012 年 7 月 27 日行立体定向脑活检术。

病理结果

肉眼所见：送检灰白色左侧额叶白质深部穿刺组织 4 块，大者为 0.3 cm×0.3 cm×0.3 cm，小者为 0.1 cm×0.1 cm×0.1 cm，质软。

镜下所见：病变波及灰、白质，以白质为著。白质内及血管周围见多量淋巴细胞浸润，伴反应性星形细胞增生。白质内见多量淋巴细胞浸润。皮质的部分小血管周围及实质内见散在淋巴细胞浸润及可疑的胶质结节。病变区继发性髓鞘脱失，可见散在的吞噬细胞，PAS 染色（ — ）。免疫组化染色显示病变区以 T 淋巴细胞为主，CD3 及 CD8 染色（ + ），CD68 部分（ + ），CD20 散在（ + ），GFAP 染色提示星形细胞增生，NF 染色提示病变严重区轴索坏变，CD34 及 Actin 染色显示血管壁阳性，周边见多量淋巴细胞浸润，灰质区小灶淋巴细胞浸润区中心部亦为小血管，其他阴性。免疫组化：CD4、EBV 及 CD1a 等为阳性（图 24-6）。

病理诊断：幼年发病的原发性中枢神经系统小血管炎（small vessel childhood primary CNS vasculitis，SVcPACNS）。

讨论

幼年发病的原发性中枢神经系统小血管炎又称幼年发病的血管影像阴性原发性中枢神经系统血管炎，是一种累及中枢神经系统小血管的获得性炎性疾病。小血管病变可弥漫分布于全脑。其临床表现独特，可分别或同时出现急性、亚急性或慢性病程。急性症状主要为癫痫和意识水平降低，亚急性则表现为多种多样的局灶性神经功能缺损。慢性症状是头痛及认知功能降低。本病通过长期的免疫抑制治疗可以达到较好的治疗效果，部分病例可以治愈。目前没有诊断标准，没有特异性或敏感性高的炎症标志物，也没有特殊的影像学表现，病理检查是其唯一的诊断方法。

1. 诊断归类

（1）儿童型原发性中枢神经系统血管炎（PACNS）：①　血管影像阳性的原发性中枢神经系统血管炎。②血管影像阴性的原发性中枢神经系统血管炎。

（2）儿童型继发性中枢神经系统血管炎：①急性感染或感染后：常见的有病毒感染（如水痘 - 带状疱疹病毒、HIV、EB 病毒及巨细胞病毒）、细菌感染（如结核分枝杆菌感染）及真菌感染。②系统性风湿性疾病：常见的有系统性红斑狼疮、系统性血管炎、系统性硬化及皮肌炎等。③系统性炎性疾病：炎性肠病、噬红细胞性淋巴细胞与组织细胞增多症及川崎综合征等。④其他系统性疾病伴发：移植物抗宿主综合征、放射损伤及恶性肿瘤等。

2. 本病的病理学特点为中枢神经系统内中小血管的透膜性淋巴细胞炎症改变，灰、白质均受累及，淋巴细胞以 T 淋巴细胞为主，因而病理机制可能主要是细胞免疫过程，可以有少量 B 淋巴细胞、吞噬细胞和嗜酸性粒细胞，可存在局灶性小血管阻塞，可有轻中度反应性胶质增生。在神经元和神经胶质中没有病毒包涵体，没有内皮管网状包涵体，没有或仅有轻度的白质脱髓鞘，没有肉芽肿性病理改变。

3. 鉴别诊断要点　幼年发病的原发性中枢神经系统小血管炎的临床表现多种多样，因而须要与多种中枢神经系统疾病相鉴别。在文献报道的最终诊断为幼年发病的原发性中枢神经系统小血管炎的

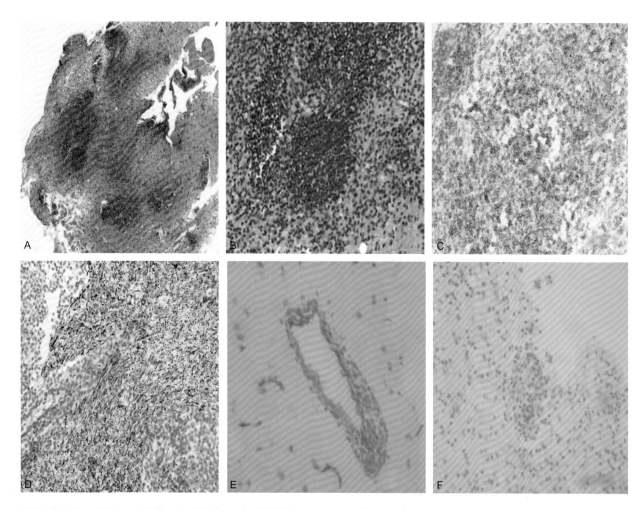

图 24-6　镜下所见。可见淋巴细胞浸润及胶质结节（图 A、B HE 染色，放大倍数分别为 ×50 和 ×100）CD3 染色阳性（图 C×200）。病变严重区轴索病变（图 D×200），血管壁 CD34 及 Actin 染色呈阳性（图 E、F×200）A. HE 染色；B. HE 染色；C. CD3 染色，D. NF 染色；E. CD34；F. actin 染色

患者中，首诊最常见的为中枢神经系统脱髓鞘性病变，如急性播散性脑脊髓炎（如本病例）、多发性硬化及视神经脊髓炎。其次是中枢神经系统感染性疾病如结核分枝杆菌感染引起的继发性血管炎和乙脑病毒感染引起的进行性多灶性白质脑病，遗传代谢性疾病如线粒体脑病，以及抗中性粒细胞胞质抗体相关性血管炎等。其他相对少见的鉴别疾病包括：血管内淋巴瘤、T 淋巴细胞介导的炎性脑病（Rusmussen 脑炎）、神经系统结节病、桥本脑病、自身免疫相关性脑炎以及 Celiac 病介导的脑炎等。

　　Elber 等[2] 对 13 例幼年发病的原发性中枢神经系统小血管炎的患者进行分析后，发现所有的患者都有红细胞沉降率加快，提示红细胞沉降率加快可能是相对敏感的血液学指示，但特异性低。10 例有增强 MRI 资料的患者提示 70% 的患者有局灶性增强，20% 的患者有脑膜增强。本例患者行多次增强影像片，仅 2004 年的增强 MRI 提示有脑膜增强。

　　4. 治疗要点　Hutchinson 等[3] 于 2010 年发表在《柳叶刀》（Lancet）中的文章指出，幼年发病的原发性中枢神经系统小血管炎的患者经过正规的免疫治疗后，相当一部分患者是可治愈的，其推荐的治疗原则如下：

　　（1）诱导期（6 个月）：每 4 周一次的环磷酰胺静脉点滴冲击治疗，剂量为 500 ~ 750 mg/m²；泼

尼松按 2 mg/（kg·d）（最高不超过 60 mg/d）口服，每 4 周减量一次，依次为 50 mg—40 mg—30 mg—25 mg—20 mg。减至 20 mg 后，每 4 周减 2.5 mg，直至完全停药。同时给予对症治疗，如抗癫痫和改善精神症状等相关药物。

（2）维持期（18 个月）：玛替麦考芬酸酯片按 800～1200 mg/（m^2·d）口服（最高不超过 2000 mg/d），或硫唑嘌呤按 2～3 mg/（kg·d）口服（最高不超过 150 mg/d）。在维持糖皮质激素减量过程期间注意补钙及维生素 D，根据情况给予对症治疗。

（3）其他药物：由于存在血管阻塞，有时可以考虑加用阿司匹林，但存在一定的争议。

（中国人民解放军总医院第七医学中心朱光明、刘楠、桂秋萍、张微微整理）

参考文献

[1] Benseler SM, deVeber G, Hawkins C, et al. Angiography-Negative Primary Central Nervous System Vasculitis in Children: a Newly Recognized Inflammatory Central Nervous System Disease. Arthritis and Rheumatism, 2005, 52: 2159-2167.

[2] Elbers J, Halliday W, Hawkins C, et al. Brain Biopsy in Children with Primary Small-Vessel Central Nervous System Vasculitis. Ann Neurol, 2010, 68: 602-610.

[3] Hutchinson C, Elbers J, Halliday W. Treatment of Small Vessel Primary CNS Vasculitis in Children: an Open-Label Cohort Study. Lancet Neurol, 2010, Nov, 9(11): 1078-1084.

病例 25

40 岁男性头晕伴视物成双 2 个月，行走不稳、肢体无力及饮水呛咳 2 周

临床资料

患者，男，40 岁，主因"头晕伴视物成双 2 个月，行走不稳、肢体无力及饮水呛咳 2 周"于 2017 年 3 月收入北京同仁医院神经内科。

现病史：患者于 2 个月前劳累后出现枕部不适，1 天后出现头晕伴视物成双，无视物旋转，无耳鸣、耳堵感及听力下降，头晕与体位及头位变化无关。无肢体麻木无力，无饮水呛咳、吞咽困难或意识丧失等症状。患者自行应用"眼药水"（具体名称不详）治疗后症状无明显缓解并逐渐加重。3 周前就诊于当地三级医院。完善头 MRI 检查，示"双侧额叶扣带回、右侧丘脑区、右侧颞叶海马及脑干多发异常信号灶，结合 MRS 性质待定，考虑感染性病变可能；脑内多发腔隙性梗死灶；PWI 示中脑右侧大脑脚病灶区 CBF 及 CBV 值减低，MIT 及 TTP 值稍增高，提示中脑右侧大脑脚病灶区低灌注可能"。胸部 CT 检查示"右中肺内侧叶、右下肺后基底段、右肺尖及左上肺尖后段斜裂旁小结节灶，考虑良性；左下肺背段胸膜后钙化灶"。视觉诱发电位"未见异常"。该医院诊断"可逆性后部白质脑病可能性大"，予以营养神经及降压等治疗（具体药物及剂量不详），自觉症状无明显好转。2 周前患者开始出现言语不利、声音嘶哑、饮水呛咳、吞咽困难、肢体无力及行走不稳，症状持续不缓解，为求进一步诊治就诊于我科门诊，以"中枢神经系统脱髓鞘病？"收入院。患者自发病以来精神状态不佳，饮食、睡眠可，大小便如常，体重较前无明显变化。

既往史、个人史及家族史：6 年前外伤后左上肢截肢，术中曾输血。否认原发性高血压、心脏病、糖尿病、脑血管疾病及精神疾病史，否认肝炎、结核及疟疾病史。吸烟 2 年，20 支 / 日，不饮酒。无长期用药史及毒物放射性物质接触史。已婚，配偶曾行心脏瓣膜手术。育有 2 子，均体健。否认家族中类似疾病史。

入院查体：T 36.2 ℃，P 67 次 / 分，R 22 次 / 分，BP 130/70 mmHg。一般内科检查无异常。神志清楚，构音欠清，高级皮质功能检查未见异常。嗅觉粗测正常。双眼视力粗测正常，视野粗测无缺损。双侧视乳头界清，色可。左眼外展露白 3 mm，右眼外展露白 1 mm，余各向眼动充分，未及眼震。双侧瞳孔等大等圆，直径 3 mm。双眼直接和间接对光反射均灵敏。左侧鼻唇沟浅，示齿口角右偏，悬雍垂右偏，双侧咽反射减弱，伸舌居中。左上肢缺如，余肢体肌张力正常，肌力 5 级。右上肢腱反射正常，双下肢膝反射亢进，双侧跟腱反射正常。双侧巴宾斯基征（－），Pussep 征（－）。深、浅感觉对称正常，右上肢指鼻试验和轮替动作正常，左下肢跟膝胫试验欠稳准。龙贝格征阳性，不能走直线。颈软，无抵抗。

辅助检查：血、尿、大便常规均正常。血生化常规、免疫四项、凝血六项、风湿三项、肿瘤六项、甲状腺功能 + 抗体、贫血三项、糖化血红蛋白、红细胞沉降率、CRP、ACE、HLA-B27、抗核抗体、抗 ds-DNA 抗体、抗 ENA 组套、ANCA、抗心磷脂抗体、血副肿瘤综合征抗体（12 项）、血自身免疫性脑炎抗体（8 项）均正常。结核分枝杆菌 γ - 干扰素释放试验 101.7 pg/ml（正常范围 0～14 pg/ml）。脑脊液压力 95 mmH$_2$O。脑脊液常规、生化、IgG 鞘内合成率、普通细菌涂片及染色、抗酸染色、快

速新型隐球菌抗原检测、结核分枝杆菌扩增检测、结核分枝杆菌荧光定量检测（Xpert）、病毒九项、寡克隆 OB 及脑脊液 MBP 均正常。脑脊液细胞学检查未见肿瘤细胞。脑脊液流式细胞学：共检测到 55 个细胞，淋巴细胞（P2）占 65.71%，$CD3^+$、$CD56^-$T 淋巴细胞占淋巴细胞的 64.52%，$CD4^+$/$CD8^+$=2.33，比值增高，$CD3^-$、$CD56^+$ NK 细胞占淋巴细胞的 19.35%，不表达 CD16，未见明显 $CD20^+$ B 淋巴细胞。血及脑脊液寄生虫抗体检测：血弓形体 IgG 抗体阳性，IgM 阴性。血及脑脊液布鲁氏菌虎红试验、血及脑脊液囊虫 IgG、血及脑脊液莱姆病 IgG、脑脊液弓形体 IgG、血曼氏裂头蚴 IgG、血肺吸虫 IgG 及血广州管圆线虫 IgG 均为阴性。胸部正、侧位 X 线平片未见明显异常。心电图示窦性心律，ST-T 段改变。腹部 B 超检查未见明显异常。甲状腺 B 超检查未见明显异常。肺部 CT 检查示双肺散在陈旧性病变可能性大。腹部 CT 检查示肝左叶 Ⅲ 段血管瘤可能性大。视觉诱发电位正常范围。胸椎 MRI 检查示胸椎轻度退行性变。头颅 MRI（2017 年 3 月 29 日，北京同仁医院）示脑桥、右侧小脑半球、右侧大脑脚、右侧丘脑及右侧侧脑室旁异常信号影，考虑脱髓鞘改变；双侧额、颞叶皮质下脱髓鞘改变（图 25-1、25-2）。

入院后给予患者营养神经及对症支持治疗。经外院会诊，建议给予阿奇霉素及增效联磺抗弓形体治疗。但患者 2 周内左下肢肌力逐渐降至 4 级，并出现左下肢痛觉减退，右上肢指鼻试验欠稳准。为了明确诊断，动员患者行颅内病灶立体定向活检。术前复查 MRI 平扫 + 增强，可见病变在冠状位上沿右侧皮质脊髓束生长，T1 增强序列呈低信号，与皮质信号接近，未见强化及水肿（图 25-3）。术前 MRS 显示脑干病变连续区域 Cho 峰升高，NAA 峰下降，伴轻度 Lac 峰（图 25-4）。术前灌注成像显示病变处血流灌注未见明显增多（图 25-5）。此外，术前弥散张量成像（DTI）提示右侧皮质脊髓束较对侧显著增粗，似有一侧脑干病变沿白质传导束向同侧大脑半球蔓延伴对侧脑干受累趋势（图 25-6）。

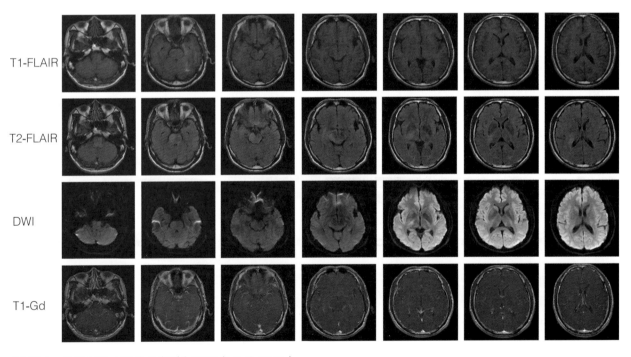

图 25-1　头颅 MRI 水平位各序列（2017 年 3 月 29 日）

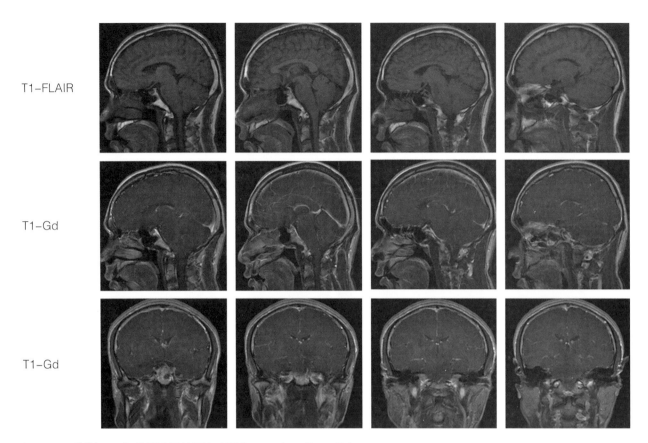

T1-FLAIR

T1-Gd

T1-Gd

图 25-2　头颅 MRI 矢状面及冠状面各序列（2017 年 3 月 29 日）

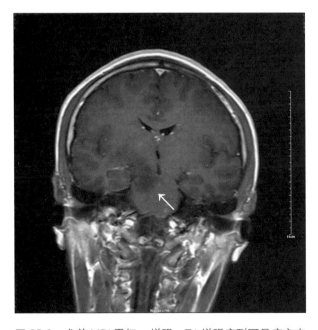

图 25-3　术前 MRI 平扫 + 增强。T1 增强序列可见病变在冠状位上沿右侧皮质脊髓束生长（白色箭头），T1 增强序呈低信号，与皮质灰质信号接近，未见强化及水肿

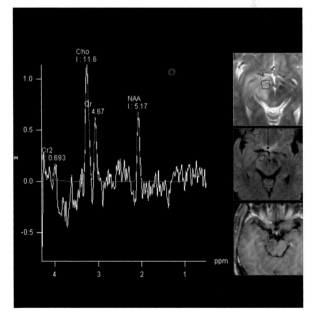

图 25-4　术前 MRS 提示脑干病变连续区域 Cho 峰升高，NAA 峰下降，伴轻度 Lac 峰

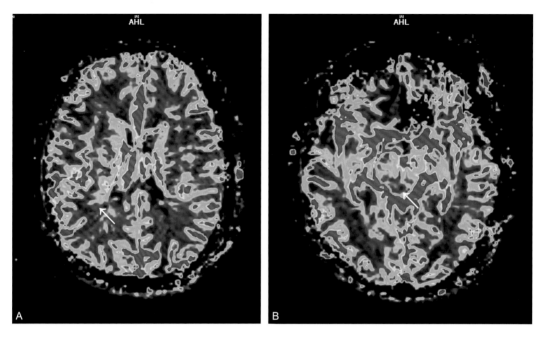

图 25-5　术前灌注成像显示病变处（白色箭头）血流灌注未见明显增多。图 A 为右侧脑室后角，图 B 为右侧大脑脚

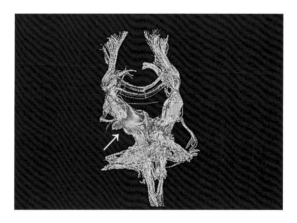

图 25-6　术前 DTI 提示右侧皮质脊髓束（白色箭头）较对侧显著增粗。似有一侧脑干病变沿白质传导束向同侧大脑半球蔓延并伴对侧脑干受累趋势

病理结果

　　右侧深部脑白质病变活检，镜下见脑组织内肿瘤细胞呈浸润性生长，细胞异形明显，部分可见粉染细胞质和突起，未见明确的血管反应及坏死。免疫组织化学染色示 GFAP 部分（＋），Olig-2（＋），Ki-67 增殖指数约为 20%（＋），ATRX 未缺失，CIC 未缺失，EGFR（＋），p53（－），IDH1（－），H3 K27M（－）。因未能行分子检测，诊断为"弥漫性胶质瘤，非特指"。血管内皮 CD34 染色阳性，轴索 NF 染色阳性。

讨论

1.本例的临床、影像及病理联系　患者的影像学检查相对呈"惰性"改变，MRI 平扫＋增强未见病灶明显水肿及强化。对应病理学上肿瘤组织内未见明显坏死及血管内皮增生（图 25-7A、B）。患者的患侧肢体肌力部分保留，影像学检查提示病变沿一侧皮质脊髓束蔓延并导致其增粗，对应镜下肿瘤细胞在神经纤维之间生长，部分轴索破坏，但部分轴索得以保留（图 25-8）。

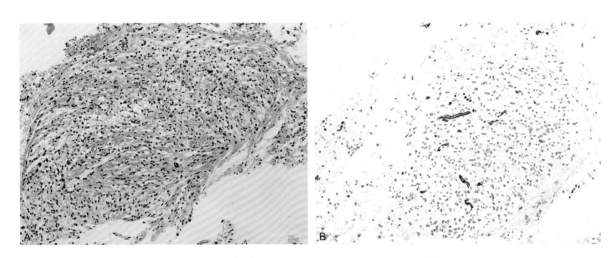

图 25-7　肿瘤组织内未见明显坏死及血管内皮增生（A. HE 染色 ×200；B. CD34 染色 ×200）

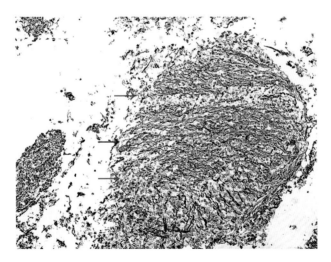

图 25-8　肿瘤细胞在神经纤维之间生长，部分区域轴索破坏（红色箭头），但部分轴索得以保留（蓝色箭头）（NF 染色 ×200）

2.2016 年 WHO 中枢神经系统肿瘤分类对本例诊断的影响

（1）整合诊断：长期以来，中枢神经系统肿瘤以组织学为基础的 WHO 分类与分级系统作为金标准，结合显微镜下 HE 染色以及相关蛋白质的免疫组化染色，在神经系统肿瘤的诊断和治疗中起到重要作用。但是在具体实践中，往往遇到组织学诊断模棱两可或不同病理医师之间存在观察差异，而根据组织学标准诊断的同一肿瘤也存在生物学行为、临床特点、治疗反应及结局的不同[1]。进入 21 世纪，人们逐渐发现不同的基因标志物对应脑肿瘤不同的预后以及存在对特定治疗的反应。为此，2014 年，在国际神经病理学会（International Society of Neuropathology，ISN）的支持下，27 名神经病理学家在荷兰 Haarlem 讨论了如何突破病理完全依赖显微镜的诊断方式，将分子指标加入脑肿瘤分类中。会议以"ISN 指南"方式建议对脑肿瘤的诊断应该分层，即整合性诊断（integrated diagnosis）第一层、组织学分类第二层、WHO 分级第三层以及分子信息第四层[2]。ISN 指南为 2016 年 WHO 中枢神经系统肿瘤分类将组织病理学和分子特征相结合，组成二格式的诊断性术语做了铺垫。

整合诊断的原则包括：①组织学和分子特征不一致时，基因型胜过组织学。②必须在组织学诊断框架内来理解特定遗传改变的肿瘤分类学及临床意义，因此，组织学表型依然重要。

在标注分子特征时应遵循以下原则：①如果分子特征为多个，均须列出。②如无特征性基因突变的肿瘤，野生型又为正式认可，则命名为"野生型"。③有其他特征性分子标注时，则用"阳性"代表存在。④不能根据分子特征狭义归类诊断的肿瘤时，暂时标注"非特指"（NOS，not otherwise specified）。

在 2016 年 WHO 中枢神经系统肿瘤分类中，适用 NOS 标注的诊断均已标注[3]，同时明确 NOS 只在下列情况下使用：①无分子检测条件，也不能委托分子检测的单位。②整合性诊断必需的分子检测指标不完全。③虽然经检测，但检测报告的结论并不充分。④从病理、遗传学和临床的角度还未充分认识或尚无充分信息以分配特异性编码的肿瘤。

按照 2016 年 WHO 中枢神经系统肿瘤分类，弥漫性胶质瘤包括 WHO Ⅱ级或Ⅲ级星形细胞肿瘤、WHO Ⅱ级或Ⅲ级少突胶质细胞肿瘤、WHO Ⅳ级胶质母细胞瘤以及儿童弥漫性胶质瘤。弥漫性星形细胞肿瘤和少突胶质细胞肿瘤归于同一条目，不仅是因为它们具有类似的弥漫浸润性生长方式和生物学行为，而且都存在 IDH1 和 IDH2 基因的驱动性突变。

结合本例组织学上符合弥漫性胶质瘤改变，尽管 IDH1 免疫组化染色阴性，但终因组织较少，未能行 IDH 分子检测，故应标注 NOS。同时，本例作为活检病例，存在局部改变不能涵盖整体病变分级的可能，因此，最终整合诊断未予分级。

（2）废除"大脑胶质瘤病"名称：本例肿瘤的生长方式相对弥散，累及双侧脑桥、右侧小脑半球、右侧大脑脚和右侧丘脑等多部位。按既往知识体系，应考虑是否存在大脑胶质瘤病（gliomatosis cerebri, GC）的可能。但是 2016 年 WHO 中枢神经系统肿瘤分类不再将 GC 作为一种独立疾病[4]。其主要原因在于镜下肿瘤细胞呈弥漫性生长，影像学上累及至少 3 个脑叶，同时可伴有幕下结构受累的影像学改变在病理上并不特异，可以在 IDH 突变星形细胞肿瘤、IDH 突变少突胶质细胞瘤以及 IDH 野生型胶质母细胞瘤等多种肿瘤中出现。

（3）鉴别弥漫性中线胶质瘤 H3 K27M 突变型：根据患者的首发临床症状（头晕和复视）结合影像学表现，判断病变的首发部位及主体定位于脑干。弥漫性中线胶质瘤 H3 K27M 突变型是 2016 年 WHO 中枢神经系统肿瘤分类新纳入的一类肿瘤[4]，在儿童中占优势，也可见于成人。最常见的部位是脑干、脊髓及丘脑。累及脑干和脑桥的病例既往分别称为脑干胶质瘤和弥漫内生性脑桥胶质瘤（diffuse intrinsic pontine glioma，DIPG）。肿瘤内可见核分裂象、微血管增生及坏死。肿瘤细胞呈弥漫浸润生长，破坏周边脑组织结构。该类肿瘤预后不佳，2 年生存率小于 10%[5]。特异性免疫组化染色可用于鉴定是否存在 H3 K27M 突变发生。本例 H3 K27M 染色呈阴性，未发生突变。

3.其他累及皮质脊髓束病变的鉴别诊断　本例在影像上的一个显著特点为病变沿一侧皮质脊髓束蔓延。临床上其他累及皮质脊髓束的疾病还包括：①感染性疾病，如神经莱姆病[6]、人类 T 淋巴细胞白血病病毒 1 型（HTLV-1）。②肌萎缩侧索硬化。③代谢性疾病，如 Krabbe 病[7]、X 连锁肾上腺脑白质营养不良及脑腱黄瘤病等。

4.小结　本例为中年男性，呈亚急性病程，以头晕、复视、构音障碍、吞咽困难及共济失调为主要表现，经予营养神经及抗弓形体治疗无效。病程中逐渐出现一侧肢体力弱和感觉减退。常规 MRI 提示一侧脑干病变，沿同侧皮质脑干蔓延，且未见明显强化。MRS 显示纵向连续病变 Cho 峰升高伴 NAA 峰下降，存在肿瘤可能。DTI 显示一侧脑干病变沿白质传导束自脑干向同侧大脑半球蔓延，对侧脑干亦有受累。最终经立体定向活检证实为沿白质传导束生长的弥漫性胶质瘤，遗憾的是因组织太少而未能行分子检测。

（首都医科大学附属北京同仁医院刘磊、贾楠、李晴、王佳伟整理）

参考文献

[1] 杨学军, 江涛. 解读《世界卫生组织中枢神经系统肿瘤分类(2016年)》. 中国神经精神疾病杂志, 2016, 42: 321-329.

[2] Louis DN, Perry A, Burger P, et al. International Society Of Neuropathology-Haarlem Consensus Guidelines for Nervous System Tumor Classification and Grading. Brain Pathol, 2014, 24(5): 429-435.

[3] Louis DN, Ohgaki H, Wiestler OD, et al. World Health Organization Histological Classification of Tumours of the Central Nervous System. Lyon: International Agency for Research on Cancer, 2016.

[4] Louis DN, Perry A, Reifenberger G, et al. The 2016 World Health Organization Classification of Tumors of the Central Nervous System: a summary. Acta Neuropathol, 2016, 131(6): 803-820.

[5] Louis DN, Giannini C, Capper D, et al. cIMPACT-NOW Update 2: Diagnostic Clarifications for Diffuse Midline Glioma, H3 K27M-Mutant and Diffuse Astrocytoma/Anaplastic Astrocytoma, IDH-mutant. Acta Neuropathol, 2018, 135(4): 639-642.

[6] Pruvost-Robieux E, Yeung J, Sudacevschi V, et al. Reversible Corticospinal Tract Hyperintensities in Neurologic Lyme Disease. Neurology, 2016, 87(5): 548-549.

[7] Nagar VA, Ursekar MA, Krishnan P, et al. Krabbe Disease: Unusual MRI Findings. Pediatr Radiol, 2006, 36(1): 61-64.

病例 26

26 岁男性发作性意识不清伴肢体抽搐 2 个月

临床资料

患者，男，26 岁，主因"发作性意识不清伴肢体抽搐 2 个月"于 2017 年 11 月 14 日收入神经内科。

现病史：患者 2 个月前（2017 年 9 月 15 日）因受凉后出现头痛及咳嗽。头痛性质不详，伴咳白色稀薄痰，无发热，自行服用感冒颗粒治疗，上述症状无改善。3 天后（9 月 18 日）午饭后出现右下肢麻木和抽搐感，随之出现意识不清、呼之不应及四肢抽搐，伴双眼上翻，右侧颞部咬伤。无口吐白沫，无大小便失禁。持续 5~6 min 后意识恢复，肢体抽搐停止，自觉头痛较前加重，伴恶心及胃部不适感，未呕吐，就诊于当地市立医院。行胸部 CT 平扫未见明显异常，9 月 19 日行颅脑 MRI 检查，示左侧额、顶叶及岛叶多发异常信号，脑炎（合并蛛网膜炎）可能性大。脑 MRA 检查未见明显异常。脑 MRV 检查示右侧横窦未显影，变异可能性大。给予药物（20% 甘露醇、依达拉奉、醒脑静、奥拉西坦、美洛西林舒巴坦和更昔洛韦）治疗 4 天后头痛及咳嗽缓解。给予丙戊酸钠片治疗，未再出现意识丧失或肢体抽搐发作。9 月 20 日行腰椎穿刺检查，使用甘露醇后测脑脊液初压力正常，脑脊液常规和生化正常，蛋白质定量为 0.31 g/L。查血及脑脊液 NMDA、AMPAR、AMPA2、LGI1、CASPR2 及 GABAβR 抗体 IgG 为阴性。9 月 25 日下午输液后出现头晕，主要为头昏沉感，伴视物模糊和全身乏力，9 月 26 日晨起后症状缓解。9 月 26 日查脑 CT 提示脑内多发低密度影，感染性病变及肿瘤可能性均不除外，建议治疗后复查。9 月 27 日复查胸部 CT 平扫未见明显异常。10 月 5 日复查脑 MRI 平扫，提示左侧大脑多发异常信号，考虑脑炎。为进一步诊治于 10 月 9 日收入我科。入院后行实验室检查，示同型半胱氨酸（HCY）44.3 μmol/L↑，维生素 B$_{12}$、叶酸、肿瘤抗神经系统抗体谱及肿瘤标志物均正常。抗核抗体谱 IgG 检测提示 SSA 和 Ro-52 为临界值，余抗体阴性。血、尿有机酸分析检查结果大致正常。脑电图示前侧头区见较明显 30~50 μV 6~7 Hz θ 波，额区显著，提示轻度异常脑电图。10 月 12 日脑 MRI 平扫＋波谱成像＋磁敏感成像示左侧额叶、顶叶及岛叶见多发斑片状等长 T1、长 T2 异常信号，T2 FLAIR 序列示高低信号，DWI 序列呈高信号，SWAN 序列呈高信号。MRS 示 NAA 峰轻度减低，Cr 及 Cho 峰正常，Lac 略增高，考虑炎性病变。10 月 13 行日腰椎穿刺检查，测颅内压为 140 mmH$_2$O，脑脊液常规、生化、白蛋白及免疫球蛋白正常，细菌、真菌、隐球菌和抗酸杆菌涂片未见异常，脑脊液脱落细胞学提示可见淋巴细胞，偶见中性粒细胞，血及脑脊液髓鞘碱性蛋白检测结果正常，脑脊液培养无细菌或真菌生长。血寡克隆带电泳分析为阳性，脑脊液寡克隆带电泳分析为阴性。10 月 13 日给予进口注射用甲泼尼龙琥珀酸钠 520 mg 静滴 一日一次，3 天后减为 240 mg 静滴一日一次，并逐渐减量。10 月 23 日复查脑 MRI 平扫，示左侧额叶、顶叶及岛叶见多发斑片状等长 T1、长 T2 异常信号，T2 FLAIR 序列示高低信号，DWI 序列呈高信号，较前（2017 年 10 月 12 日）无明显变化。住院期间未再出现意识丧失或肢体抽搐。出院后给予进口丙戊酸钠缓释片、甲钴胺、维生素 B$_6$、叶酸及醋酸泼尼松片治疗。2 天前（11 月 13 日）受凉后出现咳嗽，咳白色黏痰，发热，测体温 38.5 ℃，自行服用头孢氨苄胶囊。昨晚再次出现右下肢麻木感，随即出现意识丧失和四肢抽搐，伴流涎，无舌咬伤，发作持续 2~3 min 后意识恢复，出现头痛、恶心和呕吐。呕吐呈非喷射性，呕吐物为胃内容物，无咖啡样呕吐物，再次来我院就诊。门诊按颅内病变收入神经内科。

既往史、个人史及家族史：25 年前出现发热，最高体温 39 ℃，发作时双眼上翻，持续 2～3 min 缓解。平时有鼻出血病史，为鼻涕带血或有血滴，可自行停止，每个月 2 次左右。10 年前发作一次"低钾血症"。8 年前曾有头部坠落伤，伴短暂意识丧失，头 CT 平扫未见异常，无后遗症。否认其他特殊病史。近 2 年从事木材加工，接触甲醛。父亲平时有涕中带血症状，母亲有怕冷怕热症状。有一哥，平时有涕中带血症状。

入院查体：T 36.2 ℃，P 88 次 / 分，R 18 次 / 分，BP 120/70 mmHg。全身浅表淋巴结未触及肿大及压痛，心、肺、腹部查体未见明显异常。神经系统查体：神志清楚，言语清晰，脑神经检查未见明显异常。四肢肌力和肌张力正常，四肢腱反射对称等叩（++），双侧指鼻及跟膝胫试验稳准，深、浅感觉无异常，病理征阴性。颈软，脑膜刺激征阴性。

辅助检查：同型半胱氨酸 44.3 μmol/L↑，血常规、大小便常规、红细胞沉降率、凝血检验、肝功能、血脂、生化、叶酸、维生素 B₁₂、甲状腺功能五项及心肌酶均正常；抗 O 抗体、类风湿因子及 C 反应蛋白正常。TORCH 十项：弓形体 IgG 阴性，IgM 阴性、风疹病毒 IgG 阳性，IgM 阴性；巨细胞病毒 IgG 阳性，IgM 阴性；单纯疱疹病毒 1 型 IgG 阳性，IgM 阴性；单纯疱疹病毒 2 型 IgG 阴性。IgM 阴性。乙肝五项、丙型肝炎抗体、HIV 及梅毒螺旋体抗体均为阴性。血、尿有机酸分析检查结果大致正常。腰椎穿刺检查：脑脊液初压 140 mmH₂O，脑脊液清亮、无色、透明，常规、生化、白蛋白及免疫球蛋白正常。细菌、真菌、隐球菌及抗酸杆菌涂片未见异常。脑脊液脱落细胞学提示可见淋巴细胞，偶见中性粒细胞。血及脑脊液髓鞘碱性蛋白检测结果正常。脑脊液培养 5 天，无细菌或真菌生长。血寡克隆带电泳分析为阳性，脑脊液寡克隆带电泳分析为阴性。

治疗经过：入院后继续给予进口丙戊酸钠缓释片、甲钴胺、维生素 B₆、叶酸及醋酸泼尼松片治疗，并加用阿昔洛韦抗病毒治疗，于 2017 年 11 月 16 日复查颅脑 MRI 平扫，示左侧额叶、顶叶及岛叶见多发斑片状等长 T1、长 T2 异常信号，T2 FLAIR 序列示高、低信号，DWI 序列呈高信号，提示左侧额叶、顶叶、岛叶多发异常信号，考虑炎性病变（图 26-2）。于 11 月 20 日在局麻下行脑内病变立体定向穿刺活检术，并行脑肿瘤分子检测。12 月 6 日停用糖皮质激素治疗。12 月 11 日复查脑 MRI 平扫，提示左侧顶部颅骨局部缺如，见类圆形长 T1、FLAIR 长 T2 信号，部分病灶略有增强（图 26-3）；左侧额叶、顶叶和岛叶见多发等长 T1、长 T2 异常信号，T2 FLAIR 序

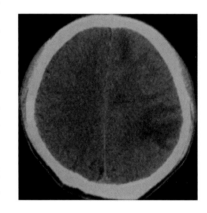

图 26-1　头颅 CT 显示左侧额顶叶多发斑片状及片状低密度区，不伴钙化灶

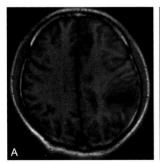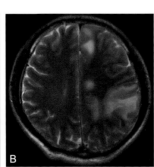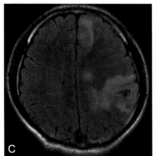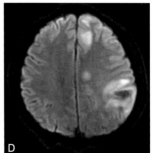

图 26-2　头颅 MRI 分别显示左侧额叶和顶叶见多发斑片状等长 T1（图 A）、长 T2 异常信号（图 B），T2 FLAIR 序列示高、低信号（图 C），DWI 序列呈高信号（图 D），部分病灶可见囊变

列示高低信号，DWI 序列呈高信号，脑沟裂未见增宽、加深，脑室系统未见扩张，中线结构无移位。脑干及小脑形态、信号未见明显异常。考虑"左顶叶病变术后"，左侧额叶、顶叶及岛叶多发异常信号，考虑炎性病变，较前片（2017 年 11 月 16 日）未见明显变化。头颅 MRS 示 NAA 峰轻度减低，Cr 及 Cho 峰正常，Lac 略增高（图 26-4）。

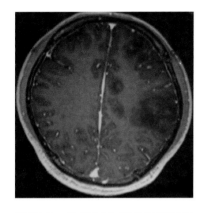

图 26-3　头颅 MRI 增强扫描显示部分病灶略有增强

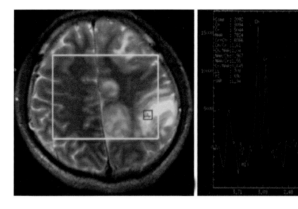

图 26-4　头颅 MRS 示 NAA 峰轻度减低，Cr 及 Cho 峰正常，Lac 略增高

病理结果

肉眼所见：灰白、灰红色小组织 3 块，总大小为 0.6 cm×0.6 cm×0.3 cm。

镜下所见：少许破碎脑组织，组织疏松、水肿，其内见胶质细胞轻中度增生，细胞核小，核圆形或不规则，少数细胞核体积偏大，胶质细胞轻度增生，核轻度异形。另见散在小血管周围淋巴细胞及吞噬细胞浸润（图 26-5A、B）。免疫组化染色结果：Olig-2（＋），ATRX（＋），IDH-IR132H（－），H3K27M（－），CD3 散在（＋），P53 散在（＋），CD20 小灶（＋），Ki-67 增殖指数（2%+），CD68 散在（＋），NeuN 个别细胞（＋），GFAP（＋），NF（＋）（分别见图 26-5 C、D、E、F、G、H、I、J）。病理诊断考虑为非特异性炎性可能性大，建议临床密切随诊，必要时再次送检。

脑肿瘤分子检测结果见表 26-1。

表26-1　肿瘤分子检测结果

检测项目	检测结果
MGMT 启动子甲基化	甲基化
1p 染色体杂合性缺失	缺失
19q 染色体杂合性缺失	缺失
IDH1 基因 R132 H 突变	无突变
IDH2 基因 R172K 突变	突变
TERT 基因 C228T 突变	无突变
TERT 基因 C250T 突变	突变
BRAF 基因 V600E 突变	无突变

临床、病理及分子病理诊断：少突胶质细胞瘤（WHO Ⅱ级）。

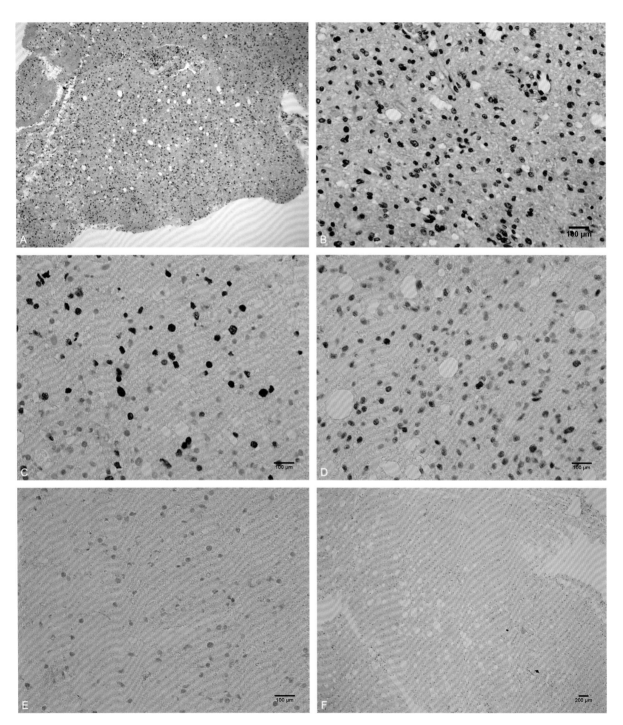

图 26-5　病理检查。A. 组织疏松、水肿，小血管周围散在淋巴细胞、吞噬细胞浸润（HE 染色 ×100）。B. 胶质细胞轻中度增生，核轻度异形（HE 染色 ×400）。C. 活检脑组织中 Olig-2 的表达（HE 染色 ×400）。D. ATRX（+）（HE 染色 ×400）。E. IDH-IR132H 未见表达（HE 染色 ×400）。F. H3K27M 未见表达（HE 染色 ×400）

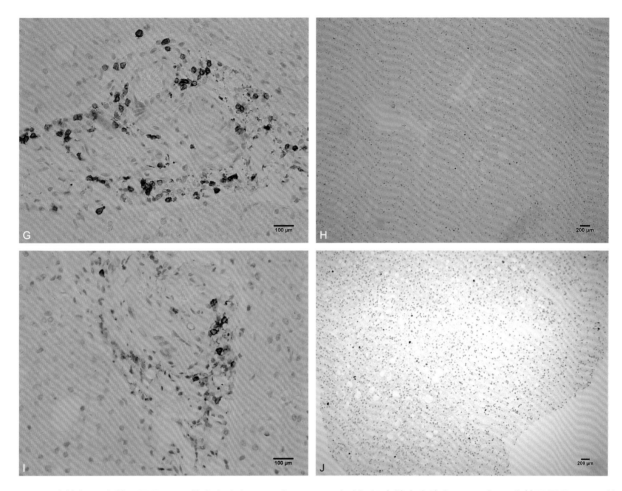

图 26-5 （续）G. 血管周围见 CD3 散在表达（×400）。H. p53 在脑组织中散在表达（×100）。I. 血管周围见 CD20 的小灶表达（×400）。J. Ki–67 增殖指数（2%+）（×100）

讨论

　　少突胶质细胞肿瘤（oligodendroglial tumors）是可能起源于少突胶质细胞或具有分化少突胶质细胞潜能的前体细胞肿瘤。根据 2007 年 WHO 分类，将其分为少突胶质细胞瘤（WHO Ⅱ级）和间变型少突胶质细胞瘤（WHO Ⅲ级），是继多形性胶质母细胞瘤之后占第二位的成人脑胶质瘤[1]。本病通常好发于大脑皮质，病变易累及皮质下，50%~65% 的肿瘤发生在额叶，其次为颞叶、顶叶和枕叶。边界不清，呈浸润性缓慢生长，通常不引起中线结构移位或仅有轻度中线结构移位。其临床症状缺乏特异性，常表现为癫痫发作、认知障碍及情感异常等精神症状，也可表现为头痛、偏瘫及头晕等症状。脑 CT 检查表现为等或低密度病灶，钙化很常见，可为弯曲条带状，也可出现囊变。脑 MRI 信号多不均匀，易出现肿瘤内囊变和钙化。肿瘤周围血管源性水肿程度轻重不一，多数无瘤周水肿，或仅有轻度瘤周水肿，在 T1WI 常呈等、低信号，T2WI 呈等、高信号，FLAIR 呈高信号，信号常常不均匀。在 DWI 上信号多样，可以呈稍高信号、高信号或等、低信号。强化方式多种多样，可呈点状、斑片状、结节状及不规则强化，缺乏特征性强化改变，且其强化程度相当复杂，可以从无到有，从轻度到重度。MRS 检查显示肿瘤内 Cho 轻度升高，NAA 轻度降低[1-3]。2016 年 WHO 对原发性中枢神经系统肿瘤分类进行了修订，将分子生物学标志首次纳入胶质瘤的诊断分类中，主要基于异柠檬酸脱氢酶

（isocitrate dehydrogenase，IDH）的突变和染色体 1p 和 19q 的共同缺失。IDH 突变与胶质瘤的发生、发展和预后密切相关[3-4]。IDH 分为 IDH1、IDH2 及 IDH3 三种类型，其中 IDH1-R132H 点突变占总突变的 95%，其次为 IDH2 突变，没有报道过 IDH3 突变。1p/19q 共同缺失在少突胶质细胞瘤的发生率为 80%~95%，在星形细胞型胶质瘤的发生率很低。目前认为 IDH 突变和 1p/19q 共同缺失是少突胶质细胞瘤确诊的分子生物学标志[4-5]。

该患者为青年男性，临床表现为癫痫发作。脑 MRI 平扫示左侧额叶、顶叶和岛叶见多发斑片状等长 T1、长 T2 异常信号，T2 FLAIR 序列示高、低信号，DWI 序列呈高信号，强化扫描示病灶部分强化。因此，该患者为颅内多发病变继发性癫痫，其主要的鉴别诊断为颅内多发病变的病因学诊断[6]。单纯从影像学改变考虑，对于该患者临床上应考虑到中枢神经系统感染、脱髓鞘脑病、自身免疫性脑病、肉芽肿以及原发性和转移性肿瘤的可能。该患者临床上无发热或脑膜刺激征，腰椎穿刺脑脊液检查正常，因此中枢神经感染的可能性极低。患者既往无系统性自身免疫性疾病病史如系统性红斑狼疮、干燥综合征或桥本甲状腺炎等病史，因此可以排除这类疾病合并的自身免疫性脑炎。抗体介导的自身免疫性脑病常有典型的临床表现，如精神行为异常、癫痫发作、中枢性低通气或伴有低钠、低氯等，自身抗体阳性有助于诊断。该患者抗体阴性，临床和影像学表现有别于一般的自身免疫性脑炎。脱髓鞘性脑病多为双侧半球白质区域的病变，但累及单侧且呈肿瘤样占位病变的亦不少见。但该患者在使用了大剂量甲泼尼龙和高种球蛋白冲击治疗后，随访影像学改变不明显，这同样质疑脱髓鞘脑病的诊断。肉芽肿及原发性中枢神经系统淋巴瘤对糖皮质激素冲击治疗也同样敏感，可以导致影像学上暂时性部分或完全缓解。该患者对糖皮质激素不敏感，同样质疑该类疾病的诊断。该患者的临床与影像学检查不符合。依据患者为青年男性、慢性起病病程、颅内单侧多发性占位性病变、临床进展缓慢且症状轻微等特点，应高度怀疑原发性低级别颅内胶质细胞瘤，因此对该患者进行了脑活检组织病理学检查。

令人感兴趣的是，该患者的脑组织活检病理可见到胶质细胞数量轻度增多，可见到轻度的核异形，针对胶质细胞瘤的免疫组化示：Olig-2（+），ATRX（+），IDH-IR132H（−），H3K27M（−），p53 散在（+），Ki-67 增殖指数（2%+）。从常规 HE 染色及免疫标记上确诊胶质瘤的依据均不足。另外，在小血管周围可见散在淋巴细胞及吞噬细胞浸润，免疫组化示 CD3（+），CD20（+），CD68（+）。这提示不排除炎症的可能。该患者在形态病理上与胶质瘤和非特异性炎症进行区分是比较困难的。进一步的分子生物学工作证实了该患者存在 IDH2 突变联合 1p/19q 共同缺失，确诊了该患者为少突胶质细胞瘤。另外，该患者存在 O^6-甲基鸟嘌呤-DNA-甲基转移酶（MGMT）甲基化和端粒酶逆转录酶（TERT）启动子区（C250T）突变。研究表明 MGMT 启动子甲基化患者对化疗敏感，提高了患者的生存期。TERT 突变见于胶质瘤发生中，主要突变形式为 C228T 和 C250T，发生的总频率约为 55%。原发性胶质母细胞瘤的发生率为 55%~83%，少突胶质细胞瘤的发生率为 74%~78%。在少突胶质细胞瘤中，95% 的 TERT 突变与 1p/19q 共同缺失相关。

综上所述，本病例患者的临床特点及诊治过程给我们带来以下启示：①颅内多发病变，尤其是病灶广泛但临床进展缓慢且表现轻微的，要考虑到颅内原发性低级别胶质细胞瘤的可能。②对于低级别的胶质细胞瘤，由于形态病理改变不突出，尤其在肿瘤组织伴有轻度炎症反应时，有时仅依赖形态病理不足以确诊肿瘤，结合肿瘤的分子生物学标志物检查可以极大地提高诊断的准确率，并且对选择肿瘤治疗的策略和判断肿瘤的预后有重要帮助。③IDH 突变合并 1p/19q 共同缺失是确诊原发性少突胶质细胞瘤的分子生物学标志。尽管 IDH-1 R132H 突变可见于 95% 的总突变中，但少数病例亦可见到 IDH2 突变。当 IDH-1 R132H 免疫组化染色阴性时要进行 IDH2 测序，以防止漏掉该突变的检测，以及影响少突胶质细胞瘤的诊断。

（中国人民解放军第九六〇医院胡怀强、廖少华、曹秉振整理）

参考文献

[1] 陈涓, 陈敏, 郭锬. 少突胶质细胞瘤的诊断与鉴别诊断. 放射学实践, 2009, 24(6): 595-599.

[2] 陈杨宗, 谢福荣, 李鹏, 等. 少突胶质细胞瘤影像学表现与临床病理分析温州医学院学报, 2012, 42(3): 253-256.

[3] 中国中枢神经系统胶质瘤诊断和治疗指南编写组. 中国中枢神经系统胶质瘤诊断与治疗指南. 中华医学杂志, 2016, 6(7): 485-509.

[4] David N, Arie Perry, Guido Reifenberger, et al. The 2016 World Health Organization Classification of Tumors of the Central Nervous System: a Summary. Acta Neuropathologica, 2016, 131(6): 803-820.

[5] Cahill DP, Louis DN, Cairncross JG. Molecular Background of Oligodendroglioma: 1p/19q, IDH, TERT, CIC and FUBP1. CNS Oncol, 2015, (5): 287-294.

[6] 中国免疫学会神经免疫分会, 中华医学会神经病学分会神经免疫学组, 中国人民解放军科委会神经内科学专业委员会神经免疫学组. 中枢神经系统瘤样脱髓鞘病变诊治指南. 中国神经免疫学和神经病学杂志, 2017, 24(5): 305-317.

病例 27

39 岁男性突发右侧肢体无力、言语含糊伴头痛、呕吐 2 天

临床资料

患者，男，39 岁，主因"突发右侧肢体无力、言语含糊伴头痛、呕吐 2 天"于 2013 年 7 月 16 日收入神经内科。

现病史：患者于 2013 年 7 月 14 日 17 点左右吃饭时突然出现右侧肢体无力、持物不稳及言语含糊，伴头痛、恶心及呕吐，为非喷射性呕吐。呕吐物为胃内容物。无神志不清，无肢体抽搐，无二便失禁，家属立即送至我院急诊就诊。行头颅 CT 检查，示左侧脑室后角出血及蛛网膜下腔出血，给予脱水降颅内压、止血及神经保护等治疗，患者的头痛症状稍好转，于 7 月 16 日转入神经内科继续治疗。患者自发病以来无发热、无盗汗、咳嗽及咳痰病史，无进行性消瘦病史，无接触鸽子或鸽粪史，否认吸毒或静脉药瘾病史。

既往史、个人史及家族史：2 年前曾发现血压偏高［（140～150）/90 mmHg］，未监测及行降血压治疗。2004 年患有结核性胸膜炎，行正规抗结核治疗半年，症状消失后未复查。个人史及家族史无特殊。

体格检查：T 36.5 ℃，BP 130/85 mmHg，神志清楚，全身淋巴结无肿大，心、肺、腹未见明显异常，言语含糊，轻度听理解障碍，视力粗测正常，视野粗测正常。双侧眼球运动正常，双侧瞳孔等大等圆，直径 3 mm，对光反射灵敏，右侧鼻唇沟稍浅，伸舌稍偏右，右上肢肌力 4 级，右下肢肌力 4 + 级，左侧肢体肌力正常，四肢肌张力正常，四肢腱反射正常，右侧巴宾斯基征可疑阳性。右侧听力粗测减弱，感觉检查正常。颈有抵抗，颌胸距 3 横指，凯尔尼格征阳性。

辅助检查：2013 年 7 月 14 日在我院行头颅 CT 检查，示左侧脑室后角出血及蛛网膜下腔出血，右侧桥前池稍高密度影（图 27-1）。血生化及凝血功能基本正常，甲状腺功能及肿瘤系列正常。血常规：嗜酸性粒细胞 0.01×10^9/L，余正常，CRP 12.2 mg/L（正常 0～8 mg/L）。TP（－），HIV（－）。

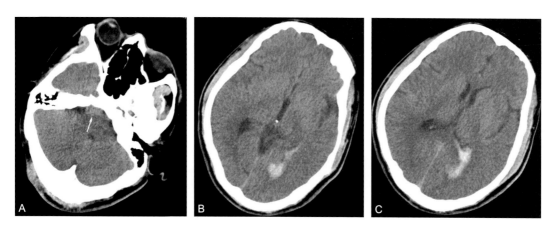

图 27-1　左侧脑室后角出血，蛛网膜下腔出血，右侧桥前池稍高密度影（箭头）。A. 右侧桥前池稍高密度影（箭头）。B. 蛛网膜下腔出血。C. 左侧脑室后角出血

　　住院期间血压波动在（120~135）/（70~90）mmHg。入院后予以止血、脱水降颅内压及防止脑血管痉挛等对症支持治疗，并完善相关头颅 CTA 检查，未见明显异常。发病第 10 日患者自述头痛明显减轻。查体示神志清楚，言语流利，四肢肌力 5 级，颈稍有抵抗感（颌胸距约 1 横指），凯尔尼格征阴性。7 月 23 日复查头颅 CT，提示脑桥旁稍高密度影仍存在（图 27-2A、B），脑室内血液基本吸收（图 27-2C）。患者于 7 月 24 日下午出现头痛加剧，伴头晕，呈非旋转性，频繁恶心、呕吐，无畏寒或发热，无腹痛。经对症处理后，上述病情仍逐步加重。7 月 29 日复查头颅 CT（图 27-3），示右侧颞叶小片状高密度影，提示占位性病变左侧侧脑室出血较前明显吸收，右侧脑桥占位性病变更显著。2013年 7 月 31 日头颅 MRI 平扫（图 27-4）、8 月 1 日增强（图 27-5）及波谱分析示双侧桥小脑脚池、鞍上池、环池、四叠体池、双侧小脑和大脑半球表面及上颈髓见多发大小不等的斑片状、结节状异常强化影。波谱分析可见 CHO 峰明显升高，NAA 峰减低。MRV 检查示未见明显异常。继续完善相关检查。8 月 3 日行腰椎穿刺，检查结果见表 27-1。胸、腹部 CT 检查未见异常。2013 年 8 月 5 日 PET-CT 示右侧顶叶、左侧额叶、右侧颞叶及双侧小脑结节状片状稍高密度影，代谢增高，考虑良性病变（血管畸形出血可能性大）。右侧腮腺内结节状稍高密度影，代谢增高，考虑混合瘤可能性大。8 月 8 日 DSA检查示右侧小脑半球畸形血管团。2013 年 8 月 17 日晚 8 点患者突发意识障碍及嗜睡。查体示双侧瞳孔不等大，对光反射迟钝，立即给予 250 ml 甘露醇快速静脉点滴、呋塞米（速尿）静推后，意识好转，瞳孔恢复正常。2013 年 8 月 19 日再次行腰椎穿刺检查（表 27-1）。8 月 19 日查血结核抗体（－），红

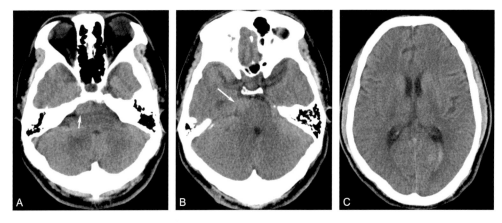

图 27-2　复查头颅 CT，示脑桥旁稍高密度影仍然存在（图 A、B 箭头），脑室内血液基本吸收（C）

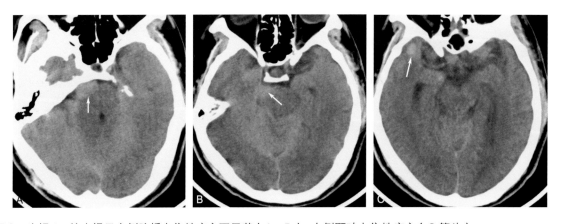

图 27-3　头颅 CT 检查提示右侧脑桥占位性病变更显著（A、B），右侧颞叶占位性病变（C 箭头）

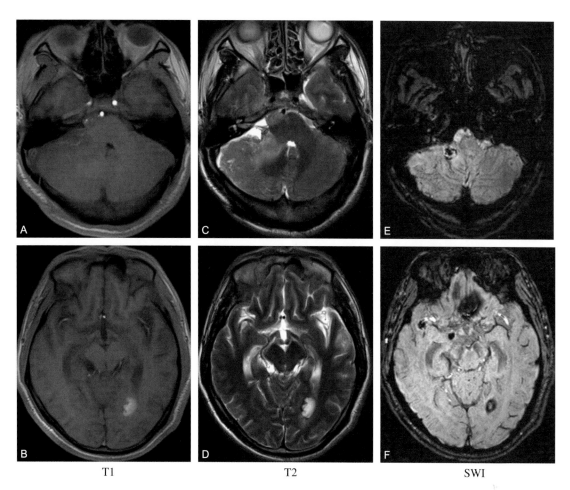

T1	T2	SWI

图 27-4   2013 年 7 月 31 日头颅 MRI 平扫，示右侧桥臂、鞍上池和小脑多发异常信号（A、C、E），右侧颞叶及左侧脑室后角异常信号（B、D、F）

细胞沉降率 22 mm/h，血培养（－），TSPOT（＋）。

患者病情呈进行性加重，于 8 月 29 日行左侧额叶病灶活检术。患者于 2013 年 9 月 2 日因脑疝死亡。

表27-1   脑脊液检查

时间	压力	颜色	细胞个数（/µl）	葡萄糖(mmol/L)	蛋白质 (mg/L)	氯 (mmol/L)
2013 年 8 月 3 日	250 mmH₂O	清亮黄色	4	3.5	2343	115
2013 年 8 月 19 日	260 mmH₂O	无色清亮	8	3.39	1787	116

两次检查抗酸染色（－），墨汁染色（－），隐球菌乳胶凝集试验（－），真菌培养（－）。细胞学检查示中性粒细胞反应，未见肿瘤细胞。

病理结果

肉眼所见：灰白色软组织一块，体积 1.5 cm × 1.0 cm × 0.5 cm。

镜下所见：肿瘤细胞呈短束状分布，中等密度增生，其内血管明显增生。血管扩张充血，但血管

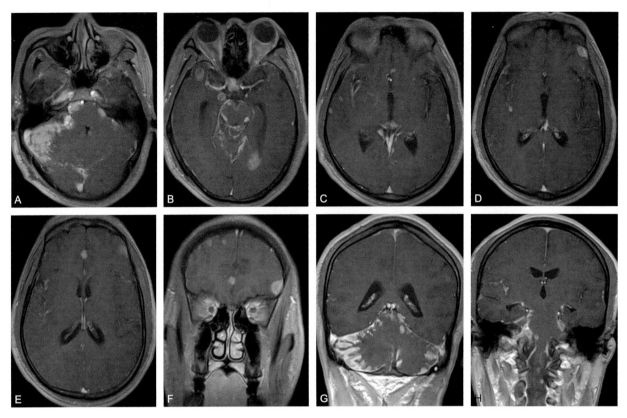

图 27-5　头颅 MRI 平扫 + 增强示双侧桥小脑脚池、鞍上池（A）、环池（B）、四叠体池（C）、大脑半球表面（D、E、F）、双侧小脑表面（G）及上颈髓（H）多发结节状病灶强化影

内皮细胞未增生，无肾小球样结构，未见坏死（图 27-6）。肿瘤细胞有多形性和异形性（图 27-7）。细胞核呈卵圆形或长梭形，细胞质丰富。核 / 质比增大、核大、深染，核分裂象罕见。免疫组化示 GFAP（＋），S-100（＋），波形蛋白（＋），Ki-67 增殖指数，（15%+）（图 27-8）。EMA、PR、CD34 及 CD56

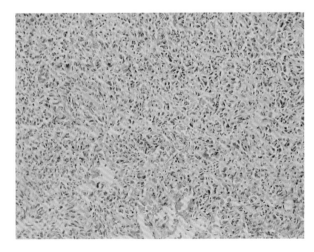

图 27-6　肿瘤细胞呈短束状分布，中等密度增生。其内血管明显增生。血管扩张充血，但血管内皮细胞未增生，无肾小球样结构，未见坏死（HE 染色 ×100）

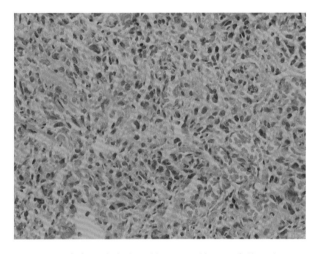

图 27-7　肿瘤细胞有多形性和异形性。细胞核呈卵圆形或长梭形，细胞质丰富，核 / 质比增大，核大、深染，核分裂象罕见（HE 染色 ×400）

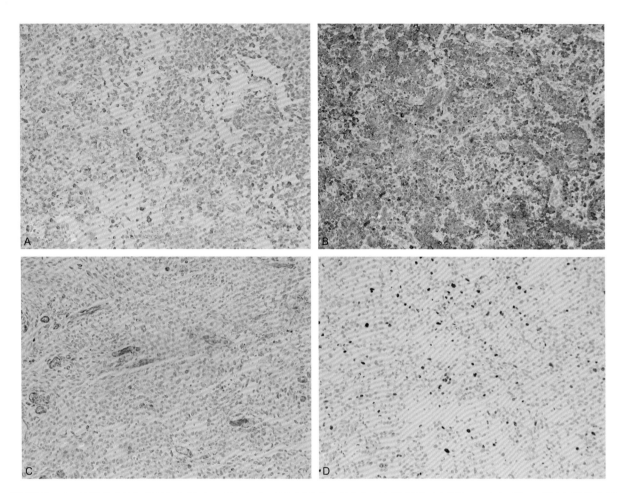

图 27-8　免疫组化显示 GFAP（图 A×100）、S-100（图 B×100）、波形蛋白（图 C×100）、Ki-67 增殖指数（图 D×100）均为阳性，其中 Ki-67 增殖指数约为 5%

均为阴性。

病理诊断：间变性星形胶质细胞瘤（WHO Ⅲ级）。

临床病理诊断：原发性弥漫性脑脊膜胶质瘤病（primary diffuse leptomeningeal gliomatosis，PDLG）。

讨论

原发性弥漫性脑脊膜胶质细胞瘤是一种罕见的致死的中枢神经系统肿瘤。肿瘤细胞仅仅侵犯脊髓和（或）脑部软脑膜，无中枢系统的实质性肿瘤[1]。1954 年 Moore 首次描述了该疾病。目前本病的分子基础不明，肿瘤细胞可能起源于脊髓或脑部的软脑膜表面的异位胶质细胞巢，部分患者存在脑或脊髓畸形[2]。

1 岁至 80 岁均可发病，平均发病年龄在 30 岁左右，以急性或亚急性起病。病程一般包括两个阶段：前驱期，一般持续数月，表现为非特异性头痛；急性神经功能障碍期，表现为颅内压增高导致死亡[3]。临床上可以分为弥漫型（广泛分布在中枢神经系统）和结节型（单个或局灶性病灶）[4]。原发性弥漫性脑脊膜胶质细胞瘤腰椎穿刺压力升高，几乎每个患者都有蛋白质升高，超过一半的患者脑脊液葡萄糖降低，少数患者细胞数增多，因而多数患者在生前被诊断为结核性脑膜脑炎，而给予抗结核治疗[5]。目前文献报道病例在 50 例左右，几乎均为尸检诊断。文献报道仅 1 例患者通过脑脊液细胞学检查诊断该病[6]。

本患者头颅 CT 表现为脑室系统扩大，结节状病灶可以强化，但极易漏诊。影像学上比较有特点的是头颅 MRI 增强可见病变位于软脑脊膜，脑实质无受累，主要集中在脑干、小脑和脊髓。病理类型中以星形胶质细胞瘤最为常见，少突胶质细胞瘤和星形胶质细胞瘤混合少突胶质细胞瘤罕见。诊断原发性脑膜胶质瘤最关键的是排除脑实质的病灶，活检在这方面有一定的局限性。

本病的主要鉴别诊断为：①结核性脑膜炎。基于脑脊液的检查结果（高蛋白质及低葡萄糖），文献报道超过一半的病例予以抗结核治疗。该患者有结核病史，病灶主要位于颅底，当时考虑为结核性脑膜炎，行 2 次腰椎穿刺检查，但 2 次脑脊液检查未见低氯、低糖改变，无发热，全身中毒症状不明显，故不支持结核性脑膜炎。②真菌性脑膜炎。有文献报道隐球菌性脑膜炎以蛛网膜下腔出血为首发症状。该患者的墨汁染色及乳胶凝集试验阴性，脑脊液葡萄糖正常，不支持。③脑膜转移癌。对该患者全身检查肿瘤（肿瘤标志物、胸腹部 CT 及 PET 扫描），均未见潜在肿瘤病灶。

该患者给予我们的启示为：①原发性弥漫性脑脊膜胶质细胞瘤是一种非常罕见的疾病。在许多医生的理解中，胶质瘤多是脑实质的占位性病灶，脑膜病灶更多地倾向于炎症，并且原发性弥漫性脑脊膜胶质细胞瘤患者的脑脊液呈现出炎症的谱项，这也是本例患者一直不能进行临床诊断的重要原因。②目前尚没有原发性弥漫性脑脊膜胶质细胞瘤以急性脑出血起病的病例报道，MRI 连续断层扫描提示脑出血位于枕部距状裂深部。该患者在住院期间血压监测正常，平时具体血压不清楚，DSA 检查在出血部位未见血管畸形，须考虑是否为肿瘤性出血。在脑出血病情好转的情况下，病情突发恶化，脑出血是否会促发胶质瘤的增殖及播散仍不清楚，须考虑是否与脑出血破坏了软脑膜血管有关。这些因素进一步加剧了本例患者的诊断难度。③本患者在第一次进行头颅 CT 检查时可以看到右侧脑桥稍高密度影。当时患者存在急性脑血管病发作，临床医生把更多的注意力放在了脑室出血上。当患者在病情恶化后才开始做进一步的检查，临床上显得有些被动，说明在临床工作上全面而严谨是非常重要的。

（南昌大学第一附属医院洪道俊整理）

参考文献

[1] Somja J, Boly M, Sadzot B, et al. Primary Diffuse Leptomeningeal Gliomatosis: an Autopsy Case and Review of the Literature. Acta Neurol Belg, 2010, 110: 325-333.

[2] Jicha GA, Glantz J, Clarke MJ, et al. Primary Diffuse Leptomeningeal Gliomatosis. Eur Neurol, 2009, 62: 16-22.

[3] Singh A, Kesavadas C, Radhakrishnan M, et al. Primary Diffuse Leptomeningeal Gliomatosis. J Neuroradiol, 2009, 36: 52-56.

[4] Arias M, Alberte-Woodward M, Arias S, et al. Primary Malignant Meningeal Melanomatosis: a Clinical, Radiological and Pathologic Case Study. Acta Neurol Belg, 2011, 111: 228-231.

[5] Gardiman MP, Fassan M, Nozza P, et al. Diffuse Leptomeningeal Glioneuronal Tumours: Clinico-Pathological Follow-up. Pathologica, 2012, 104: 428-431.

[6] Yamasaki K, Yokogami K, Ohta H, et al. A Case of Primary Diffuse Leptomeningeal Gliomatosis. Brain Tumor Pathol, 2014, 31: 177-181.

病例 28

30 岁女性头痛、呕吐伴视力下降 1 年，加重 3 个月

临床资料

患者，女，30 岁，主因"头痛、呕吐伴视力下降 1 年，加重 3 个月"于 2014 年 4 月 16 日收入院。

现病史：患者于 2013 年 4 月初感冒后出现头痛、呕吐，10 余天后双眼视物模糊。无发热、抽搐和精神异常，无肢体麻木或无力。于当地医院检查：T 36.7 ℃，内科系统检查未见异常。双眼视力约为 0.5，视野正常。颈项强直，凯尔尼格征（－），余神经系统检查未见异常。血常规、血生化、凝血和血免疫学指标均正常。血浆抗凝血酶Ⅲ 364.8 mg/L（正常范围 180～320 mg/L）。2013 年 5 月脑 MRI 检查显示左侧丘脑异常高信号（T1 略低信号，T2 高信号），左侧外侧裂增宽，双侧颞叶脑膜、左侧丘脑旁室管膜和四叠体池内明显强化（图 28-1）。脑 MRA 和 MRV 检查未见异常。腹部 CT 检查示胆囊多发结石。胸部 CT 检查示右侧少量胸腔积液。2013 年 6 — 7 月行三次腰椎穿刺检查，示脑脊液压力 >400 mmH_2O，白细胞（3～6）/mm^3，蛋白质 2.59～5.01 g/L，葡萄糖 2.76～2.20 mmol/L，氯化物 121.1～126.3 mmol/L。脑脊液细胞学检查未见肿瘤细胞。脑脊液结核分枝杆菌 PCR 测定阴性，细菌和真菌培养均呈阴性。当时怀疑结核性脑膜脑炎，开始异烟肼、利福平、乙胺丁醇和吡嗪酰胺治疗，同时给予地塞米松静滴、脱水降颅压和营养神经等药物治疗。7 月 2 日行侧脑室穿刺引流术，头痛减轻，7 月 15 日拔管后头痛加重，并出现癫痫大发作，予苯巴比妥肌内注射及奥卡西平口服。于 8 月 2 日行脑室-腹腔分流术。患者头痛症状明显减轻，视力好转。术后 10 天出院。停用抗结核药物治疗（治疗约 2 个月）。2014 年 1 月初患者头痛再次加重，双眼视力明显下降，偶尔出现讲话内容混乱。1 月 14 日再次入住当地医院。复查腰椎穿刺，示压力 >500 mmH_2O，脑脊液呈黄绿色。常规正常。蛋白质 3.51 g/L，葡萄糖 1.88 mmol/L，氯化物 112 mmol/L。抗酸染色和墨汁染色阴性。复查头颅 MRI，示左侧丘脑异常信号范围较前扩大，颅内新发多部位异常信号，脑沟、脑裂和脑池较前增宽扩大。于 1 月 15 日行全脑血管造影术未见异常。术后出现谵妄和躁动。2 天后复查腰椎穿刺，示压力 750 mmH_2O。将脑室-腹腔分流内压控制器调压至 200 mmH_2O，之后脑脊液压力逐渐下降至 220 mmH_2O。于 2014 年 1 月 27 日在立体定向下行左侧丘脑病变组织活检术。术后病理报告：部分细胞有轻度变性和水肿，极少量淋巴细胞浸润。于 2014 年 2 月 1 日开始糖皮质激素冲击治疗，甲泼尼龙 250 mg 起始，之后逐步减量。患者反复癫痫发作，调整抗癫痫药物。2014 年 2 — 4 月反复腰椎穿刺，示脑脊液常规和生化检查结果基本同前。脑脊液免疫球蛋白升高：IgG 1.55g/L（正常 0～0.03 g/L），IgA 111 mg/L（0～11.1 mg/L），IgM 56.7 mg/L（0～6.94 mg/L）。血和脑脊液寄生虫全套：弓形体抗体 IgM 和 IgG、肝吸虫抗体、肺吸虫抗体、包虫抗体、旋毛虫抗体和血吸虫抗体均为阴性，囊虫抗体弱阳性。脑脊液涂片示未见肿瘤细胞和寄生虫。予吡喹酮 0.45 每日 3 次，治疗 4 天，患者癫痫发作较前频繁，伴腹痛。2014 年 4 月 16 日收入我院神经内科。

既往史、个人史及家族史：患者起病前 1～2 个月曾服用 2 次避孕药物。2012 年 5 月生产一子。其子出生时有窒息，抢救后死亡。余无特殊。

查体：T 36 ℃，内科系统查体未见异常。嗜睡，应答切题，查体基本合作。双眼仅存光感，双侧瞳孔 4.5 mm，对光反射迟钝。双眼外展均有露白，未见眼震。面纹对称，伸舌居中。双上肢肌力 5

级，双下肢肌力 4 级。双侧肱二头肌、肱三头肌及桡骨膜反射对称活跃，双侧膝和踝反射对称亢进。痛觉正常。双侧指鼻和跟膝胫试验稳准。颈强直，双侧凯尔尼格征（＋）。右侧病理征（＋），左侧（－）。

辅助检查：血常规正常。ALT 65 U/L，GGT 171 U/L，AST 40 U/L，肾功能、血糖和电解质正常。凝血正常，D-Dimer 正常。血丙肝、梅毒和艾滋病抗体均呈阴性。甲状腺功能全套正常。血肿瘤标记物（CEA、AFP、CA125、CA153、CA199 和 SCC）均在正常范围。血 C3、C4、RF、ASO 和 CRP 在正常范围。EEG 示各导联广泛散在中至多量低中波幅 4～7 Hz Q 波和 Q 活动，各导联散在中高波幅 1.5～2.5 Hz 慢波，且慢活动呈爆发式出现，左侧颞部导联散在中高波幅多棘波。头颅 MRI（平扫＋增强）（2014 年 4 月 23 日）：T1WI 增强显示桥前池明显扩大，脑沟和蛛网膜下腔内囊性包裹增加，左侧基底节出现一新的囊性病灶，囊壁明显强化。左侧侧脑室旁出现新的非强化实性病灶，左侧丘脑病灶有扩大，但仍无强化。四叠体池内出现了多个明显强化快速生长的病灶（图 28-2）。MRS 显示左侧丘脑和基底节区胆碱与肌酸峰的比值（Cho/Cr）＞2.5。

住院期间患者出现癫痫大发作。调整抗癫痫药，给予卡马西平和左乙拉西坦口服，逐渐停用奥卡西平，而后未再出现癫痫发作。住院期间患者出现尿潴留，予留置导尿。2014 年 5 月 5 日在局麻下行颅内左颞叶病变活检术。

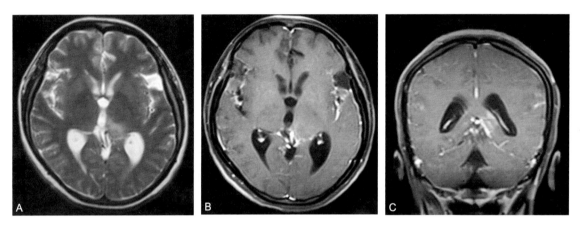

图 28-1　发病 1 个多月时头颅 MRI 的动态变化（2013 年 5 月），A. T2WI 显示左侧丘脑异常高信号，左侧外侧裂增宽。B、C. T1WI 增强显示双侧颞叶脑膜、左侧丘脑旁室管膜和四叠体池内明显强化

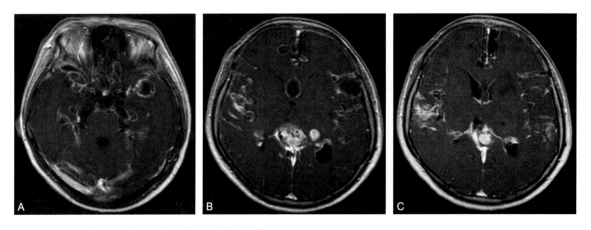

图 28-2　发病 1 年（2014 年 4 月）头颅 MRI 的动态变化

病理结果

镜下所见：（颅内）小块脑组织，可见胶质细胞增生，细胞密度增加，呈梭形，部分细胞有明显异形性，细胞核深染，核形呈不规则多样性，核分裂象 3 个 /10HPF，未见坏死。部分肿瘤细胞沿脑膜生长（图 28-3），毛细血管增生。硬脑膜处取材未见肿瘤。

免疫组化标记肿瘤细胞 GFAP（＋）（图 28-4），Olig-2（＋），NeuN（－），Vimentin（＋），S-100（＋），Ki-67 增殖指数约为 5%（图 28-5），p53（＋），IDH1（R132H）（－），ARTX（－），AE1/AE3（－），CD34（血管＋），Desmin（－），CD68（－）。

病理诊断：弥漫性间变性星形胶质细胞瘤（WHO Ⅲ 级），非特指型。

最终诊断：脑膜胶质瘤病。

因患者家属拒绝继续治疗，遂出院。患者于 2 个月后死亡。

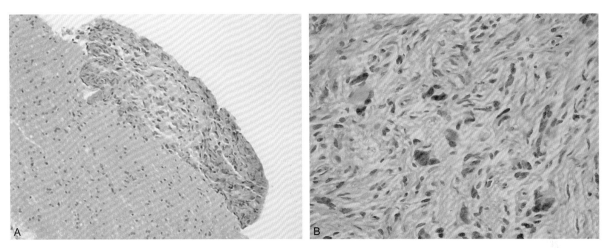

图 28-3　左侧颞叶组织病理。A. 沿脑膜生长的肿瘤组织（HE 染色 ×100）。B. 肿瘤细胞呈梭形，部分细胞有明显异形性，细胞核深染，中间可见核分裂象（HE 染色 ×400）

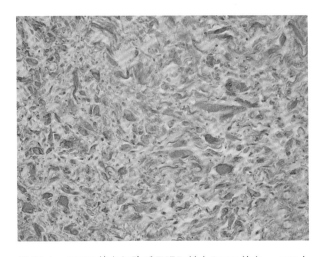

图 28-4　GFAP 染色细胞质呈强阳性（GFAP 染色 ×400）

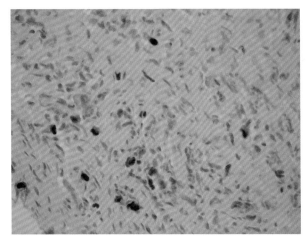

图 28-5　Ki-67 增殖指数约为 5%（×400）

讨论

脑膜胶质瘤病分为原发性和继发性两种类型。继发性脑膜胶质瘤病（secondary leptomeningeal gliomatosis，SLG）可见于胶质瘤术后或靠近中线的胶质瘤侵入脑室系统。原发性弥漫性脑膜胶质瘤病（primary diffuse leptomeningeal gliomatosis，PDLG）源自胚胎发育过程中异位至软脑膜上的神经胶质细胞巢发生癌变，沿软脑膜、室管膜和蛛网膜下腔播散，是一种罕见的致死性疾病[1]。大多数患者在发病1年内死亡。病理检查发现脑膜、室管膜和蛛网膜下腔内大量异常增殖的胶质瘤细胞，有新生血管，存在出血坏死。脑室系统和蛛网膜下腔扩大，脑膜增厚，在蛛网膜下腔和脑沟内可见囊性包裹。组织病理主要是高级别的星形细胞瘤，少数为少突胶质细胞瘤[1-5]。1951年Cooper IS等报道了首例原发性弥漫性胶质瘤病。原发性弥漫性胶质瘤病的传统概念将肿瘤局限在脑膜，不侵犯脑实质和脊髓。迄今，绝大多数已报道的原发性弥漫性胶质瘤病病例满足这些条件[4-6]，仅有3例患者存在脑实质或脊髓浸润[2-3,7]。

本例患者在发病后的10个月间多次行脑MRI检查。MRI呈现出多种形式的变化：①蛛网膜下腔进行性扩大。②扩大的外侧裂、海马和额叶的脑沟内形成很多囊性包裹，最后在左侧基底节也形成了囊性病灶。所有囊壁明显强化。③四叠体池内出现了明显强化的快速生长的团块。④在左侧丘脑和左侧侧脑室旁先后出现多个没有强化的实性病灶。

发病后2个月，第一次脑MRI检查已发现了左侧丘脑病灶，发病后1年行MRS分析，左侧丘脑Cho/Cr峰的比值＞2.5，提示为肿瘤。究竟是左侧丘脑胶质瘤侵入侧脑室继发脑膜胶质瘤病，还是原发性脑膜胶质瘤病浸润了丘脑？左侧丘脑病灶在被发现后的10个月内一直没有强化，患者发病2个月时的第一次脑MRI显示左侧丘脑旁的侧脑室和第三脑室的室管膜均明显强化，四叠体池靠近左侧也同样明显强化。7个月后，四叠体池出现了一个快速生长的团块，结合相继发生的蛛网膜下腔的迅速扩大、蛛网膜下腔和扩大的脑沟内大量囊性包裹（脑沟内大量囊性包裹是原发性弥漫性胶质瘤病相对特征性的表现）[8]，我们推测左侧丘脑病灶很可能是原发性弥漫性胶质瘤病的局部浸润，左侧侧脑室室管膜上的胶质瘤或四叠体池内快速生长的肿瘤早期浸润了邻近的左侧丘脑。

本例患者一系列脑MRI的动态变化呈现了脑膜胶质瘤病的病理发展过程。软脑膜上的胶质瘤沿软脑膜、蛛网膜下腔和脑室系统播散，造成脑沟增宽，蛛网膜下腔和脑室系统扩大，并且沿着血管周围间隙侵入脑室旁脑实质。在以上蔓延浸润的过程中，在蛛网膜下腔、脑沟内和左侧基底节形成囊性包裹。对患者行脑室引流术，大大降低了颅内压，延长了生命，才使患者脑MRI显示了多种损害。

原发性弥漫性胶质瘤病大多以弥漫性脑膜和脊膜浸润的形式出现，偶有孤立的形式出现。既往有文献报道原发性弥漫性胶质瘤病以孤立的团块形式出现在四叠体池[5]。本例患者的肿瘤生长具有以上两种方式。

原发性弥漫性脑膜胶质瘤病没有特殊的临床和脑脊液异常的表现，主要表现为颅内压增高综合征和脑膜刺激征。蛛网膜下腔内渗出物聚集可造成多条脑神经或脊神经麻痹。大脑脑沟内压力升高压迫皮质可造成癫痫发作、瘫痪和病理征。患者还可出现认知功能下降、精神症状和意识障碍。脑脊液检查常常表现为蛋白质显著升高和葡萄糖降低。虽然胶质瘤细胞沿着蛛网膜下腔和脑室系统播散，脑脊液细胞学发现肿瘤的概率还是很低的，反复的细胞学检查结合免疫组化可以提高诊断阳性率。脑MRI所示的脑积水和广泛的脑膜强化可见于脑膜肿瘤、脑膜炎症和结节病等。脑MRI所显示蛛网膜下腔和脑沟内多发的囊性包裹具有一定的特征性[8]。要想明确诊断，还是须要采取脑组织活检病理诊断。

目前尚没有标准、有效的治疗，既往为放疗结合化疗。近来文献报道早期替莫唑胺治疗可以延缓星形细胞瘤的发展。

（北京医院蒋云、蒋景文、张劲松整理）

参考文献

[1] Cooper IS, Kernohan JW. Heterotopic Glial Nests in the Subarachnoid Space: Histopathologic Characteristics, Mode of Origin and Relation to Meningeal Gliomas. J Neuropathol Exp Neurol, 1951, 10: 16-29.

[2] Ashworth B, Gordon A. Leptomeningeal Gliomatosis. J Neurol Neurosurg Psychiatry, 1994, 57: 471-473.

[3] Riva M, Bacigaluppi S, Galli C, et al. Primary Leptomeningeal Gliomatosis: Case Report and Review of the Literature. Neurol Sci, 2005, 26: 129-134.

[4] Yamasaki K, Yokogami K, Ohta H, et al. A Case of Primary Diffuse Leptomeningeal Gliomatosis. Brain Tumor Pathol, 2014, 31: 177-181.

[5] Kim SH, Jun DC, Park JS, et al. Primary Diffuse Leptomeningeal Gliomatosis: Report of a Case Presenting with Chronic Meningitis. J Clin Neurol, 2006, 2: 202-205.

[6] Guo X, Zhong D, Ma W. Primary Leptomeningeal Medulloblastoma: a Rare Case. Clin Neurol Neurosurg, 2012, 114: 1181-1184.

[7] Davila G, Duyckaerts C, Lazareth JP, et al. Diffuse Primary Leptomeningeal Gliomatosis. J Neurooncol, 1993, 15: 45-49.

[8] Ishige S, Iwadate Y, Ishikura H, et al. Primary Diffuse Leptomeningeal Gliomatosis Followed with Serial Magnetic Resonance Images. Neuropathology, 2007, 27: 290-294.

病例 29

64 岁男性头痛 2 个月，反应迟钝伴行为异常半个月

临床资料

患者，男，64 岁，主因"头痛 2 个月，反应迟钝伴行为异常半个月"于 2015 年 1 月 16 日收入神经内科。

现病史：患者于入院前 2 个月无明显诱因出现头痛，主要表现为左侧枕部及颈部疼痛，呈针刺样，口服止痛药物后疼痛缓解。于当地医院行头部 CT 检查，结果回报为脑萎缩改变，给予针灸理疗对症治疗，上述症状未见明显好转。入院前 1 个月患者逐渐出现语言表达减少，活动较前缓慢，但仍能生活自理，再次就诊于当地医院。行头部 MRI 检查，显示左侧颞、顶、枕叶异常信号。按照"脑梗死"治疗后，效果欠佳。入院前 15 天患者晨起后家属发现其不能叠被子，反复重复无意义的动作，与家人交流困难，不能完全理解对方的语言，反应迟钝，不能叫出自己的名字，日常生活能力明显下降。于当地医院复查头部 MRI，示左侧病灶范围扩大，周围水肿明显，左侧脑膜异常强化。给予地塞米松（10 mg）静脉滴注治疗，同时改善循环及降颅内压治疗，但上述症状无缓解及加重。患者发病前及发病后无明显发热、恶心或呕吐，无呼吸困难，无饮水呛咳，体重减轻约 5 kg。睡眠欠佳，饮食正常，小便正常，大便干结。于 2015 年 1 月 16 日收入神经内科。

既往史、个人史及家族史：既往无特殊病史及手术外伤史。

查体：T 36.5 ℃，P 76 次 / 分，R 16 次 / 分，BP 120/70 mmHg。神志清楚，反应迟钝，言语尚流畅，不完全性感觉性失语。记忆力下降，以近记忆力下降明显，计算力下降，左、右定向障碍，时间及地点定向力正常。眼底未见明显视盘水肿及出血，眼球运动自如，双侧瞳孔等大，直径 2.5 mm，直接、间接对光反应灵敏。面纹对称，伸舌右偏，悬雍垂左偏，四肢肌力 5 级，肌张力正常，腱反射（++），病理征未引出，深、浅感觉正常，指鼻试验及跟膝胫试验稳准。颈强，颏下 4 横指，凯尔尼格征阳性。心、肺、腹查体未见异常，未见皮肤色素痣及皮下结节。

辅助检查：血肿瘤相关抗原 CA72-4 17.52 U/ml（正常 0 ~ 6.9 U/ml）。其余血、尿及大便常规，以及血生化、糖化血红蛋白、凝血四项、动态红细胞沉降率、甲状腺功能、免疫球蛋白、CRP、乙肝抗体、梅毒抗体、丙肝抗体、HIV 抗体及血、尿毒物筛查未见异常。头部 CT（2014 年 11 月 4 日）：外院报告为脑萎缩改变。头部 MRI+MRA（2014 年 12 月 7 日）：左侧颞、顶、枕叶异常信号，呈 T1 低信号，T2 高信号，颅内散在多发缺血灶，MRA 检查符合动脉硬化改变。头部 MRI（2015 年 1 月 4 日）：病灶较前增大，周围水肿明显，主要病灶在左侧额、颞、顶叶，双侧皮质下散在多发颅内异常信号，增强后可见左侧颞叶脑膜强化。MRS（2015 年 1 月 7 日）：左侧病灶部位较对侧相应部位 NAA 峰减低，CHO 峰升高。胸部 CT 检查（2015 年 1 月 1 日）未见异常。脑脊液压力 120 mmH$_2$O，白细胞 40×10^6/L，葡萄糖 1.23 mmol/L，氯化物 117 mmol/L，蛋白质 101 mg/dl。

治疗过程：入院后给予改善认知、抗病毒及降颅内压治疗。上腹部及肾 CT+ 增强（2015 年 1 月 19 日）示肝内多发小囊肿，肝 VI 段强化灶，考虑为血管瘤。头部 MRI 平扫 + 冠状面扫描 +DWI+ 增强（2015 年 1 月 19 日）示左侧颞、顶叶脑膜病变（图 29-1），累及邻近岛叶、额叶以及左中颅凹。双侧额叶、侧脑室周围存在血灶，双侧小脑脑沟增宽，脑增强 MRI T1W 像显示脑膜周边强化（图 29-2）。颈

胸段脊髓 MRI+ 增强（2015 年 1 月 23 日）：胸段硬脊膜可见强化（图 29-3）。入院后腰椎穿刺脑脊液压力 230 mmH$_2$O，白细胞 17×10^6/L，葡萄糖 11 mmol/L，氯化物 112 mmol/L，蛋白质 84 mg/dl。脑脊液其余检查均为阴性。患者入院后第 8 天（2015 年 1 月 24 日）在情绪激动后出现一过性右侧上眼睑下垂，右侧瞳孔散大，直径 4.0 mm，直接及间接对光反射消失。立即静滴甘露醇，持续约 5 min 后症状缓解。为进一步明确诊断，转往神经外科行脑活检手术。

病理结果

肉眼所见：脑脊液白色，透明清亮，约 2 ml。送检部分脑左颞叶病变组织，大小 8 cm×6 cm×2 cm，脑表面局部灰红色伴出血。书页状切开脑组织，局部呈胶冻样，大小 4.5 cm×3 cm×2 cm。

镜下所见：脑脊液镜下见多量红细胞，个别淋巴细胞、单核细胞及中性粒细胞。另见多量核大、深染、细胞质丰富的异形细胞，可见核分裂象，可见细胞核偏位，不除外肿瘤细胞（图 29-4）。

手术送检左颞叶病变组织。镜下见肿瘤细胞沿蛛网膜下腔呈浸润性生长，部分肿瘤细胞沿 Virchow-Robin 腔侵入皮质，伴大片坏死。肿瘤细胞体积大，呈卵圆形，细胞质丰富、红染，核仁明显。部分细胞胞质红染，细胞核偏位。肿瘤细胞核分裂象易见，局部可见瘤巨细胞。免疫组织化学染色示肿瘤细胞表达 SOX-10、S-100 和 Vimentin，而 CK、EMA、GFAP、HMB-45 和 Melan A 阴性，且 Ki-67 增殖指数约为 30%（图 29-5 至 29-8）。

病理诊断：脑膜恶性黑色素瘤病。

讨论

颅内原发黑色素细胞病变是来源于颅内黑色素细胞的一类少见肿瘤，其发病率约为 0.005/10 万人，目前相关的文献报道多为个案[1]。1950 年 Virchow 等首次提出并报道了颅内原发黑色素瘤。而在此之前，病理学家一直认为颅内黑色素瘤均为颅外转移而来[2]。颅内的黑色素细胞主要分布在软脑膜或软脊膜。它起源于胚胎时期神经嵴中神经外胚层的成黑素细胞。目前研究认为黑色素细胞前体细胞恶性转化是颅内原发黑色素瘤的主要成因。颅内原发黑色素细胞病变的诊断一直是临床难点。1976 年 Hayward 等[3]首先提出并建立了颅内原发黑色素细胞病变的诊断标准：①没有中枢神经系统以外（如皮肤、黏膜及视网膜等）的恶性黑色素瘤。②肿瘤位于软脑膜、软脊膜、脊髓、垂体或松果体，为脑内单发占位性病变。③病变经病理形态学证实。本例颅内原发黑色素细胞病变经病理学证实且没有其他部位黑色素瘤病史，且最初为颅内单发占位。

2007 年和 2016 年版 WHO 肿瘤分类将颅内原发黑色素细胞病变分为脑膜弥漫性黑色素细胞增多症及脑膜黑色素瘤病、黑色素瘤和恶性黑色素瘤。脑膜弥漫性黑色素细胞增多症多发生于青年人及儿童，男性多见。患者多出现颅内压增高导致的头痛、脑水肿、癫痫发作、共济失调及卒中等症状，CT 和 MRI 检查均表现为脑膜增厚和强化[4]。因其临床表现及影像学检查与淋巴瘤、转移性癌、病毒性脑炎、细菌与真菌性脑膜炎等颅内弥漫性感染性病变相似，因而临床诊断通常比较困难，须要借助于脑脊液或组织活检诊断。对脑脊液进行细胞学检查时可以见到散在或成团的异形细胞。有的异形细胞细胞质内可见色素颗粒，通过辅助免疫细胞化学染色可以确定诊断。如果脑脊液细胞学没有发现异常，而临床表现可疑黑色素细胞病变或影像学提示有颅内占位，通常须要再次送检脑脊液或手术切取活检进一步诊断。脑膜弥漫性黑色素细胞增多症的组织学表现为大小较一致的黑色素细胞，呈梭形、圆形、卵圆形或立方形，细胞质中等，肿瘤细胞多弥漫性浸润软脑膜或软脊膜，也可以播散至 Virchow-Robin 腔，但不会浸润脑实质。其临床进展通常较缓慢[5]。

颅内原发黑色素瘤与颅内原发恶性黑色素瘤可发生于任何年龄，发病高峰多在 50 岁。前者以女性多见，而后者男女比例基本相同。本病在临床上经常误诊为胶质瘤。常见的临床表现为颅内压增高和

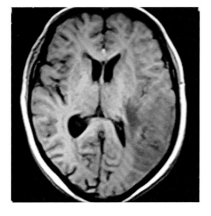

图 29-1 脑 MRI T1W 显示左侧颞叶脑膜病变

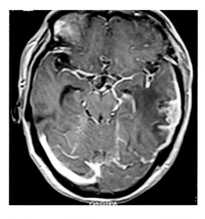

图 29-2 脑增强 MRI T1W 示脑膜周边强化

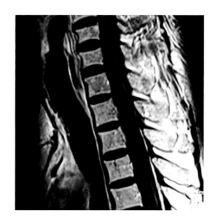

图 29-3 脊髓 MRI T1W 示胸段硬脊膜可见强化

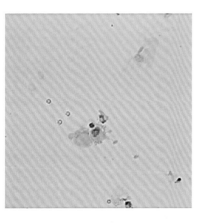

图 29-4 脑脊液细胞学检查可见核大、深染的异形细胞，细胞质丰富，细胞核偏位（HE 染色 ×200）

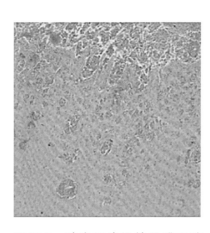

图 29-5 肿瘤细胞沿蛛网膜下腔呈浸润性生长，部分肿瘤细胞沿 Virchow-Robin 腔侵入皮质（HE 染色 ×100）

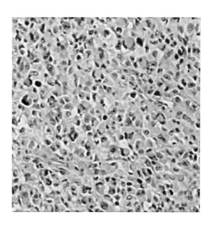

图 29-6 肿瘤细胞呈卵圆形，细胞质丰富、红染，核仁明显，部分细胞核偏位。局部可见瘤巨细胞（HE 染色 ×200）

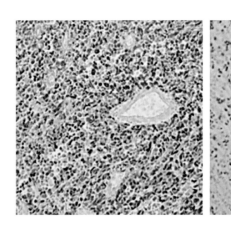

图 29-7 免疫组织化学 S-100（图 A×200）及 SOX-10（图 B×200）染色呈阳性

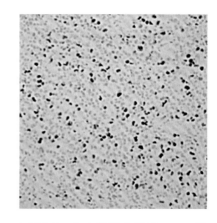

图 29-8 免疫组织化学示 Ki-67 增殖指数约为 30%（×200）

颅内出血（43.2%）、脑或脊髓受压引起的相应症状（34.6%）、蛛网膜下腔出血（17.3%）及癫痫发作（11.1%）。CT 检查呈高密度占位，增强 CT 均显示有强化。MRI 检查显示 T1 高信号，T2 低信号，增强后可见均匀一致的强化，FLAIR 像显示高信号[6]。本例中 MRI 示 T1 低信号，T2 高信号，可见不规则强化。颅内原发黑色素瘤富含色素时大体检查可见肿瘤呈黑色、棕红色。镜下肿瘤细胞呈梭形或卵圆形，可见明显的嗜酸性小核仁，通常细胞质内可见色素颗粒，而无色素型肿瘤细胞内不含色素颗粒[4]。肿瘤细胞排列呈旋涡状、片状及束状，有时可呈车辐状，部分区域可见出血。颅内原发恶性黑色素瘤比颅内原发黑色素瘤的细胞异形性更加明显，细胞核大、深染，嗜酸性核仁更加突出，核分裂象易见，有时可见瘤巨细胞。肿瘤侵犯脑实质，常伴有坏死和出血。恶性黑色素瘤继发脑膜播散时即为脑膜恶性黑色素瘤病[4]。本例颞叶占位伴有脑膜播散，即诊断为脑膜恶性黑色素瘤病。

对于颅内黑色素细胞病变，在细胞学及组织学形态基础上，通常须要借助免疫细胞化学及免疫组织化学染色明确诊断，尤其是对于无色素型黑色素细胞病变的诊断，当形态学不典型，加上患者的病史不全或缺乏全身检查时非常容易误诊。在颅内黑色素细胞病变中，86%～97% 的病例免疫细胞化学或免疫组织化学染色表达 HMB-45。此外，Melan A 和 S-100 在绝大多数病变中也会呈阳性表达。由于 S-100 在神经源性肿瘤中也会表达，因而缺乏特异性[7]。本病例组织学表现为无色素型，且术前脑脊液细胞学中查见肿瘤细胞，因细胞内缺乏色素颗粒，最终结合临床病史及免疫细胞化学染色得以明确诊断。

颅内转移性恶性黑色素瘤是颅内最常见的转移性肿瘤之一，据报道有 10%～40% 的恶性黑色素瘤会发生颅内转移，而 2/3 的恶性黑色素瘤患者在尸检时会发现颅内转移。颅内转移性恶性黑色素瘤患者多为男性，危险因素包括头颈部或口腔黑色素细胞病变病史、存在实质脏器（主要是肺部）的转移及原发病变较大[8]。颅内转移性恶性黑色素瘤的临床及影像学表现与颅内其他的转移性肿瘤相似，最常见的临床症状是头痛，1/3 的患者会有癫痫发作。CT 检查发现，54.2% 的患者为颅内单发病变，45.8% 的患者为颅内多发病变，且 75% 的颅内转移性恶性黑色素瘤 CT 检查显示为高信号，22% 的患者为低信号，3% 的患者为等信号，所有患者增强 CT 都有均匀或环形强化。有研究发现 84% 的单发颅内转移性恶性黑色素瘤位于大脑半球，其中 62.5% 的患者位于额叶[9]。MRI 检查比 CT 的敏感性更强，颅内转移性恶性黑色素瘤呈 T1 高信号，T2 低信号。当遇到体积较大，且伴有坏死的单发占位时，则 MRI 无法分辨颅内转移性恶性黑色素瘤与高级别胶质瘤。除了临床病史及影像学检查外，颅内转移性恶性黑色素瘤的最终诊断还是须要依靠活检或手术病理证实。颅内转移性恶性黑色素瘤的病理学表现与颅内原发者基本相同，形态学表现辅助免疫组织化学通常可以明确诊断[4]。

无论是颅内原发还是转移性黑色素细胞病变，手术切除都是最好的治疗方法，尤其是对于颅内原发黑色素瘤及恶性黑色素瘤。完整切除且没有远处转移的患者预后明显好于颅内转移性恶性黑色素瘤。有研究报道颅内转移性恶性黑色素瘤患者的中位生存期只有 3～6 个月[10]。而对于颅内脑膜黑色素细胞增多症及脑膜黑色素瘤病的患者，因其病变比较弥漫，且无有效的治疗方法，预后通常较差[4]。Hamilton 等对比研究了 101 例颅内、颅外转移性黑色素瘤和颅内原发黑色素瘤后提出，颅内与颅外转移性黑色素瘤的全基因组表达谱非常相似，但其与颅内原发黑色素瘤的表达有明显的差异。另外，肿瘤组织中淋巴细胞浸润越多，出血越少，则提示颅内转移性恶性黑色素瘤患者的预后越好。

总之，颅内黑色素细胞病变的临床及影像学表现常与脑炎和胶质瘤以及脑膜癌病等颅内其他转移性肿瘤的表现相似，因此，明确诊断还须要进行脑脊液细胞学和（或）组织病理学检测。结合详细的临床病史及影像学检查可以区分原发性与转移性黑色素细胞病变，对于患者的治疗及预后判断有着重要的作用和意义。

（首都医科大学宣武医院高巍、王宪玲、朴月善、卢德宏整理）

参考文献

[1] Liubinas SV, Maartens N, Drummond KJ. Primary Melanocytic Neoplasms of the Central Nervous System. J Clin Neurosci: Official Journal of the Neurosurgical Society of Australasia, 2010, 17: 1227-1232.

[2] Clarke DB, Leblanc R, Bertrand G, et al. Meningeal Melanocytoma. Report of a Case and a Historical Comparison. JNS 1998, 88: 116-121.

[3] Hayward RD. Malignant Melanoma and the Central Nervous System. A Guide for Classification Based on the Clinical Findings. JNNP, 1976, 39: 526-530.

[4] Trinh V, Medina-Flores R, Taylor CL, et al. Primary Melanocytic Tumors of the Central Nervous System: Report of two Cases and Review of Literature. SNI, 2014, 5: 147.

[5] Louis DN, Ohgaki H, Wiestler OD, et al. The 2007 WHO Classification of Tumours of the Central Nervous System. Acta Neuropathologica, 2007, 114: 97-109.

[6] Alwatban J, Tampieri D, Salazar A, et al. MRI of Leptomeningeal Melanocytosis in a Patient with Neurofibromatosis. J Comput Assist TOMO, 1997, 21: 38-40.

[7] Shah I, Imran M, Akram R, et al. Primary Intracranial Malignant Melanoma. J College Physici Surg Pakistan: JCPSP 2013, 23: 157-159.

[8] Cohn-Cedermark G, Mansson-Brahme E, Rutqvist LE, et al. Central Nervous System Metastases of Cutaneous Malignant Melanoma-a Population-Based Study. Acta Oncologica, 1998, 37: 463-470.

[9] Weisberg LA. Computerized Tomographic Findings in Intracranial Metastatic Malignant Melanoma. CR: Official Journal of the Computerized Tomography Society, 1985, 9: 365-372.

[10] Raizer JJ, Hwu WJ, Panageas KS, et al. Brain and Leptomeningeal Metastases from Cutaneous Melanoma: Survival Outcomes Based on Clinical Features. Neuro-Oncol, 2008, 10: 199-207.

[11] Hamilton R, Krauze M, Romkes M, et al. Pathologic and Gene Expression Features of Metastatic Melanomas to the Brain. Cancer, 2013, 119: 2737-2746.

病例 30

30 岁男性头晕 2 个月，恶心、呕吐伴意识障碍 1 个月余

临床资料

患者，男，30岁，主因"头晕2个月，恶心、呕吐伴意识障碍1个月余"于2015年5月26日收入神经内科。

现病史：2个月前患者无诱因出现头晕和失眠，晨起恶心、呕吐，食欲差，迁延持续不能缓解。10天后出现反应迟钝，左手活动不灵。当地医院予腰椎穿刺，腰穿压力波动在 $300 \sim 400$ mmH$_2$O，潘氏试验（+++），白细胞 35×10^6/L，以单核细胞为主，隐球菌阴性，葡萄糖 8.11 mmol/L，氯化物 108.5 mmol/L，蛋白质 13.61 g/L。胸部 CT 检查未见异常。头颅 CT 检查见右侧额颞叶局部脑沟高密度影，脑室扩大，脑组织肿胀。头颅 MRI 检查提示"颅内感染，脑膜炎可能性大"，示结核性脑膜炎的可能大，予以抗结核、脱水等治疗后症状缓解。半月后（35天前）患者出现胡言乱语，不认识家人，躁动，遂转至上级医院。脑脊液潘氏试验（+），白细胞 60×10^6/L，以单核细胞为主，隐球菌阴性，葡萄糖 5.93 mmol/L，氯化物 104.4 mmol/L，蛋白质 5.13 g/L。头颅 CT 检查示"脑膜炎，继发轻度脑积水"，予"HRZE 方案抗结核，鞘内注射抗结核药物等治疗"效果不佳。为进一步诊治，门诊以"中枢神经系统感染，结核性脑膜炎？"收入院。患者入院时精神欠佳，纳差，睡眠差，体重下降 5 kg 左右，大便干燥，排尿正常。

既往史、个人史及家族史：2007 年因与人掰手腕，致导左肱骨骨折并予手术治疗，具体术式不清。否认其他特殊病史。家族史无特殊。

查体：T 37.0 ℃，P 72 次/分，R 18 次/分，BP 152/112 mmHg。体型瘦高，平车推入病房，自动体位，神志淡漠，躁动，表情不安，构音障碍，能认识家人，简短回答年龄，记忆力差。双侧瞳孔等大等圆，直径约 3 mm，对光反射灵敏，双侧额纹、眼裂及鼻唇沟对称正常。伸舌居中。四肢肌力粗测 3 级，疼痛刺激肢体有回缩反应，四肢腱反射对称正常，双侧巴宾斯基征及戈登征阴性。颈强直，颈前颌下 4 横指，凯尔尼格征阳性。

辅助检查：血、尿常规及凝血功能检查正常。甲状腺功能五项：TSH 3.08 μIU/ml，T$_3$ 1.08 nmol/L，T$_4$ 119.1 nmol/L，FT$_3$ 2.73 mol/L，FT$_4$ 15.13 pmol/L。自身免疫抗体谱阴性。免疫球蛋白定量和补体均正常。真菌 D 葡聚糖和鲎试验阴性。降钙素原 <0.05 ng/ml，红细胞沉降率 18 mm/h。D- 二聚体 177 μg/L。结核抗体（38 kD+16 kD）阴性，结核抗体（混合抗原）阴性，结核抗体（38 kD）阳性。混合淋巴细胞培养＋干扰素（刺激水平）16 个单位，混合淋巴细胞培养＋干扰素（基础水平）1 个单位。结核分枝杆菌 γ 干扰素释放试验 15 个单位。血肿瘤标志物 CA72-4 7.7 U/ml（阳性 >6.9 U/ml），CA211 4.36 ng/ml（阳性 >3.3ng/ml）。胸腔积液肿瘤标志物 CA19-9 1.57 U/ml（阳性 >35 U/ml），CA50 3.49 U/ml（阳性 >20 U/ml）。头颅 MRI 平扫加增强见右侧额叶局部病灶（图 30-1），边缘强化，脑膜大部见斑条样强化。脑沟回变浅，脑室变大，中线居中。

治疗过程：入院后给予诊断性抗结核、脱水、降颅内压及糖皮质激素治疗。入院后完善全身检查，全身皮肤检查未见黑色素病变。胸、腹腔增强 CT 检查未见异常信号，排除内脏黑色素瘤。眼科检查排除眼球黑色素瘤。

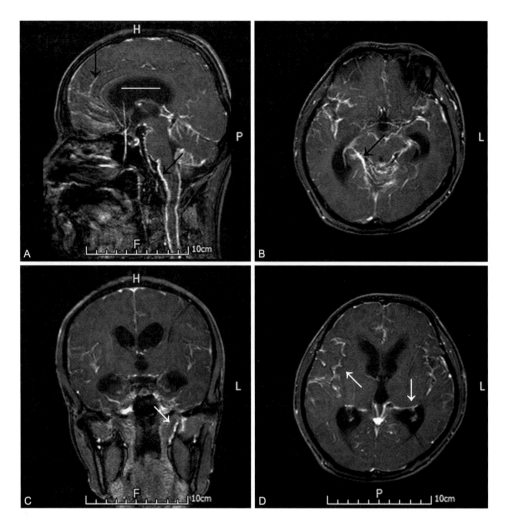

图 30-1　头颅 MRI 平扫加增强。右侧额叶局部病灶，边缘强化（黑色箭头），脑膜大部见斑条样强化（白色箭头）。脑沟回变浅，脑室变大（白色直线），中线居中

入院后病情变化：意识尚清，幻听、幻视，饮食欠佳，夜间睡眠差，躁动不安，无头痛、恶心或呕吐，无发热。心率 120 次 / 分，呼吸 20 次 / 分，血压 110/84 mmHg，经皮血氧 98%。入院第 9 天于神经外科行脑室外引流 + 右侧额叶病变活检术。

后续治疗及随访： 患者颅内黑色素瘤广泛侵及软脑膜和蛛网膜，右侧额叶单发局灶病灶，全部切除较为困难，可辅以全脑放疗和化学治疗等联合的综合治疗。向家属交待病情后，家属要求出院，转至当地医院维持治疗，2 个月后患者死亡。从出现症状至死亡，生存时间约 5 个月。

病理结果

肉眼所见： 硬脑膜张力较高，呈蓝黑色。放射状切开硬脑膜，见脑表面蛛网膜下腔内覆盖一层黑色组织，与脑组织粘连紧密，碰触易出血，以肿瘤钳夹取 4 块异常组织及脑组织送检（图 30-2）。

镜下所见： 送检右额叶病灶灰白色灰褐色碎组织 1 堆，大小 2.5 cm×2 cm×1.5 cm。HE 染色示核大而深染，侵犯局部脑实质，核分裂象易见，细胞质内可见大量黑色素颗粒。细胞核常被覆盖，伴局灶性坏死和出血（图 30-3）。免疫组织化学结果显示 CD3（−），Cytokeratin（−），GFAP（+），

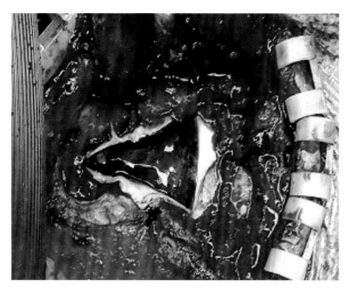

图 30-2　术中肉眼所见。硬脑膜张力较高，呈蓝黑色。放射状切开硬脑膜，见脑表面蛛网膜下腔内覆盖一层黑色组织，与脑组织粘连紧密，碰触易出血

HMB45（局灶 +），Ki-67 增殖指数（+，<10%），Melan A（++），NF（－），Neu-1（－），Oligo-2（－），S-100（+++），Vimentin（++）（图 30-4）。

病理诊断：（右侧额叶病灶）恶性黑色素瘤，局部见脑实质累及。

讨论

颅内黑色素瘤大致可分为三类：原发性黑色素瘤、转移性黑色素瘤及各种中枢神经系统肿瘤的黑色素型。原发颅内者罕见，在颅内肿瘤中仅占 0.07%~0.17%，约占全部黑色素瘤的 1% 以下，目前相关文献报道多为个案[1-2]。颅内黑色素瘤以转移性黑色素瘤最多见。黑色素瘤细胞常常经血行转移至颅内。各种中枢神系统肿瘤的黑色素型有脑膜瘤、神经纤维瘤、胶质瘤及施万细胞瘤等。诊断原发性颅内黑色素瘤首先要排除颅内黑色素瘤的存在，但有时难以发现原发灶，甚至在患者死后要经过细致的尸检才能排除其他部位黑色素瘤存在的可能性，而且尸检证实 44% 的黑色素瘤患者有中枢神经系统转移[3]。

原发性黑色素瘤[4] 多发生于软脑膜与蛛网膜。转移性黑色素瘤多发生于皮、髓质交界处，较少侵犯脑膜。原发性黑色素瘤以单发多见，转移性黑色素瘤以多发常见。区分原发性与转移性黑色素瘤最终还是要以颅外是否有黑色素瘤为准。Willis[5] 提出诊断原发性黑色素瘤的三个基本条件为：皮肤及眼球未发现黑色素瘤，既往未进行过黑色素瘤切除手术，内脏无黑色素瘤转移。本例患者主要表现为颈强直，定位于脑膜；临床上存在头晕、恶心、呕吐、胡言乱语、不认识家人、淡漠躁动，考虑颅内压增高；突发言语不清，左手不能活动，定位右侧额叶。脑膜和部分脑实质弥漫受累。本病广泛侵及软脑膜与蛛网膜，右侧额叶单发局灶脑实质受累，支持原发病灶。且经过充分的全身检查未发现颅外黑色素瘤的存在，否认黑色素瘤切除史，故诊断为原发性脑膜脑黑色素瘤。在各报道中[6-7]，原发性颅内黑色素瘤可生存 4 个月至 13 年不等，继发性颅内恶性黑色素瘤的中位生存时间从 2~8 个月不等。如果未经治疗，颅内恶性黑色素瘤的中位生存时间小于 1 个月。本例患者颅内黑色素瘤广泛侵及软脑膜和蛛网膜，右侧额叶单发局灶病灶，全部切除较为困难，可辅以全脑放疗和化学治疗等联合的综合治疗。向家属交待病情后，家属要求出院，转至当地医院维持治疗，2 个月后患者死亡。从出现症状至

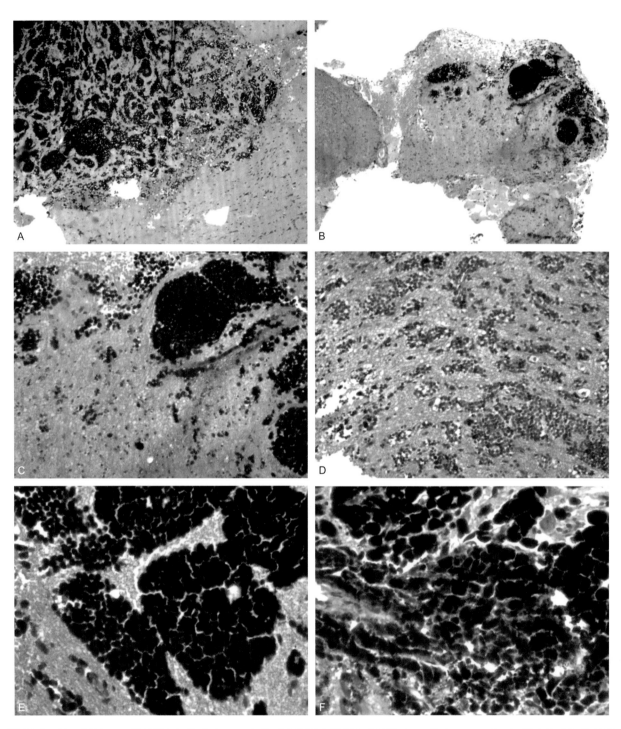

图 30-3　镜下所见。A. 局灶性坏死和出血。B. 细胞质内可见大量黑色素颗粒（HE 染色 ×400）。C. 黑色素瘤细胞呈巢状、簇状分布。D. 核大而深染，核分裂象易见（HE 染色 ×100）。E. 细胞质内可见大量黑色素颗粒，细胞核常被覆盖（HE 染色 ×200）。F. 核大而深染，侵犯局部脑实质，核分裂象易见（HE 染色 ×200）

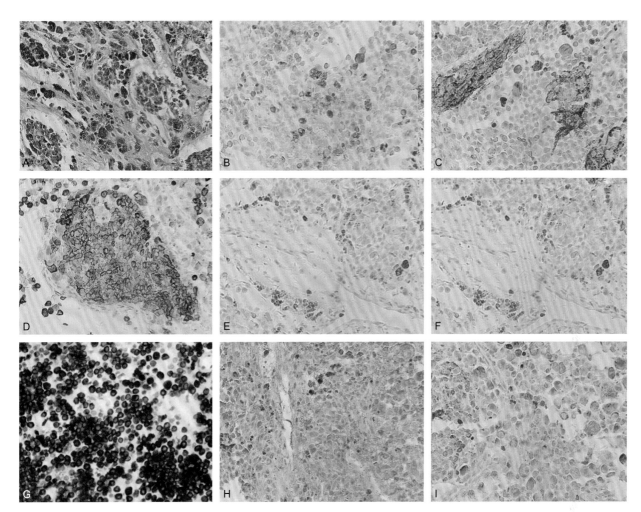

图 30-4　免疫组织化学结果。A. 黑色素瘤细胞呈巢状分布，细胞质内有大量黑色素颗粒。B. Cytokeratin 上皮原性瘤细胞质表达阳性。C. GFAP 星形胶质细胞阳性。D. HMB45(局灶 +) 肿瘤细胞胶束状排列。E. Ki-67(+＜10%)。F. NF(-)。G. MelanA(++)(++)。H. S-100(+++)，强度不均，灶性分布。I. Vimentin(++)

死亡，患者的生存时间约 5 个月，基本与文献报道一致。

　　2016 版 WHO 中枢神经系统肿瘤分类将黑色素肿瘤（melanocytic tumors）分为脑膜黑色素细胞增多症（meningeal melanocytosis）、黑色素细胞瘤（meningeal melanocytoma）、黑色素瘤（meningeal melanoma）及黑色素瘤病（meningeal melanomatosis）。脑膜弥漫性黑色素细胞增多症多发于青年及儿童，男性多见，于蛛网膜下腔脑膜弥漫性黑色素细胞增生，局部可呈结节状，累及范围广，但很少浸润脑实质。临床进展通常较缓慢，不易切除干净，放疗不敏感，预后不良。脑膜黑色素细胞瘤也称黑色素性脑膜瘤，多为带包膜的孤立性包块，大体及影像学易区分。组织学呈良性，核无异形性，核仁正常，核分裂象为 0 ~ 1/10 HPF，Ki-67 增殖指数 <5%，为偏良性肿瘤。脑膜黑色素瘤俗称黑色素瘤，与继发性颅内黑色素瘤属于恶性黑色素瘤，出现了恶性肿瘤细胞，细胞质中聚集大量黑色素，预后很差，不考虑治疗方法[8]。镜下可见坏死及脑组织侵犯，核大，核/质比增高，核仁增大、增多，核分裂象 >3 个/10 HPF，Ki-67 增殖指数 >10%。颅内继发恶性黑色素瘤与颅内原发黑色素瘤的细胞异形性相比更加明显，核大而深染，嗜酸性核仁更加突出，核分裂象易见，＞3/10 HPF，有时可见瘤巨细胞。肿瘤侵犯脑实质，常伴坏死和出血。脑膜黑色素瘤病是恶性黑色素瘤的变异型，以脑底脑膜为主，弥漫黑色素瘤浸润，可侵入椎管内，非实质性肿瘤。S-100 蛋白、波形蛋白及 HMB-45 联合诊断对脑膜恶性黑色素瘤病的定性诊断具有重要价值[9]。其中 S-100 蛋白的敏感性最高，但特异性较差。Melan-A 和 HMB-4 的特异性较高，提示黑色素产生活跃。本病例有广泛的脑膜受累及，部分侵及脑实质，细胞质中聚集大量黑色素，核分裂象多见，考虑为恶性黑色素瘤，免疫组化联合阳性，但 Ki-67 增殖指数 ＜10%，考虑为中间级别。

颅内黑色素瘤的 MRI 表现主要取决于黑色素颗粒或黑色素含量以及是否发生肿瘤出血。

Isiklar 根据瘤体内黑色素含量的多少，通过 MRI 将其分为四种：黑色素型、无黑色素型、混合型及瘤内出血型。影像学检查不能用于确诊，但可提示病灶部位以及是单发还是多发。转移灶以皮、髓质交界多发病灶多见，较少侵犯脑膜，原发灶以脑膜单发病灶多见。但区分原发和转移最终还是要以颅外是否有黑色素瘤为准。本病例以脑膜广泛侵犯为主，局灶额叶脑实质受累，且全身检查未发现颅外病灶，故为原发性病灶。

颅内黑色素瘤腰椎穿刺示脑脊液压力升高，蛋白质升高，葡萄糖和氯化物降低，系肿瘤细胞刺激脑膜致局部炎症反应，因脑脊液回吸收障碍而出现颅内压增高症状和脑膜强化效应，肿瘤细胞消耗糖分造成脑脊液糖含量降低等符合"炎性疾病"的错误信息，而疑诊感染性脑膜（脑）炎。曾有类似报道[10]，但血性脑脊液[11]或黑色脑脊液[12]对该病有诊断意义。这是因为黑色素瘤富含血管，可自发破裂，肿瘤侵蚀脑表面的小血管而出现蛛网膜下腔出血。对疑似（特别是无明显发热史和抗生素疗效欠佳）病例，应反复行腰椎穿刺检查，以寻找黑色素肿瘤细胞。本病例腰椎穿刺提示符合所述过程，最后经病理证实而确诊。

中枢神经系统肿瘤的黑色素型也须与以下疾病相鉴别：①黑色素性神经鞘瘤（别称施万细胞瘤、神经纤维瘤）：Leu-7 阳性，HMB45 阴性，电镜下可见肿瘤细胞周围有广泛的基膜样物质沉着。②黑色素型髓母细胞瘤：常发于小脑，为较一致的圆形肿瘤细胞排列成 Homer-Wright 菊形团，常伴有明显的细胞核多形性及高核分裂象，S-100 阳性，但 HMB45 及 Melanoma 阴性。③黑色素型脑膜瘤：HMB-45（＋），MelanA（＋），S-100 灶性阳性，EMA 和 Vimentin 普遍阳性。④胶质瘤卒中：不均匀团块肿瘤伴钙化，可增强，但病灶多位于脑室旁白质或皮质下。曾有病例报道[13]术前考虑由肺转移至脑的胶质母细胞瘤。术后病理证实肺和颅内均为黑色素瘤，所以病理活检和全面的免疫组化染色对鉴别诊断很有价值。

中枢神经系统的良性黑色素细胞瘤必须在早期阶段积极治疗，并严格随访，以避免进展到不响应任何治疗方法的晚期阶段。不幸的是，恶性黑色素细胞病变的预后很差，不考虑治疗方法[14]。近来大量基因研究试图为脑膜黑色素瘤的鉴别诊断、预后判断和细胞来源提供更多的依据。例如，在原发性中级别脑膜黑色素细胞瘤中缺乏 BRAF、NRAS 和 KIT 基因的热点突变，确定有 GNAQ 或 GNA11 癌基因突变，眼色素层和皮肤很少出现，有助于鉴别是原发还是转移[15]。染色体 3 和 BAP1 缺失是眼色素层黑色素瘤预后不良的强大标志物，那么对中枢神经系统原发黑色素瘤是否有预后意义呢[16]？大量原发性中枢神经系统黑色素瘤存在 SF3B1 或 EIF1AX 突变，但在眼色素层黑色素瘤和皮肤黑色素瘤中表达水平不同[17]。

（中国人民解放军总医院第八医学中心陈娟、王卫、梁玉梅整理）

参考文献

[1] Liubinas SV, Maartens N, Drummond KJ. Primarye Melanocytic Neoplasms of the Central Nervous System. J Clin Neurosci, 2010, 17: 1227-1232.

[2] Xie ZY, Hsieh KL, Tsang YM, et al. Primary Leptomeningeal Melanoma. J Clin Neurosci, 2014, 21(6): 1051-1052.

[3] 罗毅男, 葛鹏飞, 付双林, 等. 颅内黑色素瘤的诊断与治疗. 中华神经外科杂志, 2003, 19(2): 138-140.

[4] 李龙, 杜绍楠, 吴鹏飞, 等. 颅内恶性黑色素瘤的CT及MRI的表现及临床病理学研究. 陕西医学杂志, 2013, 42(12): 1670-1674.

[5] Willis RA. Pathology of Tumors. 4th ed. London: Butterworths, 1967: 930-931.

[6] Sampson JH, Carter JH, Jr Friedman, et al. Demographics, Prognosis, and Therapy in 702 Patients with Brain Metastases from Malignant Melanoma. J Neurosurg, 1998, 88(1): 11-20.

[7] Mori Y, Kondziolka D, Flickinger JC, et al. Stereotactic Radiosurgery for Cerebral Metastatic Melanoma: Factors Affecting Local Disease Control and Survival. Int J Radiat Oncol Biol Phys, 1998, 42(3): 581-589.

[8] Padilla-Vázquez F, Escobar-de la Garma VH, Ayala-Arcipreste A, et al. Melanocytoma and Meningeal Melanocytosis, Similar but Different Lesions. Cir Cir. 2017, 85(3): 273-278.

[9] Shang JX, Zhang D, Zhang JT, et al. Melanocytic Neoplasms of Central Nervous System Analysis. Zhonghua Yi Xue Za Zhi. 2013, 93(1): 34-36.

[10] Honigberg MC, Papavassiliou E, Cohen YZ. Primary Leptomeningeal Melanocytosis Presenting as Chronic Meningitis. J Clin Neurosci, 2014, 21(6): 1056-1058.

[11] Clifford JR, Kirgis HD, Connolly ES. Metastatic Melanoma of the Brain presenting as Subarachnoid Hemorrhage. South Med J, 1975, 68: 206-208.

[12] Engelhardt P, Lang W. Primary Melanocytoblastoma of the Leptomeningea. J Neurol, 1977, 215: 73-79.

[13] Arcega R, Yong WH, Xu H. Malignant Melanoma Mimicking Giant Cell Variant of Glioblastoma Multiforme: a Case Report and Review of Literature. Int J Clin Exp Pathol, 2015, 8(5): 5929-5933.

[14] Padilla-Vázquez F, Escobar-de la Garma VH, Ayala-Arcipreste A, et al. Melanocytoma and Meningeal Melanocytosis, Similar but Different Lesions. Cir Cir, 2017, 85(3): 273-278.

[15] Kim YJ, Müller CS, Bohle RM. Lack of hotspot Mutations in BRAF, NRAS, and KIT Genes in Primary Meningeal Melanocytic Tumors of Intermediate Grade. Clin Neuropathol, 2016, 35(3): 151-153.

[16] van de Nes J, Gessi M, Sucker A, et al. Targeted Next Generation Sequencing Reveals Unique Mutation Profile of Primary Melanocytic Tumors of the Central Nervous System. J Neurooncol, 2016, 127(3): 435-444.

[17] Küsters-Vandevelde HV, Creytens D, Van Engen-Van Grunsven AC, et al. SF3B1 and EIF1AX Mutations Occur in Primary Leptomeningeal Melanocytic Neoplasms; yet Another Similarity to Uveal Melanomas. Acta Neuropathol Commun, 2016, 15;4: 5.

病例 31

53 岁女性进行性记忆力下降半年，意识不清 2 天

临床资料

患者，女，53 岁，工人，因"进行性记忆力下降半年，意识不清 2 天"于 2015 年 1 月 19 日入我科。

现病史：患者半年前出现不爱讲话，记忆力下降，睡眠增加，走路不稳，症状呈进行性加重。渐不能说出亲属姓名，终日昏沉思睡。曾就诊于当地医院，疑"一氧化碳中毒"行高压氧治疗无明显好转。2 天前出现意识不清，呼之不应，小便失禁。四肢可见不自主活动。无发热、盗汗、抽搐和呕吐。在当地医院就诊，行脑 MRI 检查，显示双侧脑白质弥漫性病变。给予甲泼尼龙 1g/d×3 天，并再行高压氧治疗。病情仍无明显变化，遂以"脑白质病变"转入我院。自发病以来，体重无明显变化。

既往史、个人史及家族史：既往体健，无毒物接触史，无外伤手术史，无滥用药物史，无吸烟、饮酒史。24 岁结婚，育有 1 女，身体健康，智力正常。父母已故，无明确的家族遗传病史。

入院检查：浅昏迷，压眶有反应，查体不合作。双瞳孔等大等圆，直径 3.5 mm，对光反射灵敏。双侧视乳头边界清楚，无水肿。无口角歪斜。四肢肌力检查不合作，肌张力高。双侧肢体腱反射活跃。双侧巴宾斯基征、查多克征、奥本海姆征和戈登征均为阳性。颈无抵抗，凯尔尼格征阴性。

辅助检查：血白细胞 11.80×109/L。肝和肾功能、尿及大便常规、凝血正常。C 反应蛋白 6.04 mg/L。抗"O"及类风湿因子正常。游离 T_3 2.32 pmol/L（正常值 3.5~6.5 pmol/L），游离甲状腺素 11.36 pmol/L（正常值 11.5~22.7 pmol/L），促甲状腺激素正常，抗甲状腺球蛋白抗体 64.70 IU/ml（正常值 < 60 IU/ml），抗甲状腺过氧化物酶抗体 98.40 IU/ml（正常值 < 60 IU/ml）。维生素、叶酸、血清铁蛋白及血乳酸检查均正常。乙肝、丙肝、梅毒和 HIV 抗体均为阴性。女性肿瘤标志物筛查正常。抗布氏疏螺旋体抗体 IgM 阳性，抗布氏疏螺旋体抗体 IgG 阴性。布氏疏螺旋体 DNA 阴性。抗核抗体、抗中性粒细胞细胞质抗体正常。水通道蛋白 4 抗体、谷氨酸受体抗体、NMDA 受体抗体及神经元抗原谱抗体检查均阴性。腰椎穿刺压力约为 110 mmH$_2$O。脑脊液检查：有核细胞计数 11×10⁶/L，生化正常，墨汁染色及抗酸杆菌涂片检查正常。脑脊液检查没有发现恶性细胞。颈部血管超声、浅表淋巴结超声、腹部超声及胸部 CT 检查无异常发现。头部 CT 检查显示双侧大脑半球白质及双侧小脑大片低密度改变。头颅 MRI 示脑白质弥漫性病变，累及部分灰质、双侧大脑、间脑、脑干和小脑，病变呈长 T1、长 T2 信号，液体反转恢复序列（FLAIR）呈高信号，弥散受限，并可见针尖样点状强化（图 31-1）。

治疗经过：患者自 2015 年 1 月 16 日使用甲泼尼龙治疗，起始量为 1 g/d，共使用 5 天后停用。患者的意识自昏迷恢复至清醒。2015 年 1 月 22 日简易精神状态检查表（MMSE）18 分。2015 年 1 月 31 日，患者在全麻下行立体定向活检术。术后家属拒绝化疗和放疗。再予以甲泼尼龙 1 g/d，使用 5 天后逐渐减量。患者的病情逐渐好转，意识清楚，四肢肌力恢复正常，双侧巴宾斯基征阴性。MMSE 评分 27 分。出院后继续口服泼尼松 1 个月治疗。停用后患者的病情再度逐渐加重，认知下降，不能说出家人姓名。睡眠时间逐渐增加。至 2015 年 4 月 13 日再入院时呈昏睡状态，不能完成 MMSE 评分。头颅 MRI 检查发现双侧半球及小脑病变较前明显缩小，但强化显示右侧大脑脚及左侧小脑半球占位性病变。行全脑照射放疗及口服泼尼松治疗。2015 年 4 月 29 日复查颅脑 MRI，显示病变明显缩小（图 31-1），MMSE 评分 21 分。2015 年 5 月 27 日 MMSE 评分 27 分。

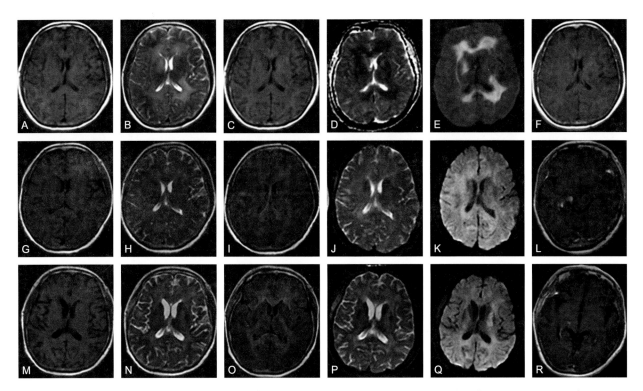

图 31-1　患者的 MRI 表现。每行图像序列依次为：T1、T2、FLAIR、ADC、DWI 及钆强化。A－F 为 2015 年 1 月 13 日 MRI，显示双侧白质弥漫性病变，弥散受限，呈针尖样强化。G－L 为 2015 年 4 月 13 日 MRI，糖皮质激素治疗后双侧病变明显好转，但出现肿块样强化病灶。M-R 为 2015 年 4 月 29 日 MRI，放疗后强化病变缩小

病理结果

　　镜下所见：镜下见脑组织正常结构破坏，白质及皮质内见散在的肿瘤细胞弥漫浸润性生长，细胞密度明显增大，肿瘤细胞核具有异形性，细胞核大、深染，染色质粗糙，细胞质稀少，偶见核分裂象。免疫组织化学染色显示肿瘤细胞 CD20、CD79α、PAX-5、BCL-6 及 Olig-2 均（＋），CD3 及 CD2 少许（＋），CD138、CD68、CD10、CD56、MUM1、LCA、MBP 及 GFAP 均（－），κ、λ 染色（－）。髓鞘 LFB 染色未见明显缺失，Ki-67 增殖指数约为 70%。基因重排检测：IgH 和 IgK 基因均为多克隆，TCR B、G 及 D 基因均为多克隆。原位杂交检测 EBER 阴性。结合临床病史及影像学表现，考虑为 B 细胞来源淋巴瘤（图 31-2）。

　　病理诊断：B 细胞来源的大脑淋巴瘤病。

讨论

　　原发性中枢神经系统淋巴瘤（primary central nervous system lymphoma，PCNSL）是发生在脑、软脑膜、脊髓和眼部的非霍奇杰金淋巴瘤。1999 年 Bashi 报道了两个病例，表现为进行性认知障碍，神经病理显示淋巴瘤细胞在白质和灰质广泛分布，后命名为 "大脑淋巴瘤病"（lymphomatosis cerebri）[1]。目前全球的病例报道不超过 30 例。当前认为大脑淋巴瘤病是原发性中枢神经系统淋巴瘤少见的变异型。但与原发性中枢神经系统淋巴瘤不同，大脑淋巴瘤病是淋巴瘤细胞在白质纤维的弥漫性分布，而不是融合性的肿块，这一点与胶质瘤病相似。

　　大脑淋巴瘤病弥漫浸润的细胞成分包括巨噬细胞、活化的小胶质细胞、反应性星形胶质细胞和非肿瘤性的 CD3+ T 细胞以及 B 淋巴瘤细胞，其中以星形胶质细胞和小胶质细胞最为多见，而非淋巴瘤细

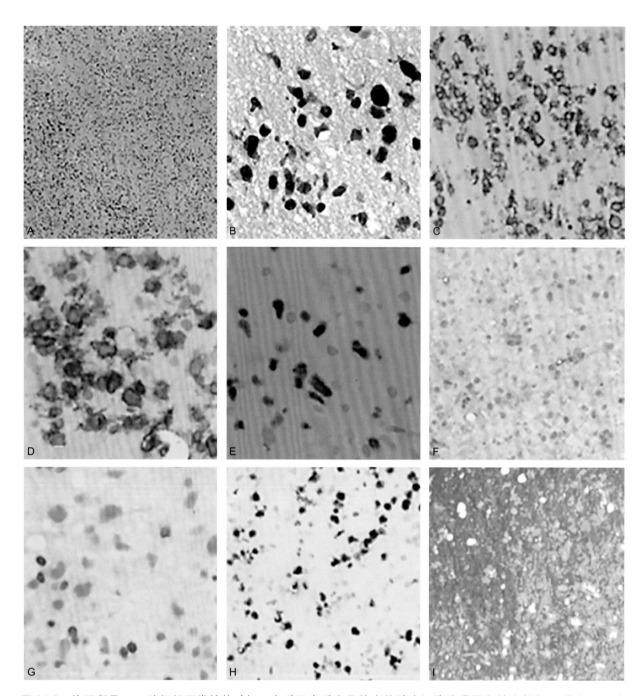

图 31-2　镜下所见。A. 脑组织正常结构破坏，白质及皮质内见散在的肿瘤细胞弥漫浸润性生长（HE 染色 ×40）。B. 肿瘤细胞核具有异形性，细胞核大、深染，染色质粗糙，细胞质稀少（HE 染色 ×200）。C. 肿瘤细胞 CD20 阳性（CD20 免疫组化染色 ×200）。D. 肿瘤细胞 CD79α 阳性（CD79α 免疫组化染色 ×200）。E. 肿瘤细胞 PAX-5 阳性（PAX-5 免疫组化染色 ×200）。F. 肿瘤细胞 GFAP 阳性（GFAP 免疫组化染色 ×100）。G. 肿瘤细胞 Olig-2 阳性（Olig-2 免疫组化染色 ×200）。H. Ki-67 增殖指数为 70%（Ki-67 染色 ×100）。I. 髓鞘无明显缺失（LFB 染色 ×100）

胞。上述细胞在原发性中枢神经系统淋巴瘤中均能见到，但淋巴瘤细胞的密度远远超过其他细胞类型。已报道的大脑淋巴瘤病绝大多数是 B 细胞型，少数为 T 细胞型或未能确定。大脑淋巴瘤病的肿瘤细胞有围绕血管周围生长的"血管袖套"现象，散在分布，多不形成肿块。肿瘤细胞分布广泛，可见于大脑半球、间脑、脑干和脊髓，白质和皮质均可受累。本病例亦是 B 细胞来源的淋巴瘤，细胞大小不一，细胞核大、深染。肿瘤细胞散在分布，仅伴有少数 T 细胞，但未见到肿瘤细胞的"血管袖套"现象。

大脑淋巴瘤病的临床表现多样，主要有认知减退、人格改变、步态异常、肢体麻痹、直立性低血压、食欲下降和体重减轻等。脑脊液检查蛋白质轻微升高，细胞学检查少数病例发现肿瘤细胞。脑脊液白介素 10 水平升高。脑电图检查无特异性发现。

原发性中枢神经系统淋巴瘤的影像学常表现为脑内一个或数个肿块样病变，也可伴有部分周围组织的浸润。弥散受限和强化被认为是原发性中枢神经系统淋巴瘤特征性的 MRI 征象。前者可能与淋巴瘤细胞紧密排列有关，而病变强化与血脑屏障的完整性有关。大脑淋巴瘤病的 MRI 表现多为双侧弥漫性白质改变，T2 和 FLAIR 序列高信号[3]。大脑淋巴瘤病一般无强化，但少数病例报道有针尖样强化。有提及 DWI 存在弥散受限。PET-CT 检查发现病变区呈高代谢状态，这一点可与其他弥漫性脑白质改变的疾病相鉴别。本例患者早期表现为弥漫性白质病变，且有弥散受限，呈针尖样强化。经过糖皮质激素治疗后病变明显好转，但复发时表现为肿块样病变。这种转变在文献中也有报道。Lewerenz 等报道了一例大脑淋巴瘤病患者以亚急性认知障碍和步态不稳起病，伴有性格改变和复视。早期 MRI 检查表现为双侧弥漫的白质病变，且累及基底节区和间脑。经大剂量糖皮质激素和硫唑嘌呤治疗后好转，但在 4 个月后复发，表现为多发肿块样改变。对肿块的活检证实为弥漫大 B 淋巴细胞瘤。而 Matumoto 等报道了一例原发性中枢神经系统淋巴瘤首发表现为脑内多个强化病变，6 个月后出现弥漫样改变。

大脑淋巴瘤病无特异性的临床表现，临床上须要与之鉴别的疾病较多[4]。主要应与进展性认知障碍和影像学以白质病变为主的疾病相鉴别。常见的疾病有进行性多灶性白质脑病、急性播散性脑脊髓炎、多发性硬化、线粒体脑病、血管性白质脑病、缺血缺氧性脑病、大脑胶质瘤病及克-雅脑病等。这些疾病都对大脑淋巴瘤病的诊断造成了挑战。将临床资料和影像学相结合可能有助于对这些疾病的鉴别。脑脊液内白介素 10 和 PET-CT 检查有助提示肿瘤性疾病。仅根据临床资料和辅助检查诊断仍困难。目前确诊须经活检病理来证实。值得注意的是，原发性中枢神经系统淋巴瘤初期对糖皮质激素治疗敏感，用药后临床表现好转，可使病变在短期内部分或完全缓解，从而掩盖病情而影响尽早诊断，因此，术前不用糖皮质激素或至少在活检前 7~10 天停用糖皮质激素。对脑内淋巴瘤的早期诊断和治疗对预后十分重要。因此，对怀疑该病的病例应尽早行活检术[5]。

原发性中枢神经系统淋巴瘤在接受大剂量甲氨蝶呤为基础的化疗后，90% 的病例有治疗反应，中位生存期能达到 60 个月。全脑放射治疗可作为化疗的补充。目前报道的大部分大脑淋巴瘤病病例在起病 6~12 个月内死亡。尚不清楚合适的治疗办法。

（山东省立医院刘效辉、刘翠翠、杜怡峰及首都医科大学宣武医院卢德宏整理）

参考文献

[1] 王雅杰, 朴月善, 卢德宏. 大脑淋巴瘤病临床及病理学研究进展. 中国现代神经疾病杂志, 2012, 12: 594-596.

[2] 全超, 陈宏, 吕传真. 病理证实的原发性中枢神经系统淋巴瘤40例临床分析. 中华神经科杂志, 2007, 40: 683-686.

[3] Bakshi R1, Mazziotta JC, Mischel PS, et al. Lymphomatosis Cerebri Presenting as a Rapidly Progressive Dementia: Clinical, Neuroimaging and Pathologic Findings. Dement Geriatr Cogn Disord, 1999, 10: 152-157.

[4] Yu H, Gao B, Liu J, et al. Lymphomatosis Cerebri: a Rare Variant of Primary Central Nervous System Lymphoma and MR Imaging Features. Cancer Imaging, 2017, 17: 26.

[5] Izquierdo C, Velasco R, Vidal N, et al. Lymphomatosis Cerebri: a Rare form of Primary Central Nervous System Lymphoma. Analysis of 7 Cases and Systematic Review of the Literature. Neuro Oncol, 2016, 18: 707-715.

病例 32

31 岁女性头痛 3 个月，发作性肢体抽搐伴意识障碍 2 天

临床资料

患者，女，31 岁，因"头痛 3 个月，发作性肢体抽搐伴意识障碍 2 天"于 2017 年 7 月 18 日收入我院神经内科病房。

现病史：患者于 3 个月前即 2017 年 4 月起无明显诱因出现头痛，为阵发性全头胀痛，伴恶心和呕吐，于当地医院行头颅 MRI 检查未见异常。给予甘露醇等药物治疗 3 天后症状略改善。2017 年 6 月头痛加重，伴视物模糊及反应迟钝，至当地医院行头颅 MRI 检查，示"脑内多发异常信号"。于 6 月 5 日转至济南某医院住院治疗，查血抗核抗体 1∶320，North 3 基因检测（−）。腰穿示颅内压 240 mmH$_2$O，细胞数 6×10^6/L，蛋白质 0.52 g/L。头颅 SWI 示"脑内多发出血灶，考虑血管炎、血管畸形可能"。于 6 月 7 日起给予甲泼尼龙冲击治疗，出院后口服泼尼松 50 mg/d 并逐渐减量（10 天减 2 片）。6 月 29 日复查颅脑 MRI，示"脑内多发病变较前明显减轻"，泼尼松继续逐渐减量并于 2017 年 7 月 7 日停药。2017 年 7 月 14 日患者的头痛再次加重，右手持物不稳，双下肢乏力，持续 1 h 左右症状改善。7 月 16 日出现淡漠。来我院急诊就诊时出现发作性肢体抽搐伴意识丧失，共发作 2 次。急查头颅 CT，示"双侧大脑半球多发病变，未见出血灶"，给予对症治疗后收入院。

既往史、个人史及家族史：患者既往体健，家族中无类似病史可查。

入院查体：T 37 ℃，P 92 次/分，R 20 次/分，BP 111/77 mmHg，心、肺、腹部查体（−）。皮肤无皮损及皮下结节，全身淋巴结无肿大。神经系统查体：意识模糊，精神淡漠，体格检查不配合。脑神经外观：双侧瞳孔等大等圆，直径 3 mm，对光反应存在，余外观（−）。四肢可见自主活动，动度尚可，双侧腱反射等叩（++），感觉共济检查不配合，双侧巴宾斯基征（−），双侧查多克征（−）。脑膜刺激征（−）。

辅助检查：甲状腺功能：FT$_3$ 2.53 pmol/L，FT$_4$ 8.87 pmol/L，TSH 0.054 μIU/ml，其余正常。风湿系列：抗核抗体 1∶160，超敏 CRP 16 mg/L，余正常。LDH 641 U/L，ANCA、ACL、梅毒抗体、红细胞沉降率、皮质醇、ACTH、内分泌六项、肝和肾功能、血生化及凝血系列未见异常。肿瘤系列（−）。入院后腰椎穿刺（2017 年 7 月 19 日），压力 >320 mmH$_2$O，蛋白质 0.55 g/L，余各项脑脊液相关检查均正常。头颅 MRI（2017 年 6 月 7 日）示"双侧大脑半球及右侧小脑半球脑白质区多发斑片状病灶，呈长 T1、长 T2 信号，FLAIR 高信号，无明显弥散受限，T1 增强示病灶强化不明显"，MRA 检查未见异常，MRV 检查示左侧横窦显影不良。头颅 SWI 检查示"双侧大脑半球皮质及皮质下多发片状低信号，以皮质下为著"。头颅 MRS 检查示 NAA 峰降低，Ch 峰升高，有倒置的 Lip 双峰。经糖皮质激素治疗后，颅内的病灶范围明显减少（2017 年 6 月 29 日），但病情快速恶化，颅内病变范围较前再次增多、增大（2017 年 7 月 24 日）（图 32-1）。

为明确诊断，2017 年 7 月 28 日转入神经外科行脑组织活检术。

病理结果

手术名称：全麻下右侧额、颞叶病变活检术。

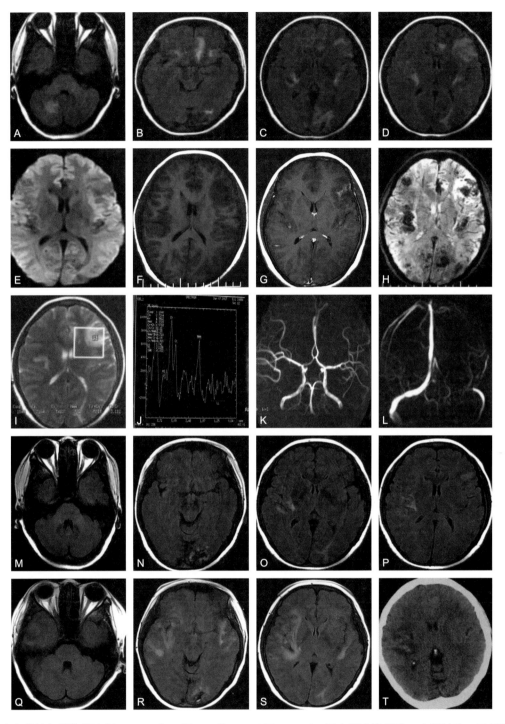

图 32-1　患者的神经影像学资料。2017 年 6 月 7 日脑 MRI（图 A - L），示右侧小脑半球、左侧枕叶、双侧额叶及颞叶多发病灶。FLAIR 序列（图 A - D）为高信号，DWI 未见弥散受限（图 E），病变呈长 T1 信号（图 F），注射 Gd–DTPA 后扫描（图 G），病灶未见明显强化，脑 SWI（图 H）示双侧大脑半球皮质及皮质下多发片状低信号，以皮质下为著。脑 MRS（图 I - J）示 NAA 峰降低，Cho 峰升高，有倒置的 Lip 双峰。脑 MRA（图 K）未见明显异常。MRV（图 L）示左侧横窦显影不良。2017 年 6 月 29 日复查头颅 MRI（图 M - P），示双侧大脑半球白质区片状高信号，病变范围较 6 月 7 日明显减少。2017 年 7 月 24 日复查脑影像学（图 Q - S），示双侧大脑半球皮质及脑白质区多发斑片状高信号，病变较 6 月 29 日明显增大、增多

肉眼所见：术中可见右侧额叶皮质呈灰黄色，电灼皮质，质地稍韧。取部分病变送快速病理，然后取部分灰黄色脑组织送常规病理。

镜下所见：HE 染色可见脑组织内散在大量多灶性微小出血及水肿。脑组织内散在"葡萄样"水肿。脑白质内毛细血管明显增生，大量小血管周围有出血、渗出及水肿。在脑内及脑膜表面小血管内可见大量异形的单个核细胞聚集（图 32-2）。

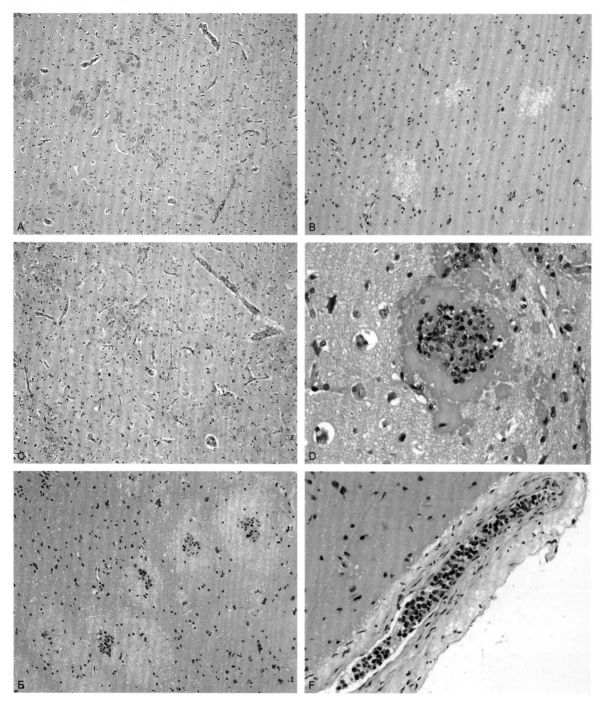

图 32-2　患者的组织病理学表现（HE 染色）。A. 脑组织内散在大量多灶性微小出血（×200）。B. 脑组织内散在"葡萄样"水肿（×200）。C. 脑白质内毛细血管明显增生（×200）。D. 小血管周围有出血和渗出（×400）。E. 小血管周围有水肿（×400）。D~F. 脑组织内及脑膜小血管内可见大量异形的单个核细胞聚集（×400）

　　免疫组织化学染色：CK5/6（－），TTF-1（－），CD3（－），BCL-2（＋），CD10（－），CK8/18（－），ALK（－），C-myc（＋），EMA（－），EBER（－），NSE（－），CD30（－），CD56（－），CK（－），CD20（＋），CD79α（＋），Ki-67增殖指数（＋）（约为 70%），MUM-1（＋），CD138（－）（图 32-3），CD3（－），CD8（－），CD2（－），BCL-6（＋），CD38（－）（图 32-3）。

　　病理诊断：中枢神经系统血管内大 B 细胞淋巴瘤，非生发中心型。

讨论

　　血管内大 B 细胞淋巴瘤（intravascular large B-cell lymphoma, IVLBCL）是一种罕见的结外系统性恶性肿瘤，其特征是肿瘤样淋巴细胞在中小血管的管腔内选择性地大量增生、异常聚集，具有高度的侵袭性[1]。1959 年 Pfleger 和 Tappeiner 首次在皮肤组织活检中进行描述，称之为"系统性增生性血管内皮瘤病"，认为它是血管内皮来源的肿瘤。1986 年 Sheibani 等通过免疫组化证实了肿瘤的淋巴细胞来源，将其定义为"血管生成性（血管内）大细胞淋巴瘤"。2001 年 WHO 将其正式作为一种肿瘤实体纳入并具体描述。2016 年 WHO 最新的血液和淋巴系统肿瘤分类将血管内大 B 细胞淋巴瘤定义为"结外弥漫性大 B 细胞淋巴瘤的特定亚型"[2]。

　　血管内大 B 细胞淋巴瘤非常罕见，发病率＜0.5/1 000 000，多见于中老年人，发病年龄中位数为 67 岁，男女之间无明显差异。目前病因尚未明确，可能与病毒感染有关，如 EB 病毒、人类疱疹病毒 8 型（human herpes virus-8, HHV-8）和人类免疫缺陷病毒（HIV）等。此外，免疫功能缺陷、遗传因素以及地域环境可能也参与了发病过程[3]。肿瘤细胞选择性地在血管内生长很可能与恶性转化过程中某些黏附分子如 CD29（β₁ 整合素）和 CD54（ICAM-1）表达缺失以及 Hermes-3 归巢受体抗原缺陷有关[4]。肿瘤样细胞在中小型动脉的管腔内大量增生和聚集，并导致小动脉闭塞，阻碍动脉供血至远端部位，从而导致各器官缺血。全身多个组织和器官可同时受累，但不累及淋巴结，外周血、脑脊液以及骨髓中多无淋巴瘤细胞。

　　本病的临床表现缺乏特异性，主要分为两种亚型[5]：经典型（西方型）和亚洲变异型。前者主要累及神经系统和皮肤。神经系统受累最常见的表现为认知功能障碍或痴呆，其次为瘫痪、癫痫及其他局灶性体征。皮肤受累可表现为斑疹、色素沉着、皮下结节或肿块等。亚洲变异型主要表现为全血细胞减少、肝和脾大及脏器衰竭等嗜血综合征的表现。我国既往报道的血管内大 B 细胞淋巴瘤绝大多数倾向于西方型。实验室检查缺乏特异性指标，以贫血、红细胞沉降率加快、乳酸脱氢酶升高以及可溶性白介素 2- 受体（soluble inerleukin 2-receptor, sIL2-R）水平升高最为常见。影像学检查亦缺乏特异性。文献报道的血管内大 B 细胞淋巴瘤异常的 MRI 表现主要包括梗死样病灶、非特异性白质病变、脑膜强化、肿瘤样病变以及脑桥 T2WI 高信号五种类型[6]。由于血管内大 B 细胞淋巴瘤的临床表现、实验室检查及影像学检查均缺乏特异性，因此给诊断带来很大的困难。脑活检或其他受累部位的活检仍是诊断血管内大 B 细胞淋巴瘤的金标准。有文献报道随机皮肤活检或许可以早期诊断血管内大 B 细胞淋巴瘤[7]。

　　血管内大 B 细胞淋巴瘤患者的影像学检查仅表现为出血性病变得非常罕见，可能是由于淋巴瘤细胞中高水平的血管内皮生长因子免疫反应性导致，或是由于血管的淋巴瘤细胞和内皮细胞之间的直接相互作用导致的血管壁损伤引起[8]。本例患者为青年女性，SWI 提示脑内多发微出血灶，因此，须要与中枢神经系统血管炎（primary angiitis of the central nervous system, PACNS）和脑淀粉样血管病相关炎症（cerebral amyloid angiopathy-related inflammation, CAA-RI）相鉴别。PACNS 多见于 40 岁左右的青年患者，头痛是最常见的临床表现，还可出现局灶性神经功能缺损、癫痫和认知功能障碍。影像学检查可出现双侧大脑半球对称或非对称的白质病变。病灶多位于深部白质，软脑膜强化常见。MRA 可见血管串珠样狭窄。病理表现为受累血管壁的炎性损伤，可分为肉芽肿型、淋巴细胞增生型和纤维坏

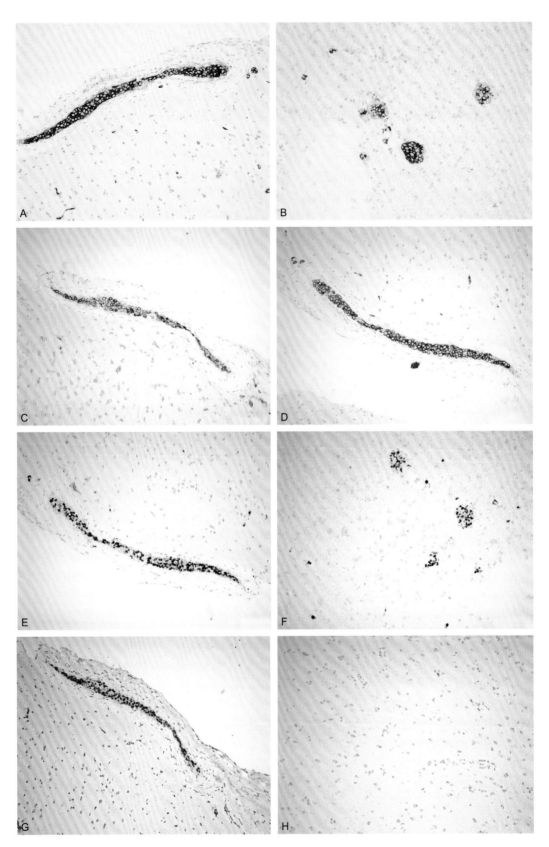

图 32-3　患者的免疫组化染色。A、B. CD20（＋）（×200）。C. BCL-2（＋）（×200）。D. CD79α 阳性（×200）。
E、F. Ki-67 增殖指数（＋）（约为 70%）（×200）。G. MuM-1（＋）（×200）。H. CD3（－）（×200）

死型。本病对糖皮质激素治疗反应好，预后较好。CAA-RI 的平均发病年龄为 63 岁，影像学检查可见 T2 和 FLAIR 序列多发、不对称的高信号病灶，多累及颞叶和额叶，可伴有占位效应，有软脑膜及脑实质的强化。大多数患者的 SWI 有皮质、皮质下的多发微出血灶。病理特点为皮质或软脑膜血管有 Aβ 沉积，血管周围或血管内有炎症细胞浸润。根据病理结果可将三者进行区分。

目前血管内大 B 细胞淋巴瘤尚无统一的治疗方案，糖皮质激素可以缓解病情，但持续时间短。目前普遍采用蒽环类药物为基础的联合化疗（CHOP 方案）＋利妥昔单抗为一线治疗[5]。曾有文献报道一例患者接受 R-CHOP 治疗达到 5 年完全缓解[7]。对于中枢神经系统受累的患者，推荐在此基础上联合大剂量甲氨蝶呤。对于基础情况好的年轻患者，可在联合化疗后的第一个完全缓解期行自体干细胞移植。该病多进展迅速，预后极差，病死率 ＞80%，诊断后的生存时间 ＜1 年，平均 5～7 个月[5]。

（山东大学齐鲁医院刘颖、赵玉英、焉传祝整理）

参考文献

[1] Mansueto G, Di Vito A, Belluomo C, et al. A Case of Intravascular Large B Cell lymphoma: New Clinical and Immunohistochemical Findings. Neuropathology, 2016, 36(5): 496-503.

[2] Swerdlow SH, Campo E, Pileri SA, et al. The 2016 Revision of the World Health Organization Classification of Lymphoid Neoplasms. Blood, 2016, 127(20): 2375-2390.

[3] 孙萌, 章殷希, 丁美萍. 中枢神经系统血管内淋巴瘤的研究进展. 中华神经科杂志, 2017, 50(4): 317-320.

[4] Kubisova K, Martanovic P, Sisovsky V, et al. Dominant Neurologic Symptomatology in Intravascular Large B-cell Lymphoma. Bratisl Lek Listy, 2016, 117(6): 308-311.

[5] Fonkem E, Dayawansa S, Stroberg E, et al. Neurological Presentations of Intravascular Lymphoma (IVL): Meta-Analysis of 654 Patients. BMC Neurol, 2016, 16: 9.

[6] Yamamoto A, Kikuchi Y, Homma K, et al. Characteristics of Intravascular Large B-cell Lymphoma on Cerebral MR Imaging, AJNR Am J Neuroradiol, 2012, 33(2): 292-296.

[7] Sawada T, Omuro Y, Kobayashi T, et al. Long-Term Complete Remission in a Patient with Intravascular Large B-cell Lymphoma with Central Nervous System Involvement. Onco Targets Ther, 2014, 7: 2133-2136.

[8] Suzuki Y, Tanaka H, Suyama K, et al. Secondary Central Nerve System Lymphoma with Intratumoral Hemorrhage Suggested as Intravascular Lymphoma by Autopsy: a Case Report. J Clin Med Res, 2017, 9(11): 953-957.

病例 33

24 岁女性头痛、头晕伴恶心 10 余天

临床资料

患者，女，24 岁，因"头痛、头晕，伴恶心 10 余天"入院。

现病史：10 余天前患者出现头痛、头晕，伴恶心，未吐。于当地医院检查，发现颅内占位，为求进一步诊治来我院。据述该患者自发病以来无意识障碍、抽搐、肢体瘫痪、感觉障碍或二便失禁，自觉记忆力减退，进食及睡眠尚可，体重无明显变化。

既往史、个人史及家族史：既往体健。个人史无特殊。无明确家族史。

神经科查体：右利手，神清语利，运动及感觉功能正常，生理反射存在，病理反射未引出，无明显的神经系统阳性体征。

辅助检查：头颅 CT 及 MRI 检查示左侧颞、顶叶占位性病变，CT 检查为低密度及等密度混杂信号，T1WI 为等信号和低信号，T2WI 为等信号及高信号，FLAIR 为等到低信号，T1 增强示呈点灶状及线状不规则强化，周围水肿明显（图 33-1）。

病理结果

入院后完善各项检查，考虑淋巴瘤的可能性大，行左侧颅内肿物切除术。

术中所见：病变区质地较韧，与周围脑组织无明显边界，周边水肿严重，血供较丰富。

大体所见：（左侧颞、顶叶）送检标本为灰白色碎组织，直径 1.5 cm，质中等。

镜下所见：送检小块标本镜下为以白质为主的脑组织，其中见以 T 细胞为主的淋巴细胞围绕血管呈浸润性生长，并破坏血管壁。细胞体积较大。部分 B 细胞呈轻度异形性，偶见核分裂象。周围脑组织内伴有吞噬细胞浸润及反应性星形细胞增生（图 33-2）。

免疫组织化学检查：在血管增生明显区域，浸润的淋巴细胞以 T 细胞为主，在淋巴细胞弥漫浸润区域以 B 细胞为主。CD45RO（＋），CD3（＋），CD79α（＋），CD20（＋），GFAP（＋），MAP-2 散在（＋），CD68（＋），Ki-67 增殖指数局部 ＞10%，EBV（－）（图 33-3）。

临床病理诊断：（左颞顶叶）淋巴瘤样肉芽肿（lymphomatoid granulomatosis，LYG）。

讨论

淋巴瘤样肉芽肿是一种噬血管性和破坏血管的淋巴组织增生性疾病。发病年龄为 7～85 岁，高峰年龄在 50 岁前后，儿童和青年人少见，男女之比为 2：1～5：1。病变可累及多个器官，最常累及肺和呼吸道，亦可累及肾（32%）、肝（29%）、脑（26%）、淋巴结（22%）和脾（17%）等，同时累及中枢神经系统者占全部淋巴瘤样肉芽肿的 25%～52%。原发于中枢神经系统的淋巴瘤样肉芽肿病迄今为止尚不足 30 例。

淋巴瘤样肉芽肿累及中枢神经系统时可侵犯软脑膜、脑或脊髓实质，出现与受累部位相对应的症状和定位体征。因为中枢神经系统的淋巴瘤样肉芽肿常继发脑梗死和（或）脑出血，故有时可出现类似脑梗死和（或）脑出血的临床及影像学表现。有时也可表现为进行性加重的多发性脑梗死性痴呆和帕金

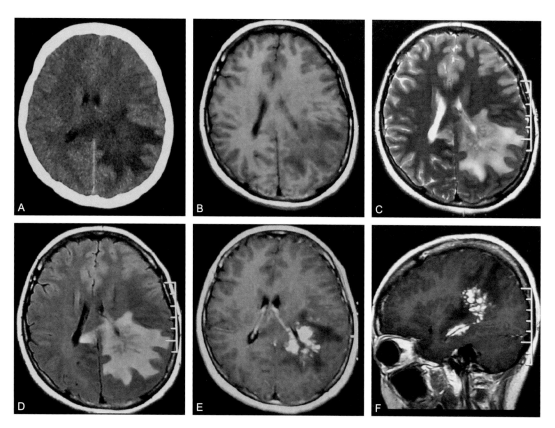

图 33-1　头颅 CT 和 MRI 检查所见。病变位于左侧颞、顶叶，水肿明显，伴轻度中线移位。A. 横断面，CT 表现为低密度及等密度混杂信号。B. 横断面，T1WI 为等信号和低信号。C. 横断面，T2WI 为等信号及高信号。D. 横断面，FLAIR 为等到低信号。E. 横断面，T1 增强呈点灶状及线状不规则强化。F. 矢状面，T1 增强示左侧颞、顶叶的病变呈点灶状及线状不规则强化

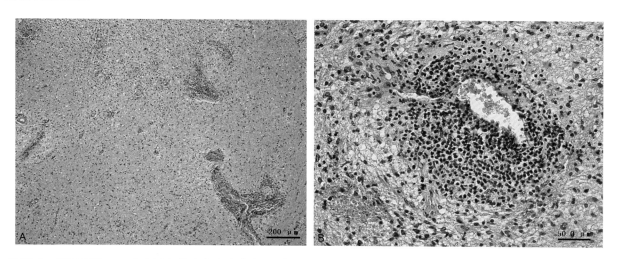

图 33-2　镜下所见。A. 病变以血管为中心分布（HE 染色 ×100）。B. 血管壁周围淋巴细胞弥漫浸润，细胞体积较大，部分细胞有异形性（HE 染色 ×400）

森病症候群等临床症状 [1]。

影像学检查既可表现为弥漫型浸润性病变（diffuse，infiltrating lesions），又可表现为肿块型占位性病变（mass-like lesions），两者也可同时出现于同一病例。弥漫型浸润性病变呈 T2WI 长信号，伴有

点状或线样强化。这种多发的点状或线样强化符合淋巴瘤样肉芽肿病变累及血管壁及管周组织的特点。肿块型占位病灶很少见于系统性淋巴瘤样肉芽肿累及中枢神经系统者，而多见于原发于中枢神经系统的淋巴瘤样肉芽肿者。常伴有不均匀强化及瘤周水肿，可进而演变为中心无强化而周围呈环形强化的病灶[4]。上述影像学表现无特异性，须要与中枢神经系统的其他病变，包括血管炎、脑脊髓炎、多发性硬化和脑脓肿等在内的炎症性病变，以及淋巴瘤、恶性胶质瘤、转移癌和脑膜癌病等进行鉴别。本病例的影像学表现为左侧颞、顶叶的肿块型占位性病变。CT 检查为低密度及等密度混杂信号，T1WI为等信号和低信号，T2WI 为等信号及高信号，呈点灶状及线状不规则强化，周围水肿明显。

　　淋巴瘤样肉芽肿的大体所见无明显的特异性，可为单发或多发，剖面呈灰黄色，常伴出血坏死或囊性变。其突出的组织学特征是以血管为中心，并破坏血管壁的淋巴组织增生性病变，伴坏死及肉芽肿形成。病变区的动、静脉均可发生血管炎，以中等大小的肌性动脉受累为主，管壁周围的网状纤维呈多层同心圆状，其内可见多少不等的异形淋巴细胞浸润，但很少见到中性粒细胞浸润和血栓形成。受累血管壁可增厚，导致管腔狭窄或闭锁，也可出现动脉瘤的组织学改变。增生及浸润的细胞主要是以 T 细胞为主的淋巴细胞，混杂有浆细胞和组织细胞。肉芽肿多不典型。常见为数不等的具有异形性的淋巴细胞，其中多数细胞为 EB 病毒（＋）的 B 细胞。病变区及周围脑组织内伴有星形胶质细胞的反

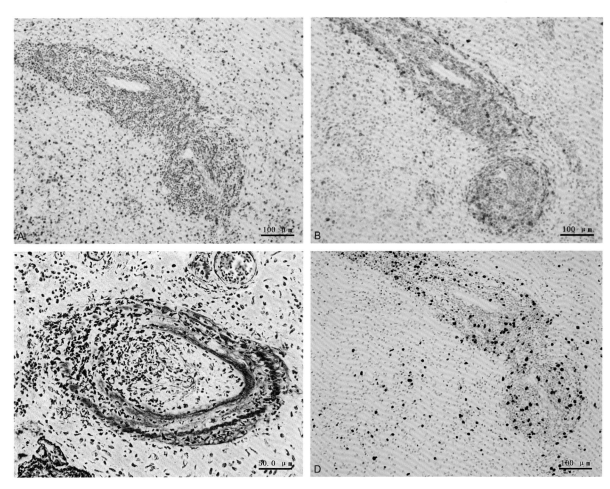

图 33-3　免疫组织化学染色（EnVision 二步法 ×400）。A. 在血管增生明显区域，浸润的淋巴细胞以 T 细胞为主（CD45RO×400）。B. 在淋巴细胞弥漫浸润区域以 B 在细胞为主（CD79α×400）。C. 血管壁被破坏（网织染色×400）。D. Ki-67 增殖指数达 70%～80%（Ki-67 染色 ×400）

应性增生，可见 Rosenthal 纤维形成。在组织病理学上，发生于中枢神经系统的淋巴瘤样肉芽肿应与以下几种病变进行鉴别：①非霍奇金恶性淋巴瘤：两者均有以血管为中心的特点，但淋巴瘤样肉芽肿呈混合性细胞浸润，有血管壁破坏。非霍奇金恶性淋巴瘤由形态相对单一、呈肿瘤性增生的异形淋巴细胞组成。②嗜酸性肉芽肿及韩 - 薛 - 柯病：由朗格汉斯细胞、巨噬细胞、淋巴细胞、浆细胞及不定量的嗜酸性粒细胞组成，可形成嗜酸性小脓肿，并可见多核巨细胞、继发性纤维化和坏死。③艾滋病患者的中枢神经系统炎性肿块：一般以浆细胞浸润为主，不伴有血管壁破坏。④中枢神经系统梅毒：可出现增生型动脉内膜炎，并引起局部脑组织缺血和梗死，但病变中浸润的浆细胞更多，可见中心有不彻底干酪样坏死的结核样结节。

淋巴瘤样肉芽肿病变中的异形淋巴细胞具有 B 细胞的免疫表型，被认为具有肿瘤性或恶性潜能。据文献报道，约 13% 的病例可转化为淋巴瘤。Lipford 等按反应性淋巴细胞背景中 EB 病毒（＋）的异形 B 细胞比例，将淋巴瘤样肉芽肿分为Ⅰ~Ⅲ三级。①Ⅰ级病变：为多样性淋巴样细胞浸润，不伴有细胞异形性。大的转化的淋巴样细胞少或无，坏死不明显。EB 病毒阳性细胞少（＜5 个 / 高倍视野）或无。②Ⅱ级病变：为在多样性淋巴细胞的背景中偶见大淋巴细胞或免疫母细胞。坏死更常见。EB 病毒（＋）细胞常为 5~10 个 / 高倍视野。③Ⅲ级病变：易被认为是恶性淋巴瘤。尽管炎性背景仍存在，大淋巴细胞很多，显著多样的细胞和霍奇金样细胞常见，坏死广泛。EB 病毒阳性的细胞极多，局部可以成片。

多数淋巴瘤样肉芽肿病变中的异形 B 淋巴细胞显示 EB 病毒阳性，部分病例的 B 淋巴细胞存在 Ig 基因重排。故有人认为淋巴瘤样肉芽肿是 EB 病毒感染后启动的。对于其可能的发病机制，有人认为是 T 细胞活性长期或者短暂缺陷导致其免疫监督功能下降，使隐性感染 EB 病毒的 B 细胞被唤醒，表达 EB 病毒编码核抗原（EBV-encoded nuclear antigens, EBVA）、隐性膜蛋白 -1（latent membrane protein-1, LMP1）和（或）非多聚核苷酸核 RNAs（EBER1 和 EBER2）。这些蛋白质的表达打乱了 B 细胞和 T 细胞之间正常的生理平衡以及肿瘤基因和（或）肿瘤抑制基因的调节，最终导致不可控制的淋巴组织增生。虽然 EB 病毒阳性在淋巴瘤样肉芽肿的诊断中被反复强调，有的文献甚至提到淋巴瘤样肉芽肿的 EB 病毒的阳性率为 100%，但是仍有部分病例为 EB 病毒阴性，尤其是原发于中枢神经系统的淋巴瘤样肉芽肿（包括本例在内，15 例中仅 3 例 EB 病毒为阳性）[4]。故与系统性淋巴瘤样肉芽肿不同，原发于中枢神经系统的淋巴瘤样肉芽肿与 EB 病毒的相关性还有待于进一步探讨。

淋巴瘤样肉芽肿的预后取决于病变区域内异形淋巴细胞的数量。异形淋巴细胞越多，则预后越差。目前还无对淋巴瘤样肉芽肿行之有效的治疗方法，部分患者对放疗和化疗敏感，一些患者在短期内对糖皮质激素治疗有效。本病的平均存活期为 12~14 个月，几乎所有的患者在 3 年内死亡。

淋巴瘤样肉芽肿被认为是淋巴瘤的前期病变，其临床症状及影像学表现不具有典型性，应该被列入中枢神经系统弥漫性及多发性病变的鉴别诊断中。原发于中枢神经系统的淋巴瘤样肉芽肿与 EB 病毒的相关性尚有待于进一步的探讨。

（首都医科大学宣武医院付永娟、朴月善、卢德宏整理）

参考文献

[1]　Lucantoni C, De Bonis P, Doglietto F, et al. Primary Cerebral Lymphomatoid Granulomatosis: Report of Four Cases and Literature Review. J Neurooncol, 2009, 94: 235-242.

[2]　González-Darder JM, Vera-Román JM, Pesudo-Martínez JV, et al. Tumoral Presentation of Primary Central Nervous System Lymphomatoid Granulomatosis. Acta Neurochir (Wien), 2011, 153: 1963-1970.

[3]　Wilson WH, Kingma DW, Raffeld M, et al. Association of Lymphomatoid Granulomatosis with Epstein-Barr Viral Infection of B Lymphocytes and Response to Interferon-Alpha 2b. Blood, 1996, 87: 4531-4537.

[4]　Nishihara H, Tateishi U, Itoh T, et al. Immunohistochemical and Gene Rearrangement Studies of Central Nervous System Lymphomatoid Granulomatosis. Neuropathology, 2007, 27: 413-418.

病例 34

51 岁女性间断恶心、呕吐 80 天，视物旋转、行走不稳 10 天

临床资料

患者，女，51 岁，因"间断恶心、呕吐 80 天，视物旋转、行走不稳 10 天"入院。

现病史：患者于入院前 80 天在安静状态下突发恶心及呕吐。呕吐呈非喷射性，呕吐物为非咖啡色胃内容物，反复发作，进食即吐。患者曾按胃炎服药，治疗效果欠佳。患病后 1 个月余患者逐渐出现反应迟钝，记忆力稍减退，有时伴有幻听及答非所问，曾按低钾治疗无效。入院前 10 天患者的病情加重，出现视物旋转，平卧时似更明显。伴行走不稳，右下肢力量稍差，同时家属发现患者发音颤抖。自患病以来患者的精神状态及食欲差，周身乏力，体重下降约 15 kg。于当地行头颅 MRI 检查，示双侧枕叶、脑干及小脑多发异常信号。1 年半前"感冒"后出现周身水肿，皮肤发皱，弹性差，前胸及颜面部起红色皮疹，乏力，双侧大腿疼痛，蹲起费力。于河北北方学院诊断为"皮肌炎"，应用糖皮质激素治疗后有好转。出院后长期服泼尼松，由 15 mg qd 逐渐减量，半年前减至 5 mg qd，近 1 周停药。患者患有原发性高血压 1 年，最高时血压达 150/80 mmHg，服药后血压尚平稳。否认其他病史。

入院查体：T 36.6 ℃，BP 138/112 mmHg。意识清楚，查体合作，言语流利，近记忆力差，计算力差，定向力正常。双下肢肌力 5- 级，指鼻试验及跟膝胫试验双侧欠准。快复动作、轮替试验笨拙，闭目难立征试验阳性。腱反射尚可，未引出病理征。

辅助检查：第一次 MRI 检查显示双侧枕叶、脑桥及小脑半球异常信号，考虑炎性非肿瘤性病变的可能性大不除外（图 34-1）。脑脊液检查：压力正常，白细胞 9×10^6/L，蛋白质 994.6 mg/L，葡萄糖和氯化物正常。血常规：HGB 84 g/L，WBC 1.68×10^9/L，PLT 298×10^9/L。血生化：乳酸脱氢酶 328.7 U/L，钾 3.39 mmol/L，葡萄糖 9.28 mmol/L，尿素 7.70 mmol/L。

治疗经过：入院后考虑双侧枕叶及小脑病变待查，为明确诊断行脑穿刺活检。病理报告：结合病史及影像学检查，不除外糖皮质激素反应性慢性淋巴细胞性炎症伴脑桥血管周围强化症（chronic lymphocytic inflammation with pontine perivascular enhancement responsive to steroids，CLIPPERS）综合征的可能。经予甲泼尼龙冲击治疗后病情明显好转出院。出院后将醋酸泼尼松片逐渐减量，减至 30 mg 时加用硫唑嘌呤 100 mg qd。

出院后 5 个月余患者无明显诱因出现右侧肢体活动笨拙，行走困难，右侧口角歪斜，饮水呛咳，言语不清，视物模糊和旋转，右侧听力下降，不伴有恶心、呕吐、头痛和视物成双等表现。当地脑 MRI 平扫 + 增强示右侧基底节、右侧小脑半球、小脑蚓部、桥小脑脚及脑桥外侧可见斑片状等 T11、长 T2 信号，伴强化（图 34-2）。为进一步诊治再次收入我院，并于入院后为明确诊断在术中 MRI 导航下再次行右侧小脑桥臂病变活检术。术后仍使用糖皮质激素及免疫抑制剂治疗。初期尚有效，后患者病情渐加重，经随访患者于患病 1 年后已死亡。

病理结果

第一次活检：

1.肉眼所见：分别送检左侧小脑半球深部白质灰白色碎组织 1 堆，总大小 0.5 cm × 0.5 cm × 0.2 cm，

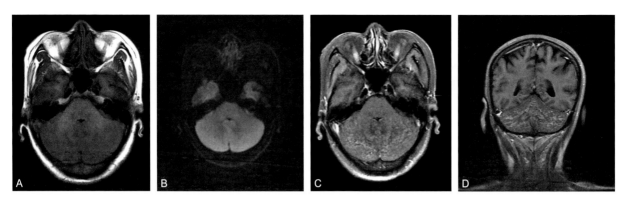

图 34-1　第一次 MRI（T1WI、DWI、AX T1WI+C 及 Cor T1WI+C）示双侧枕叶（图 A）、脑桥（图 B）及小脑半球（图 C、D)。异常信号,考虑炎性非肿瘤性病变可能性大

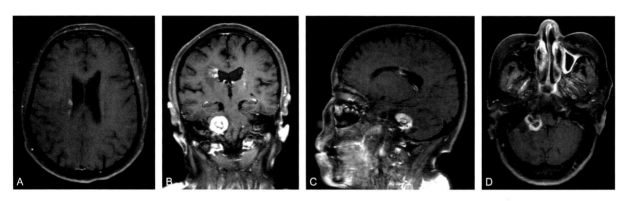

图 34-2　第二次 MRI（AX T1WI+C、Cor T1WI+C、Sag T1WI+C 及 AX T1WI+C）示右侧基底节（图 A）、右侧小脑半球（图 B）、小脑蚓部（图 C）、桥小脑脚及脑桥外侧（图 D）可见斑片状等 T11、长 T2 信号,伴强化

质软；以及左侧小脑半球浅部白质灰白色间灰红色碎组织 1 堆,总大小 0.5 cm×0.5 cm×0.2 cm,质软。

2.镜下所见：左侧小脑半球浅部白质示小脑颗粒细胞层及白质区见多发小灶围血管性病变（图 34-3）。病变为以血管为中心的淋巴细胞及组织细胞增生性病变,不伴有坏死及多核巨细胞反应,并且血管周围淋巴细胞套袖形成,未见血管壁坏死及中性粒细胞浸润等改变（图 34-4）。结合免疫组化结果[浸润的炎症细胞以 CD39+ T 淋巴细胞、CD68+ 组织细胞为主。分子学检测示 ERBR（－）]、病史及影像学检查,考虑为 CLIPPERS 综合征,请结合临床综合考虑及随诊。

免疫组化染色结果：GFAP（＋）,Ki-67 增殖指数（＋）（10%）,IDH-1（－）,p53（－）,NeuN（神经元＋）,MAP-2（神经元＋）,S-100（＋）,CD20（散在 B 细胞＋）,CD3（多量 T 淋巴细胞＋）,CD68（＋）,CD8（少许＋）,CD4（多量＋）,CD38（个别＋）,CD138（－）（图 34-5）。分子学检测：ERBR（－）,特殊染色染色结果：Luxol fast blue 髓鞘染色（＋）,PAS（－）,抗酸染色（－）,网织纤维染色（血管周＋）。

第二次活检：

1.镜下所见：右侧小脑半球、小脑蚓部及脑桥病变见富于淋巴细胞、组织细胞增生性病变伴大片坏死（图 34-6）。其间偶见核大异形单核细胞及多核细胞（图 34-7）,部分呈围血管性排列及血管壁破坏性改变（图 34-8）,结合免疫组化结果符合淋巴瘤样肉芽肿（Ⅱ级）,送检病变总大小为 0.4 cm×0.3 cm×0.2 cm。

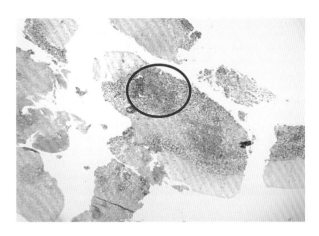

图 34-3 第一次活检示在小脑见多发小灶围血管性小病变（画圈处）(HE 染色 x100)

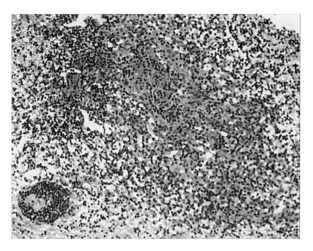

图 34-4 第一次活检。病变是以血管为中心的淋巴细胞、组织细胞增生性病变，伴血管周围淋巴细胞套袖形成，未见血管壁坏死及中性粒细胞浸润（HE 染色 x200)

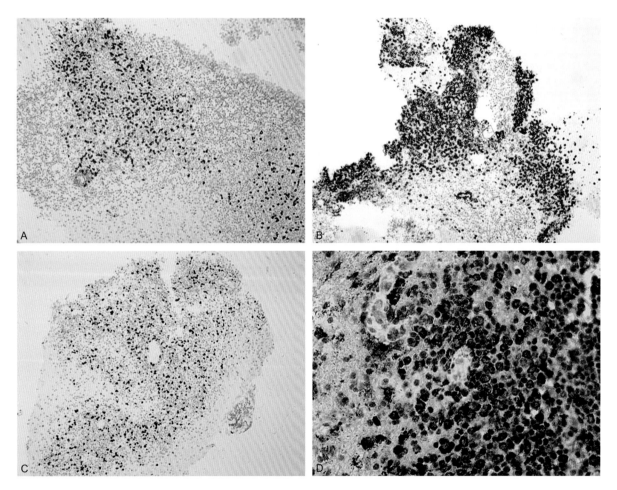

图 34-5 免疫组化显示病变区以 CD3+ T 淋巴细胞（图 A，IHC 染色 ×200 ）及 CD68+ 组织细胞（图 B,IHC 染色 ×200 ）为主，伴散在的 B 淋巴细胞（图 C IHC 染色 ×200 ）浸润，Ki-67 增殖指数＜25%（图 D,IHC 染色 ×200 ）

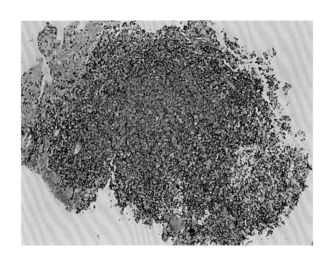

图 34-6　第二次活检见富于淋巴细胞及组织及细胞增生性病变（HE 染色 ×100）

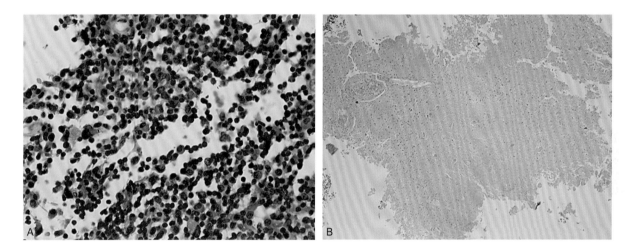

图 34-7　第二次活可见核大、异形的单核细胞及多核细胞。图 A，伴大片坏死（圆圈处）（图 B ）(A. HE 染色 X200；B. HE ×100)

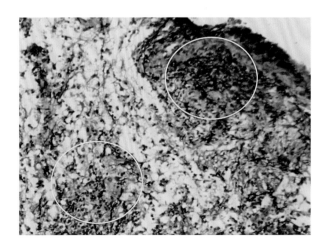

图 34-8　显示部分血管壁破坏（圆圈处），伴血管壁细胞浸润（网织纤维染色 ×200 ）

2.免疫组化结果：CD5（＋），CD10（－），Ki-67 增殖指数（＋）（25%～50%），Bcl-2 散在（＋），PAX-5 个别大细胞（＋），CD23（－），CD3（＋＋＋）（图 34-9），CD20 个别大细胞（＋），MUM-1 散在（＋），Bcl-6（－），CyclinD1（－），GFAP 散在（＋），CD68（＋），CD1a（－），S-100 散在（＋），NF 小灶（＋），CD138（－），TIA 部分（＋），CD4（＋），CD56 部分（＋），Granzyme B 部分（＋），CD8 部分（＋），CD43（＋），LMP-1（－），CD30（－）。特殊染色结果：PAS（－），网织纤维染色（＋）。分子病理检查结果：EBER-EBER 阳性 B 淋巴细胞 5～15 个 / 高倍视野（图 34-10）。

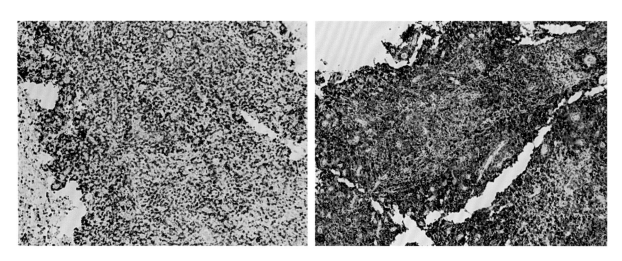

图 34-9　免疫组化染色。病变区仍以 CD3（图 A）及 CD68（图 B）炎症细胞为主（IHC 染色 ×200）

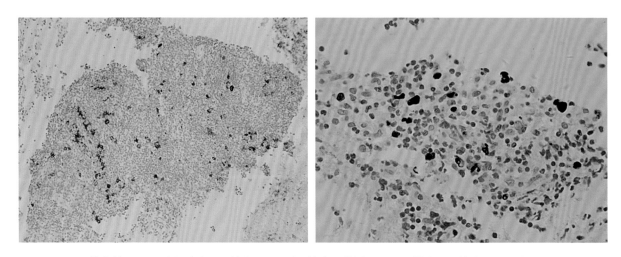

图 34-10　可见散在的 CD20⁺ 大细胞（IHC 染色 ×100），伴分子检测 ERBR 阳性（IHC 染色 ×400）

诊断：CLIPPERS 综合征。

讨论

CLIPPERS 综合征是新近提出的具有独特的放射学和临床特征的中枢神经系统病变的综合征。该综合征是指在脑桥、中脑及小脑血管周围以淋巴细胞浸润为主、对糖皮质激素治疗有效的慢性炎性疾病，以步态性共济失调、复视、感觉障碍和构音障碍为主要的临床表现。头 MRI 增强检查显示脑桥、中脑及小脑结节状或"胡椒粉"样高信号病灶，部分累及脊髓及基底节[1]。国内外报道病例不足 50 例，是一种比较罕见的疾病。该综合征确切的病因并不明确，但依据神经病理改变以及对免疫抑制剂，特别是糖皮质激素的反应，提示是一种与感染相关的自身免疫介导性疾病。脑活检病理改变显示病变以脑白质血管周淋巴细胞浸润为主（以 CD3 或 CD4 为主的 T 淋巴细胞，伴少量 B 淋巴细胞和浆细胞浸润），部分也可伴有脑实质内的炎症细胞浸润，可同时伴有中等数量的组织细胞和活化小胶质细胞。病理改变并不特异，须排除脱髓鞘病、淋巴瘤、血管炎、结节病、淋巴细胞肉芽肿以及一些感染性疾病。目前既有的研究证据表明，本病可能是一个独立的疾病实体，但也有证据表明本病是一种具有异质性病因的综合征。

检索相关文献共发现 56 例 CLIPPERS 综合征的报道，其中男性 39 例，女性 19 例，仅 29 例行脑活检检查，随访时间也不尽相同。2013 年由 Dr. Graaff 等报道了一例 56 岁男性患者。其最初的临床症状、影像学检查及活检改变均显示为一典型的 CLIPPERS 综合征，且糖皮质激素治疗的反应良好。在随访后期，患者病情复发，肿块增大，再次活检 EBER 染色阳性，诊断为淋巴瘤样肉芽肿，虽经化疗等多种治疗，但病情仍进行性发展，直至死亡。尸检证实死因为原发性中枢神经系统弥漫大 B 细胞淋巴瘤 [2]。因此，他们提出，CLIPPERS 综合征究竟是一个独立的疾病实体，抑或是一种具有异质性病因的综合征仍须探讨。

本例与 Dr. Graaff 等报道的类似。在患者病初其临床、影像以及活检改变都是典型的 CLIPPERS 综合征改变，且分子检测 EBER 为阴性，糖皮质激素治疗有效，临床症状及影像学检查均有改观。但随访半年后，患者的病情复发，影像学检查显示病变增大，再次活检后显示为一淋巴瘤样肉芽肿改变，分子 EBER 检测为阳性，诊断为淋巴瘤样肉芽肿 II 级。虽然经积极治疗，患者仍于发病后 1 年后死亡，显示其为一恶性进展性病程。虽未再行尸检等检查，但不除外已由淋巴瘤样肉芽肿转化成弥漫大 B 淋巴细胞淋巴瘤的可能，因为淋巴瘤样肉芽肿 III 级等同于弥漫大 B 淋巴细胞淋巴瘤。

在 2016 年新版的 WHO 神经系统肿瘤分类淋巴瘤一章中，新增了淋巴瘤前哨病变（sentinel lesion），指出部分少见的原发性中枢神经系统淋巴瘤（PCNSL）病例在病变早期，甚至可早至发病前 2 年，其表现（病理上）可类似脱鞘病或炎症性病变 [3]。另外文献曾多次报道，干燥综合征患者亦可出现小脑和脑干受累，并且临床上患者的干燥症状可以并不明显。原发性干燥综合征脑干受累在 MRI 上偶可表现为脑桥、小脑中脚、小脑半球及蚓部、中脑出现"胡椒盐样"斑点状对比强化病灶，这与 CLIPPERS 患者的 MRI 特点非常相似。

因此，我们认为 CLIPPERS 综合征应是一种特殊的影像学及临床综合征，在病理上缺乏特异性的生物标志物及组织学改变，其病理形态可类似多种疾病的早期改变，完全是一种排他性诊断，主观性较大。另外，加之取材的局限性，以及无法动态获取组织标本，故诊断该综合征时一定要慎重，必须认真、仔细地排除其他疾病，并建议密切及较长期随诊，以排除其他恶性病变。

（中国人民解放军总医院第一医学中心桂秋萍、晋薇、于生元整理）

参考文献

[1] De Graaff HJ, Wattjes MP, Rozemuller-Kwakke AJ, et al. Fatal B-Cell Lymphoma Following Chronic Lymphocytic Inflammation with Pontine Perivascular Enhancement Responsive to Steroids. JAMA Neurol, 2013, 70(7): 915-918.

[2] Dudesek A1, Rimmele F, Tesar S, et al. CLIPPERS: Chronic Lymphocytic Inflammation with Pontine Perivascular Enhancement Responsive to Steroids. Review of an Increasingly Recognized Entity Within the Spectrum of Inflammatory Central Nervous System Disorders. Clin Exp Immunol, 2014, 175(3): 385-396.

[3] Louis D N, Ohgaki H. Wiestler O D, et al. The 2016 World Health Organization Classification of Tumors of the Central Nervous System. Lyon: International Agency for Research on Cancer, 2016.

病例 35

45 岁男性左侧面部麻木、视物模糊 2 个月余

临床资料

患者，男，45 岁，主因"左侧面部麻木、视物模糊 2 个月余"于 2014 年 5 月 29 日在我院神经外科行立体定向病变活体组织检查。

现病史：患者于 2014 年 3 月下旬生气后出现左侧面部及舌尖麻木，后出现双眼视模糊和复视等症状。在当地医院行头颅 MRI 检查，未见明显异常，考虑"脑梗死"，予抗血小板聚集、降脂、改善循环及抗感染等治疗后症状有所缓解（未使用糖皮质激素）。2014 年 5 月 18 日再次出现面部麻木及发胀感，并伴有头晕、视物模糊、四肢无力及出汗异常等症状。2014 年 5 月 20 日在当地医院行头颅 MRI 检查，提示脑桥及左侧桥臂占位性病变，可见撒胡椒粉样强化（图 35-1）。患者自发病以来，精神、饮食及睡眠可，小便正常，大便不规律，体重减轻 5 kg。

既往史、个人史及家族史：既往史无特殊，有长期大量吸烟史。家族史无特殊。

入院查体：T 36.5 ℃，P 78 次 / 分，R 16 次 / 分，BP 120/75 mmHg。内科查体未见明显异常。神经系统检查：意识清楚，语言流利，高级皮质功能正常，右利手。脑神经检查：粗测视力及视野正常，眼底检查正常，双侧瞳孔等大等圆，对光反射灵敏，双眼向左、右侧视时有细微水平眼震，双侧面部感觉对称，右侧鼻唇沟变浅，伸舌右偏，余脑神经检查未见异常。四肢肌力和肌张力正常，四肢腱反射对称引出，下颌反射亢进，双侧霍夫曼征、巴宾斯基征及查多克征未引出。深、浅感觉及共济检查均正常。脑膜刺激征阴性。

辅助检查：①血常规：WBC 14.29×10^{12}/L，中性粒细胞占 75%，淋巴细胞占 19.2%，中性粒细胞绝对值 10.72×10^9/L，RBC 5.21×10^9/L，HGB 167 g/L，PLT 208×10^9/L。②血生化：血清磷 1.75 mmol/L，丙氨酸转氨酶 45.9 U/L，前白蛋白 519 mg/L，总胆固醇 6.61 mmol/L，血甘油三酯 1.08 mmol/L，血肌酸激酶 40.0 U/L，血肌酸激酶同工酶 8.0 U/L，余生化检查均正常。③凝血功能：凝血酶原时间 9.7 s，活化部分凝血活酶时间 26.1 s，国际标准化比值 0.8，纤维蛋白原 2.05 g/L，D-D 二聚体 313.0 ns/ml。叶酸、维生素 B_{12}、甲状腺功能八项、及大小便常规均正常。双侧视力和视野均为 1.0，双侧视野正常。④ 电生理：BAEP 右侧 V 波潜伏期略延长，波间期 Ⅲ－Ⅴ / Ⅰ－Ⅲ > 1（正常 < 1）。VEP 左、右 P100 潜伏期均延长，左眼为 113 ms，右眼为 114 ms。⑤胸部 CT 检查示左肺下叶胸膜下多发陈旧性病变，脾大。⑥ 2014 年 5 月 29 日头 MRI 增强检查结果显示病灶呈点状或片状强化，较之前病灶稍增大（图 35-2）。

治疗经过：入院后给予甲泼尼龙 40 mg/d 小剂量糖皮质激素治疗，7 天后症状有明显改善，视物模糊和复视症状消失，面部麻木症状较入院前明显缓解。体检仍发现右侧鼻唇沟变浅，伸舌右偏。2014 年 6 月 17 日复查头颅 MRI，可见脑桥及左侧桥臂点状病灶较治疗前明显缩小（图 35-3）。治疗后 3 个月随访，患者面部麻木症状明显缓解，仍有轻微视物成双，体检未发现明显阳性体征。2015 年 4 月电话随访，患者的面部麻木症状较 3 个月随访时明显减轻，复视症状消失，自诉存在易患口腔溃疡、溃疡面愈合时间延长症状。

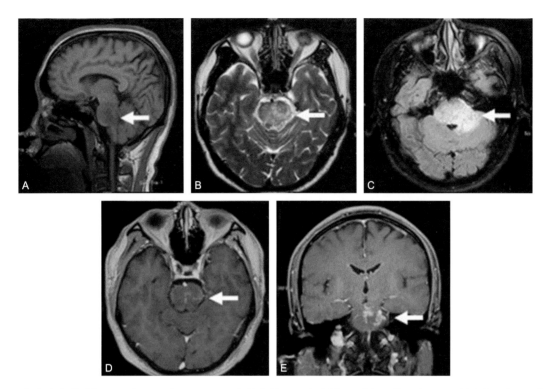

图 35-1　患者治疗前头颅 MRI（2014 年 5 月 20 日）检查结果。在脑桥可见长 T1 信号（图 A，箭头）及长 T2 信号（图 B，箭头）。FLAIR 像可见脑桥及左侧桥臂片状高信号（图 C，箭头）。MRI 增强可见病变处呈点状、曲线状不规则强化（图 D、E，箭头）

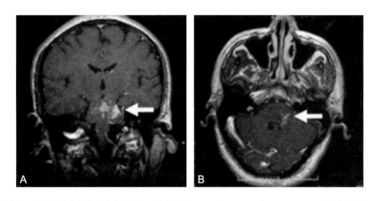

图 35-2　对患者行立体定向病变活体组织检查术前头颅增强 MRI（2014 年 5 月 29 日）检查结果。可见病灶呈点状或片状强化（图 A、B，箭头），较 2014 年 5 月 20 日头颅 MRI 病灶稍有增大

病理结果

肉眼所见：立体定向经后枕入路穿刺，于脑干病灶腹侧和背侧取病变组织 4 条。

镜下所见：见少许破碎脑组织，脑组织结构破坏，代之以弥漫浸润的组织细胞、吞噬细胞、淋巴细胞及中性粒细胞，淋巴细胞主要为 T 淋巴细胞，血管周围淋巴套形成。可见大量组织细胞反应，大量星形胶质细胞反应性增生，部分区域髓鞘脱失，轴索相对保留。髓鞘染色示部分区域髓鞘脱失，轴索相对保留。免疫组织化学染色可见：CD3（++），CD20（散在 +），CD68（++），浆细胞 CD138（散

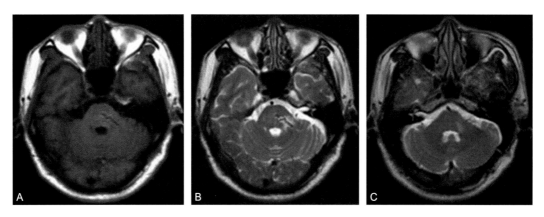

图 35-3　2014 年 6 月 17 日复查头颅 MRI，可见脑桥及左侧桥臂点状病灶较治疗前明显缩小

在)，胶质纤维酸性蛋白（ +)，核因子（ +)，p53（个别 +)，Ki-67 增殖指数 +（ 5% ~ 10%)，异柠檬酸脱氢酶 -1（ -)。考虑免疫介导的炎性脱髓鞘病变。

临床、影像及病理诊断：CLIPPERS 综合征。

讨论

本例患者病理诊断考虑为 CLIPPERS 综合征。该病是一种病因及发病机制不明确、以脑桥受累为主的中枢系统炎性或免疫性病变，最早由 Pittock 等[1] 于 2010 年首次报道。该病主要以亚急性进展性起病最为常见，首发临床表现主要为步态共济失调、复视及构音障碍等，也有报道为面部麻木、刺痛感或感觉异常起病[1-5]。其他主要症状可包括非特异性头晕、味觉障碍、强哭强笑、耳鸣、眼球震颤、下肢轻瘫、感觉丧失和痉挛状态等[1]。

CLIPPERS 综合征患者的辅助检查中血常规、血生化、自身免疫抗体及 AQP4 抗体等常规检查多表现为正常。部分患者的脑脊液可出现以淋巴细胞为主的白细胞增多，蛋白质轻度升高，寡克隆区带在约半数患者中可出现阳性表现。该病较少累及视神经及听神经，其脑干诱发电位多正常。该病的影像学特点最为突出。头颅增强 MRI 在脑桥及周围组织可见"撒胡椒粉"样点状或曲线状散在强化病灶，且多为对称性分布。但 Pittock 等[1] 报道 1 例患者早期呈偏心性强化病灶，后来随病情进展，逐渐演变为脑桥及双侧桥臂对称分布。其病灶亦可累及脑桥周围的中枢神经系统，以中脑和小脑中脚为主，于延髓、丘脑、基底节、胼胝体和脊髓等部位较为少见[1,3]。病灶与脑桥距离越远，则通常病灶数量越少[3]，并不表现为明显的占位效应。但本例患者的左侧脑桥可见轻度水肿，存在一定的占位效应，与周雁等[7] 报道的 CLIPPERS 综合征患者小脑肿胀明显、具有占位效应相符。对于此类表现，应注意与瘤样脱髓鞘病相鉴别[8]。

CLIPPERS 综合征的组织病理特点无特异性，其主要表现为脑白质及小血管周围大量淋巴细胞浸润，浸润的炎细胞以 CD3+ T 淋巴细胞和少量 CD20+ B 淋巴细胞为主，亦有 CD68+ 组织细胞及活化的神经胶质细胞[1,3]，病理上亦可见到神经轴索损伤[2] 及不同程度的脱髓鞘改变。此外，仍须排除颅内感染性白质脑病、肿瘤样病变、淋巴瘤样肉芽肿和多发性硬化等其他疾病的病理学特征性改变[1,2,6]。

CLIPPERS 综合征另一个较为特异的临床特点为患者早期对糖皮质激素治疗敏感。根据 Pittock 等[1,6] 报道，予以早期大剂量糖皮质激素（甲泼尼龙 1 g/d ）冲击治疗，可在 1 周内出现症状明显缓解及影像学病灶明显缩小等表现。应规律减量，长期维持。此外，免疫抑制剂亦对 CLIPPERS 综合征有效。对于重症患者，可联用免疫抑制剂治疗及小剂量糖皮质激素维持治疗，并应缓慢减量，防止复发。

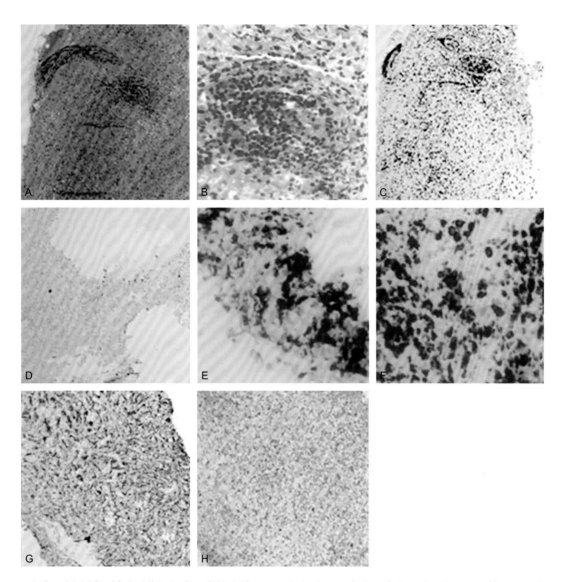

图 35-4   患者左侧脑桥及桥臂活体组织病理学检查结果。A. 组织内大量炎症细胞弥漫性浸润，以血管周围为著（HE 染色 ×40）。B. 小血管周围大量炎症细胞浸润（HE 染色 ×40）。C. 组织内大量 CD3⁺ T 淋巴细胞浸润，以血管周围为著（HE 染色 ×40）。D. 组织内极少量 CD20⁺ B 淋巴细胞浸润（CD20 染色 ×40）。E. 血管周围大量 CD20⁺ B 淋巴细胞浸润（CD20 染色 ×400）。F. 大量组织细胞反应（CD68 染色 ×400）。G. 大量星形胶质细胞反应性增生（GFAP 染色 ×100）。H. 部分区域髓鞘脱失，轴索相对保留（MBP 染色 ×100）

综上，目前 CLIPPERS 尚无明确的诊断标准，临床诊断主要依靠临床表现、影像学改变、病理学特点以及对糖皮质激素治疗敏感等特点。甚至有报道认为其并不是一个独立的疾病实体，可能为颅内 B 淋巴细胞源性淋巴瘤的早期病变，故关于该病的本身仍须要深入研究。本例患者主要表现为脑神经受损症状，头颅 MRI 检查可见经典"撒胡椒粉"样强化，并且对糖皮质激素治疗敏感，故患者的临床诊断符合 CLIPPERS 综合征。但本例患者也存在一些不典型之处：①本例患者首次发病为 2014 年 3 月，此后予对症治疗后症状自行缓解，于 2014 年 5 月 18 日再次出现上述症状。该患者起病缓慢，表现出类似缓解及复发病程，这一点在国内外文献中均罕有报道。②本例患者早期头颅 MRI 检查示在双侧脑桥及桥臂均可见大量散在病灶，以左侧为著，与 Pittock 等[1] 及 Simon 等[2] 所报道的对称性病灶存在一定的差异，但 Pittock 等[1] 亦报道了 1 例偏心性病灶逐渐转变成为对称性病灶的病例，故对此患者仍须进一步随访。③文献报道中 CLIPPERS 综合征患者在治疗上均为大剂量糖皮质激素冲击治疗，而本例患者仅应用甲泼尼龙 40 mg/d 小剂量糖皮质激素维持治疗，症状出现明显改善，与文献报道存在差异，此亦说明该病对糖皮质激素敏感的特点。此例患者在治疗中使用大剂量糖皮质激素冲击治疗是否可以获得更佳的疗效尚须进一步研究。④根据文献报道，CLIPPERS 综合征患者多无神经电生理改变，但本例患者的视觉诱发电位均表现出异常，病理检查提示炎性脱髓鞘病变，须与多发性硬化（multiple sclerosis，MS）及视神经脊髓炎谱系疾病（neuromyelitis optica spectrum disorders，NMOSD）等相鉴别。本例患者的脑干部位出现大量散在病损，但临床症状较轻，这种"病灶多、症状轻"的表现及对糖皮质激素治疗极其敏感的特点与多发性硬化的临床表现不符。其次，此患者的影像学改变不符合多发性硬化的时间、空间上多发颅内病灶的相关诊断标准。因此，尽管由于患者拒绝及外科首诊不重视腰椎穿刺等原因，缺乏脑脊液相关检查，仍不支持多发性硬化的诊断。患者虽未完善 AQP4 检查，但其核心临床症状和影像学改变等均与 NMOSD 诊断标准相去甚远，目前亦暂不考虑 NMOSD 的可能性。⑤文献报道 CLIPPERS 综合征患者的首发表现多为步态共济失调和视物模糊等症状，以面部麻木为首发症状的报道较少。

（中国人民解放军总医院第六医学中心王晓风、孙辰婧、韩晓琛、姚生、边洋、戚晓昆整理）

参考文献

[1] Pittock SJ, Debruyne J, Krecke KN, et al. Chronic Lymphocytic Inflammrtion with Pontine Perivascular Enhancement Responsive to Steroids (CLIPPERS). Brain, 2010, 133(9): 2626-2634.

[2] Simon NG, Parratt JD, Barnett MH, et al. Expanding the Clinical, Radiological and Neuropathological Phenotype of Chronic Lymphocytic Inflammation with Pontine Perivascular Enhancement Responsive to Steroids (CLIPPERS). J Neurol Neurosurg Psychiatry, 2012, 83(1): 15-22.

[3] Kastrup O, van de Nes J, Gasser T, et al. Three Cases of CLIPPERS: a Serial Clinical, Laboratory and MRI Follow-Up Study. J Neurol, 2011, 258(12): 2140-2146.

[4] List J, Lesemann A, Wiener E, et al. A New Case of Chronic Lymphocytic Inflammation with Pontine Perivascular Enhancement Responsive to Steroids. Brain, 2011, 134(Pt 8): e185.

[5] Taieb G, Wacingne A, Renard D, et al. A New Case of Chronic Lymphocytic Inflammation with Pontine Perivascular Enhancement Responsive to Steroids with Initial Normal Magnetic Resonance Imaging. Brain, 2011(Pt8), 134: e182.

[6] 代飞飞, 王佳伟. 激素反应性慢性炎症性淋巴细胞性脑桥血管周围强化. 中国神经免疫学和神经病学杂志, 2013, 20(4): 289-291.

[7] 周雁, 崔丽英, 倪俊, 等. 类固醇激素反应性慢性淋巴细胞性炎伴脑桥血管周围强化症一例临床及影像学分析. 中华神经科杂志, 2013, 46(2): 95-99.

[8] 戚晓昆, 郑奎宏. 中枢神经系统占位病变鉴别诊断的经验体会. 中华神经科杂志, 2014, 47(3): 145-148.

病例 36

43 岁女性间断性头痛半年，进行性加重 8 天，
左上肢麻木无力 4 天

临床资料

患者，女，43 岁，主因"间断性头痛半年，进行性加重 8 天，左上肢麻木无力 4 天"于 2013 年 12 月 25 日收住院。

现病史：患者于 2013 年 7 月 13 日无明显诱因突发头痛，以右侧颞部为著，伴有恶心和呕吐，呕吐数次，为胃内容物，无咖啡色物质。伴有头晕，肢体活动尚可，无视物旋转、复视、饮水呛咳及吞咽困难，亦无肢体麻木、意识障碍及肢体抽搐。到当地县医院行头颅 CT 检查，考虑为"脑出血并蛛网膜下腔出血"，给予"甘露醇、醒脑静、奥拉西坦"等药物治疗（具体不详），病情有所好转。为进一步明确诊治到当地医院就诊。行头颅 MRI 扫描，显示右侧颞叶、枕叶并左侧丘脑区异常信号，考虑为出血灶。左侧丘脑区异常信号，考虑为梗死灶。行头颅 MRA 检查未见明显异常，于 8 月 1 日行主动脉弓＋全脑血管造影检查，显示脑动脉及静脉系统未见明显异常，经治疗好转出院。12 月 17 日患者无明显诱因突发头痛、右手无力并摔倒、意识丧失，约 15 min 后清醒，无全身乏力、肌痛和肢体运动感觉障碍，但头痛不能缓解，右侧头顶部及双侧额颞部有针扎感，伴有视物模糊和恶心感。到当地县医院急查头颅 CT 未见异常，未予特殊治疗。12 月 19 日到当地市医院复查头颅 CT 未见异常。12 月 21 日突发左上肢无力伴麻木感并持续加重，到我院急诊查头颅 CT 未见异常。12 月 22 日我院头颅 MRI 示右侧颞枕叶小条状混杂信号，符合局部蛛网膜下腔出血；双侧额叶片状异常信号，考虑局部脑梗死并局部少量出血的可能性。增强扫描示脑沟内弥漫性线状强化，小脑幕增厚并强化，考虑与蛛网膜下腔出血脑膜反应有关（图 36-1）。12 月 24 日头颅 MRV 检查示右侧横窦及乙状窦断续、浅淡显影。在急诊给予甘露醇降颅压和醒脑静治疗，头痛不缓解。12 月 24 日夜间发作左上肢抽搐一次，不伴意识丧失，给予力月西后抽搐停止。自起病以来患者的精神差、饮食可，小便如常，大便干燥，体力和体重无明显变化。

既往史、个人史及家族史：无特殊。育有 1 子 1 女，无长期服用避孕药史。

入院查体：T 37.0 ℃，P 76 次／分，R 18 次／分，BP 115/80 mmHg。内科系统查体未见异常。右利手，意识清晰，定向力、注意力、记忆力及计算力正常，无构音障碍。双侧视力粗测正常，双侧眼底检查未见视盘水肿，双侧眼球各向运动充分，无复视和眼震，双侧瞳孔等大等圆，直径 3 mm，对光反射灵敏，角膜反射存在，左侧鼻唇沟变浅，口角右偏，面部针刺痛觉和音叉震动觉对称存在。听力粗测正常。软腭和悬雍垂居中，咽反射存在，伸舌不偏，未见舌肌萎缩及震颤，左侧转颈、耸肩无力。全身肌肉饱满，未见明显的肌肉萎缩，无不自主运动，共济运动检查左手不能配合，右侧准确，龙贝格征正常。四肢肌张力适中。左上肢肌力 Ⅱ 级，余肢体肌力 Ⅴ 级。左上肢肱二头肌及肱三头肌、桡骨膜反射减退，余深、浅反射正常。左侧巴宾斯基征和查多克征阳性，右侧巴宾斯基征和查多克征可疑阳性。感觉系统检查未见异常。脑膜刺激征阴性。自主神经系统检查未见明显异常。

辅助检查：生化、尿常规、大便常规 + 潜血、糖化血红蛋白、感染四项、自身抗体谱、蛋白 C 活性及蛋白 S 活性正常。免疫 8 项：RF 42.6 IU/ml ↑，ASO 416 IU/ml ↑。心磷脂抗体 11.0 IU/ml ↑。

腰穿压力 150 mmH$_2$O，脑脊液外观清透，潘氏试验阴性，红细胞 100/μl，白细胞 0/μl，微量蛋白 0.44 g/L，葡萄糖 3.34 mmol/L，氯化物 126.6 mmol/L，细菌涂片未见异常。

头颅 CT、MRI 及头颅 MRV 检查结果同前。颈动脉超声和超声心动图未见明显异常。

患者于 12 月 28 日出现嗜睡。复查头颅 CT，示右侧额顶交界区斑片状混杂密度影内可见小片状高密度影，在周围额顶叶内可见大片状低密度水肿带，右侧侧脑室受压变窄，中线结构轻度左偏（图 36-1F）。

治疗过程：给予 20% 甘露醇和甘油果糖降颅压，低分子肝素抗凝，醒脑静和必存输液治疗，卡马西平抗癫痫治疗，维生素 B$_1$ 和维生素 B$_{12}$ 营养神经。

12 月 30 日患者自主呼吸消失，颈动脉搏动消失，血压测不出，心电图检查示直线波形，经积极抢救无效，临床死亡。12 月 31 日行头部尸检。

死亡诊断：①脑疝；②急性脑血管病？

病理结果

肉眼所见：固定前脑重 1350 g。脑组织明显肿胀，脑沟变浅，脑回增宽。双侧海马钩回疝（右侧 > 左侧）及小脑扁桃体疝形成。冠状切面见中线向左侧移位，侧脑室闭塞（以右侧为著）。在双侧额顶叶近中央沟处脑表面静脉迂曲怒张，以右侧为著。其对应的脑组织肿胀明显，呈深褐色，考虑为出血。中脑及脑桥内点灶状新鲜出血。右侧颞叶及右侧枕叶皮质内小的软化灶。静脉窦系统血栓形成，并以上矢状窦、右横窦和右乙状窦为著（图 36-2）。

镜下所见：静脉窦内及血管内血栓形成。静脉窦内小梁状纤维索增生，以上矢状窦、窦汇及右侧横窦为著。于静脉窦内见血栓附着于梁状纤维索生长，充满静脉窦。在上矢状窦前段窦腔内见相对陈旧血栓完全堵塞腔室，血栓内见机化现象。上矢状窦中段、后段以及窦汇处、右侧横窦、双侧乙状窦内可见相对新鲜的血栓。双侧额顶叶蛛网膜下腔及脑实质内静脉血栓形成，部分蛛网膜下腔小静脉管壁破坏。双侧额顶叶脑实质内新鲜出血性脑梗死（以右侧为著）。右侧颞叶及枕叶皮质内软化灶伴陈旧出血。蛛网膜下腔（以额顶叶为著）、静脉窦（包括蛛网膜颗粒和纤维索）、部分脑实质内小血管周围及脉络丛内组织细胞增生，部分组织细胞内见淋巴细胞、中性粒细胞及红细胞伸入现象，伴嗜酸性粒细胞和浆细胞浸润。组织细胞表达 CD68、MAC387、S-100、CD11C 及 CD163，不表达 CD1α 和 Vimentin（图 36-3）。

病理诊断：①静脉窦系统血栓形成、机化，继发双侧额顶叶出血性脑梗死。②罗塞 - 道夫曼病（Rosai-Dorfman disease，RDD），广泛累及硬膜、蛛网膜及脑实质。③双侧海马钩回疝及小脑扁桃体疝形成。

讨论

罗塞 - 道夫曼病于 1969 年由 Rosai 和 Dorfman 首次报道，并将其命名为"伴巨大淋巴结病的窦组织细胞增生症"[1]。最近，Louveua 等报道了他们发现的中枢神经系统的淋巴体系。他们发现在硬脑膜窦内壁有功能性淋巴血管。这些结构能够从脑脊液中携带免疫细胞，并连接到颈深淋巴结。我们知道，罗塞 - 道夫曼病被认为是起源于窦性组织细胞。它们通常发生在淋巴结[2]，而中枢神经系统罗塞 - 道夫曼病通常发生在硬脑膜。我们或许可能推测这些窦性组织细胞可以通过这些神奇的通道到达硬脑膜窦，从而发展成以硬脑膜为基础的病灶，或者以某种方式发展为室内组织损伤。经典的罗塞 - 道夫曼病主要发生在淋巴结，发病人群为儿童和青少年男性，临床表现为颈部弥漫性无痛性淋巴结肿大，常伴发

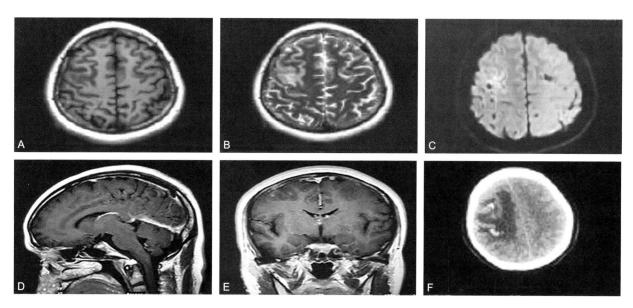

图 36-1   患者的 MRI 检查。A. 脑 MRI T1W 显示双侧额顶叶片状异常信号。B. 脑 MRI T2W 显示双侧额顶叶病变。C. 脑 MRI T2W FLAIR 显示双侧额顶叶病变。D. 脑增强 MRI T1W 矢状位像显示小脑幕增厚并强化。E. 脑增强 MRI T1W 冠状位像显示脑沟内弥漫性线状强化。F. 右侧额顶交界区可见斑片状混杂密度影伴大片状低密度水肿带

全身症状，如高热和体重下降等。结外病变占 43%，主要包括皮肤、呼吸道、泌尿生殖道、骨和软组织等，而发生在中枢神经系统的罗塞-道夫曼病十分罕见 [3]。中枢神经系统的罗塞-道夫曼病患者多发生于成年人，男女比例相当，主要表现为累及颅内相应部位的症状和体征，如头痛、癫痫或瘫痪等，常无全身症状及淋巴结受累 [4]。中枢神经系统的罗塞-道夫曼病颅内病灶占 77%，椎管内占位占 14%，两者均有占 9%。发病部位比较广泛，可位于大脑凸面、视束、鞍上、小脑、第四脑室及侧脑室等，甚至可以累及静脉窦进而继发血栓形成。病灶多累及硬脑膜和硬脊膜，类似于脑膜瘤或脊膜瘤 [5]。只有少部分病例单纯发生于脑实质。截至 2015 年底，这样的病例共有 9 例。病灶可单发或多发，还可弥漫性分布。在 CT 扫描上，罗塞-道夫曼病多表现为密度均匀并累及硬脑膜的肿块，常有骨质破坏 [6]。病灶较灰质相对高密度。MRI 检查显示病灶呈 T1 等信号，T2 低或等信号，增强后明显强化，可为均匀强化或病灶周围强化，也可为不规则强化。少数患者表现为 T1 高信号或 T2 稍高信号 [7]。值得注意的是，在静脉窦中有炎症浸润的纤维增生的腱索。在硬脑膜窦中有三种类型的腱索，包括瓣膜状、小梁和层状脊索 [8]。像瓣膜一样的腱索可以帮助防止血液回流。目前尚不清楚这些增生的腱索是否为先天性畸形，或由罗塞-道夫曼病引起的炎症细胞浸润导致的结果。然而，我们推测这些异常增厚的腱索可能会极大地减少静脉窦的血流，从而导致血栓形成。中枢神经系统罗塞-道夫曼病也可能产生血栓，但不常见。

到目前为止，国外大约有 100 多例报道，而国内比较罕见。大多数报告的病例是单独的或多发的硬脑膜相关病变。CT 扫描或 MRI 通常表现出边界清楚的增强病灶，有时周围有水肿。这些病变与脑膜瘤十分相似。然而，某些中枢神经系统罗塞-道夫曼病病例与侵袭性骨破坏有关，这在脑膜瘤中并不常见 [9]。只有大约 10 例报告涉及脑实质损伤 [6-7, 10]。其中有一例报道罗塞-道夫曼病伴发广泛的脑组织损伤，它们不仅涉及硬脑膜，也包括蛛网膜、蛛网膜下腔和软脑膜播散 [10]。本例病变在大脑和小脑的实质中浸润生长，甚至也可以发现侧脑室后角和脉络膜丛局灶性的病变。此外，病变还侵袭了大多数静脉窦，并伴有血栓形成和机化。关于硬脑膜窦的受累，目前仅有 2 例报道，分别出现右横窦和上

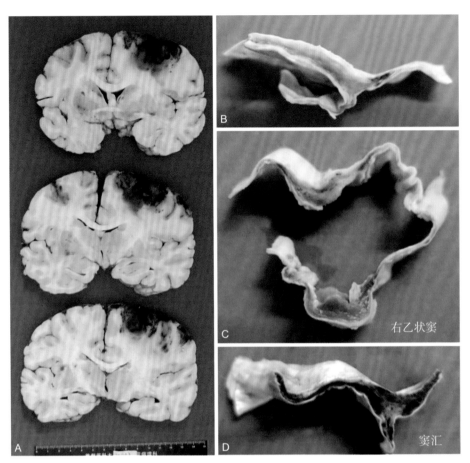

图 36-2　肉眼所见。A. 双侧额顶叶脑实质内新鲜出血性脑梗死（以右侧为著）。B、C、D 右侧横窦、右侧乙状窦及窦汇内见血栓形成，管腔闭塞

矢状窦内大量的窦组织细胞浸润，并伴脑组织受累。MRI 检查显示病灶侵犯了相关鼻窦。但这 2 例均未发现血栓，两者均稳定且无疾病进展[11]。

中枢神经系统罗塞 - 道夫曼病的鉴别诊断包括慢性硬膜下血肿和炎性疾病，如结核、炎性假瘤、淋巴细胞性垂体炎及朗格汉斯细胞组织增生症等。已证明对中枢神经系统罗塞 - 道夫曼病的有效治疗是外科手术切除、糖皮质激素、化疗和放射治疗，尽管这些补充疗法还未被评估[12-13]。

最后，中枢神经系统罗塞 - 道夫曼病由于其非典型性临床表现和影像表现，很难在术前诊断。因此，我们只能通过病理证实。即使如此，中枢神经系统罗塞 - 道夫曼病也应被认为是对硬脑膜窦相关疾病的鉴别诊断，无论是单独的、多的还是弥漫的窦性侵犯。

本病例给我们带来的启示有：①患者初期表现为头痛、恶心和呕吐，结合影像学资料，考虑为静脉窦血栓。但是由于脑静脉系统的侧支循环相对丰富，罗塞 - 道夫曼病早期生长相对缓慢，在大脑的代偿能力范围内神经系统的症状是不典型的。②静脉窦血栓导致静脉性脑梗死。静脉性脑梗死临床上相对少见，在成人中发病率占急性脑血管病的 1% ～ 2%。随着 MRI 的广泛使用，其发现率也在增加。其中超过一半的原因是由静脉窦血栓造成的。其机制是脑静脉窦梗阻后静脉回流受阻，血液淤积在静脉系统和毛细血管内。由于血液淤积导致局部脑组织肿胀，代谢中间产物聚积，引起神经细胞变性坏

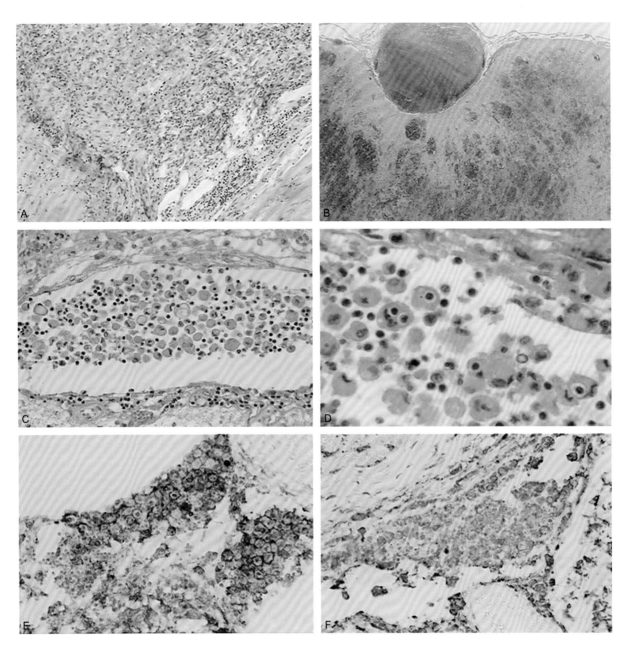

图 36-3　病理检查结果。A. 静脉窦内血栓形成及机化（HE 染色 x100）。B. 蛛网膜下腔静脉内可见血栓形成，脑组织呈出血性脑梗死表现（HE 染色 x40）。C. 在蛛网膜下腔可见淋巴细胞、浆细胞以及组织细胞浸润（HE 染色 x200）。D. 部分组织细胞内见淋巴细胞、中性粒细胞及红细胞伸入现象（HE 染色 x400）。E-F. 组织细胞的免疫组织化学显示染色呈 CD11C 和 CD163 阳性

死，出现静脉性脑梗死。同时，毛细血管内壁发生损伤，使其通透性增高，再加上小静脉和毛细血管内流体静压升高，红细胞渗出，表现为出血性静脉性梗死。

（北京大学人民医院高旭光，首都医科大学宣武医院 张微微、付永娟、朴月善、卢德宏整理）

参考文献

[1] Rosai J, Dorfman RF. Sinus Histiocytosis with Massive Lymphadenopathy. A Newly Recognized Benign Clinicopathological Entity. Arch Pathol, 1969, 87: 63-70.

[2] Louveau A, Smirnov I, Keyes TJ, et al. Structural and Functional Features of Central Nervous System Lymphatic Vessels. Nature, 2015, 523: 337-341.

[3] Wang Y, Gao X, Tang W, et al. Rosai-Dorfman Disease Isolated to the Central Nervous System: a Report of Six Cases. Neuropathology, 2010, 30: 154-158.

[4] Said R, Abi-Fadel F, Talwar J, et al. Intracranial Rosai-Dorfman: a Clinical Challenge. Neurologist, 2011, 17: 117-119.

[5] Sundaram C, Uppin SG, Prasad BC, et al. Isolated Rosai Dorfman Disease of the Central Nervous System Presenting as Dural-based and Intraparenchymal Lesions. Clin Neuropathol, 2005, 24: 112-117.

[6] Natarajan S, Post KD, Strauchen J, et al. Primary Intracerebral Rosai-Dorfman Disease: a Case Report. J Neurooncol, 2000, 47: 73-77.

[7] Fukushima T, Yachi K, Ogino A. Isolated Intracranial Rosai-Dorfman Disease Without Dural Attachment-Case Report. Neurol Med Chir (Tokyo), 2011, 51: 136-140.

[8] Shao Y, Sun JL, Yang Y, et al. Endoscopic and Microscopic Anatomy of the Superior Sagittal Sinus and Torcular Herophili. J Clin Neuro Sci, 2009, 16: 421-424.

[9] Symss NP, Cugati G, Vasudevan MC, et al. Intracranial Rosai Dorfman Disease: Report of Three Cases and Literature Review. Asian J Neurosurg, 2010, 5: 19-30.

[10] Imada H, Sakatani T, Sawada M, et al. A Lethal Intracranial Rosai-Dorfman Disease of the Brainstem Diagnosed at Autopsy. Pathol Int, 2015, 65: 549-553.

[11] Nalini A, Jitender S, Anantaram G, et al. Rosai Dorfman Disease: Case with Extensive Dural Involvement and Cerebrospinal Fluid Pleocytosis. J Neurol Sci, 2012, 314: 152-154.

[11] Zhang X, Hyjek E, Vardiman J. A Subset of Rosai-Dorfman Disease Exhibits Features of IgG4-Related Disease. Am J Clin Pathol, 2013, 139: 622-632.

[11] Konishi E, Ibayashi N, Yamamoto S, et al. Isolated Intracranial Rosai-Dorfman Disease (Sinus Histiocytosis with Massive Lymphadenopathy). Am J Neuroradiol, 2003, 24: 515-518.

[12] Toh CH, Chen YL, Wong HF, et al. Rosai-Dorfman Disease with Dural Sinus Invasion. Report of Two Cases. J Neurosurg, 2005, 102: 550-554.

病例 37

58 岁女性多饮、多尿 2 年，视物模糊 4 个月，左侧肢体力弱 3 天

临床资料

患者，女，58 岁，因"多饮、多尿 2 年，视物模糊 4 个月，左侧肢体力弱 3 天"入院。

现病史：患者，女，58 岁，农民，2014 年初出现多饮、多尿。每日饮水 8 L 左右，尿量每日 5~6 L。2015 年 10 月出现双眼视物模糊、视力下降，眼底检查有视盘水肿。无明显的头痛、呕吐和意识障碍。2016 年 2 月初出现全身乏力、烦渴加重。于当地医院就诊，行头颅 MRI 检查，示双侧额顶颅板下及小脑幕异常信号，左侧脑室后角内结节影，全组鼻旁窦内信号增高，鞍上池下疝。2016 年 2 月 20 日 9 点左右突然出现左侧肢体力弱，左上肢不能抬举，左手不能持物，左下肢不能站立行走，症状持续不缓解。在当地医院诊断为"急性脑梗死"，并给予静脉输液治疗后无改善，以"急性脑梗死，硬脑膜病变待查"收入我科。

既往史、个人史及家族史：幼时患有脊髓灰质炎，遗留左下肢软瘫。否认肝炎或结核等传染病史，否认冠心病、高血压和糖尿病史。生于原籍，无疫区久居史，自幼务农。无烟、酒嗜好，无毒物接触史。已婚，爱人及 1 子 1 女均体健。否认家族中有遗传病史。

入院查体：T 36.4 ℃，P 96 次/分，R 18 次/分，BP 124/77 mmHg。全身皮肤无黄染、结节及色素沉着，骨关节无红肿、压痛，心、肺、腹无异常，双下肢无水肿。检查：头颅和面部无畸形，眼球无突出；意识清楚，言语流利，高级皮质功能正常；双眼视力下降，视野检查欠合作，眼底视盘边界欠清，视网膜动静脉管径比为 1：2，无渗出及出血。双侧瞳孔等大等圆，直径 3 mm，对光反射灵敏。双侧眼球运动正常，无眼震。双侧额纹对称，双侧眼睑闭合有力，左侧鼻唇沟略浅，粗测听力正常，无构音障碍、饮水呛咳或吞咽困难，转颈、耸肩对称有力。伸舌略向左偏。左上肢肌力 2 级，左下肢肌力 3 级，右侧肢体肌力 5 级，左下肢肌张力减低，左下肢肌肉萎缩。左下肢腱反射减弱，深、浅感觉正常，双侧巴宾斯基征阳性，颈软，凯尔尼格征（－）。

辅助检查

1. 血、尿检查　尿比重 1.005。血白细胞 7.84×10^9/L，中性粒细胞占 73.2%，淋巴细胞占 20.0%，嗜酸性粒细胞占 1.7%，RBC 3.5×10^{12}/L，HGB 96.0 g/L。

2. 血生化　血糖 8.46 mmol/L，白蛋白 26.5 g/L。肝、肾功能正常。凝血全项：凝血酶原时间测定 13.5 s，凝血酶原活动度 74%，纤维蛋白原定量 7.34 g/L。红细胞沉降率 106 mm/h。C 反应蛋白 87.4 mg/L，抗链"O" 48.00 IU/ml，类风湿因子 20.00 IU/ml。自身抗体 15 项（－），免疫球蛋白三项正常，抗核抗体两项（－），ANCA（－）。结核抗体三项（－），传染性指标 5 项（－）。血管紧张素转化酶 13.0 U/L，激素水平六项正常，血清皮质醇（527.4 nmol/L），神经角质烯醇化酶 23.5 ng/ml，恶性肿瘤特异生长因子 66.3 U/L。

3. 眼底检查　双侧视盘水肿。视野：双眼可见盲点扩大，视野向心性缩小，左眼较重，未见明显偏盲。

4. 头颅 CT（2015 年 11 月 4 日） 额顶颅骨下不均匀密度影。

5. 头颅 MRI（2016 年 2 月 10 日） 双侧额顶颅板下及小脑幕异常信号，左侧侧脑室后角内结节影，全组鼻旁窦内信号增高，鞍上池下疝，右侧大脑中动脉 M1 段重度狭窄。

6. 头颅 MRI（2016 年 2 月 25 日） 双侧额顶、大脑镰、小脑幕及左侧脑室后角内见多发异常信号，右侧脑室旁多发急性脑梗死，空蝶鞍、筛窦炎及乳突炎（图 37-1、37-2）。

7. 胸部 CT 部分椎体及右侧部分肋骨骨质密度不均匀增高。两肺见少许模糊影，右肺中叶及左肺下叶见小结节，纵隔内未见肿大淋巴结（图 37-3）。

8. 鼻旁窦 CT 额骨、颞骨、颅底、筛骨、眼眶及各鼻窦壁骨质多发破坏，体积增大，骨质密度不均（图 37-4）。

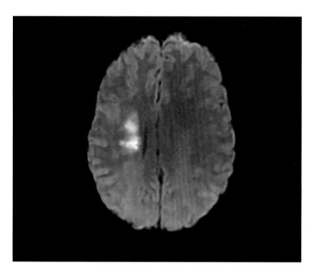

图 37-1 头颅 MRI DWI 示右侧脑室旁急性脑梗死

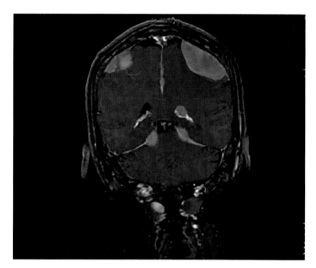

图 37-2 头颅 MRI 增强扫描示双侧额顶、大脑镰、小脑幕及左侧脑室后角内见多发异常信号强化

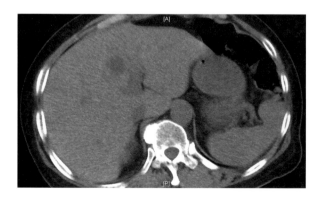

图 37-3 胸部 CT 检查示部分椎体及右侧部分肋骨骨质密度不均匀增高

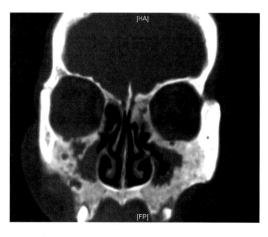

图 37-4 鼻旁窦 CT 检查示额骨、颞骨、颅底、筛骨、眼眶及各鼻窦壁骨质多发破坏，体积增大，骨质密度不均

9. X 线片（2016 年 5 月）　股骨下端及胫骨上段骨质密度增高，皮髓质分界不清，髓腔密度增高（图 37-5）。

治疗经过：入院后患者的病情无明显加重和缓解，于 2016 年 3 月 2 日转神经外科行左侧额、颞及顶部病变切除术，并取病变组织送病理。

定位分析：根据患者多饮、多尿，每日尿量大于 3 L，考虑中枢性尿崩症，定位于垂体 - 下丘脑病变；视物模糊，双侧视盘水肿，双眼视野向心性缩小，提示颅内压增高，定位于脑脊液循环系统；左侧中枢性面舌瘫及左侧肢体瘫，定位于右侧脑室旁病变；结合头颅 CT 和 MRI，定位于双侧额顶颅板下硬脑膜病变；结合鼻旁窦 CT 及 X 片检查，定位于骨骼系统受累；胸部 CT 提示双肺少许模糊影，示呼吸系统受累。综上所述，患者存在神经系统、骨骼系统及呼吸系统多系统受累。

定性讨论

1. Erdheim-Chester 病　本患者为中老年女性，以中枢性尿崩症为首发表现，并出现多发颅内病变、颅内压增高、骨质破坏及肺部病变等多系统受累表现，符合该病的主要临床特征。影像学检查示颅内有广泛性损害如结节样浸润性改变、硬脑膜增厚或脑膜瘤样改

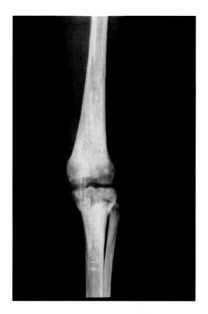

图 37-5　股骨下端及胫骨上段骨质密度增高，皮髓质分界不清，髓腔密度增高

变，符合 Erdheim-Chester 病的影像学特点。最终确诊有赖于组织病理学检查。患者同时合并脑梗死，右侧大脑中动脉狭窄支持为脑动脉硬化引起的梗死。

2. 多发性骨髓瘤　该患者的临床表现支持点包括多系统受累，均未涉及大脑实质，突出表现为脑室脑膜系统、垂体受累、颅底及鼻旁窦骨质病变，实验室检查结果方面显示轻度贫血、红细胞沉降率加快及 C 反应蛋白升高。国外的文献复习发现有多发性骨髓瘤脑膜脑室系统受累常被误诊为脑膜瘤的病例报道，确诊须进行骨髓穿刺找到浆细胞比例增高的证据。不支持点为浆细胞病变恶性度高，病程多在 1 年内，预后很差，该患者的病程较长。

3. 结节病　该患者有尿崩症、脑膜受累及肺结节，需要考虑到此病的可能性。结节病为慢性肉芽肿病变，可累及多个脏器，5% 侵犯到神经系统。脑膜病变多在基底部，以软脑膜为主，血管紧张素转化酶升高有助于诊断。该患者的血管紧张素转化酶正常，且颅底骨质病变表现为骨质硬化破坏，与结节病骨关节系统损害表现为急性或慢性骨关节炎伴有骨吸收不符合，因此不好用结节病解释。

4. 多发性脑膜瘤　患者影像学表现为均匀强化，有皮质压弯和脑膜尾征，需要与脑膜瘤相鉴别。脑膜瘤的好发部位为大脑凸面、矢状位旁和蝶骨嵴附近，少数也可发生于脑室内，非典型的脑膜瘤可以侵犯鼻旁窦区，可以侵及附近的颅骨，10% 的脑膜瘤为多发脑膜瘤。但脑膜瘤除恶性脑膜瘤可发生颅外转移，如肺、骨骼肌肉系统以及肝和淋巴系统。此外，肿瘤侵犯静脉窦、颅骨及头皮可能造成转移，也可经脑脊液播散种植。肿瘤多位于大脑凸面，有脑膜尾征。本患者的病程为 2 年，相对缓慢，不支持恶性脑膜瘤伴有多系统转移。

病理结果

肉眼所见：左侧额顶部脑组织，灰黄色，大小 9 cm×5 cm×3 cm，实性，质软。

镜下所见：梭形纤维细胞增生伴泡沫组织细胞及多核巨细胞。其间有少量淋巴细胞，未见明确核分裂及异形（细胞温和），未见明确的淋巴细胞伸入现象（图 37-6、7）。免疫组化染色显示 Vimentin（＋）、Ki-67 增殖指数（＋2%），CD34（血管＋），CD68（＋），CD163（＋），CD138（散在少许＋），8

因子（血管＋），LCA（部分＋），ALK（散在少许弱＋），EMA（－），PR（－），S-100（－），SOX-2（－），AE1/AE3（－），GFAP（－），Neu-N（－），Oligo-2（－），CD1a（－）（图 37-8、9）。基因检测：BRAF V600E 突变型，V600L 野生型。

临床病理诊断：非朗格汉斯组织细胞增生型疾病（倾向 Erdheim-Chester 病）。

临床讨论

Erdheim-Chester 病是一种罕见的非朗格罕斯组织细胞增生症，往往可以侵犯多脏器系统。1930 年 Jakob Erdheim 和 William Chester 首次报告[1]。至今全世界文献报道 500 例左右，诊断平均年龄约 53 岁（16～80 岁），男性∶女性 =1.5∶1；诊断延误期大约 1 年。其病因和发病机制目前尚不明确。发病机制考虑与以下机制有关：①细胞因子：已发现 Erdheim-Chester 病患者 INF-α、IL-12、IL-4、7 及 MCP-1 表达水平异常升高，提示炎性因子和趋化因子参与组织细胞的激活和募集，炎症反应可能在发病过程中起重要作用。②基因突变机制：发现 50% 的 Erdheim-Chester 病患者有 *BRAF* V600E 基因突变。原癌基因 *BRAF* 的活化型突变引起 RAS-RAF-MEK-ERK 信号转导通路非依赖性 RAS 异常激活，而该信号转导通路在肿瘤（黑色素瘤和甲状腺癌）的发生与发展中发挥重要作用。

本病可引起骨骼、中枢神经系统、内分泌、腹膜后及肾、肺、心血管和皮肤等多系统受累。Erdheim-Chester 病患者骨骼受累的常见部位是股骨远端及胫骨近端，表现为对称性骨质硬化。少数可见于四肢长骨及颅骨。其中 50% 的患者有骨痛表现。X 线检查可见溶骨性损害和骨质硬化并存，骨主干和干骺端骨质硬化，皮质不规则及骨膜增厚。放射性核素骨显像示长骨干骺端对称性放射性核素聚集。50% 的患者存在中枢神经系统病变，可累及脑实质和脑膜。临床表现为尿崩症、小脑共济失调、垂体功能低下、眼底水肿及眼球突出。神经影像学检查有三种情况：浸润性改变，表现为广泛性损害如结节或颅内占位；脑膜改变，表现为硬脑膜增厚或脑膜瘤样改变，以及混合性改变。脑实质病变多见于脑桥、齿状核和大脑半球，病灶有强化，需要与原发性肿瘤、转移瘤、脱髓鞘病变和炎症相鉴别；脑膜受累时候需与脑膜瘤、肉芽肿性病变和 Rosai-Dorfman 病相鉴别。此外，脑脊液检查无诊断价值。中枢神经系统受累提示预后不良，是死亡结局的独立危险因素。内分泌受累最常见的是糖尿病，25% 的 Erdheim-Chester 病患者早期可发现糖尿病。还可出现激素水平变化包括高催乳素血症、促性腺激素分泌不足、胰岛素生长因子缺乏及血清睾酮降低。影像学检查可见腺垂体、垂体柄及下丘脑受累。

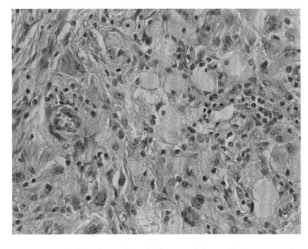

图 37-6　泡沫组织细胞及多核巨细胞（HE 染色 ×400）

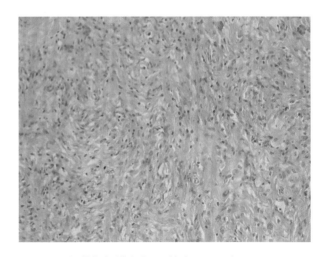

图 37-7　纤维组织增生（HE 染色 ×100）

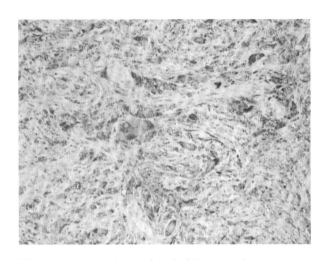

图 37-8　CD68 阳性（免疫组化染色 ×100）

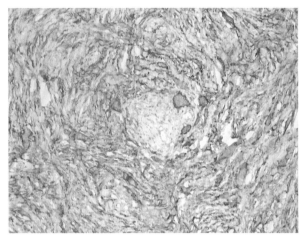

图 37-9　CD163 阳性（免疫组化染色 ×100）

部分患者虽有上述结构受累，但并无内分泌功能异常的临床表现。泌尿系统受累可引起输尿管狭窄、肾盂积水及慢性肾衰竭肾动脉受压引起肾性高血压。肾周围受累可见典型的"毛发肾"征象。50% 的患者存在肺部受累（肺实质和胸膜）。仅少数患者有咳嗽和呼吸困难。CT 检查显示肺叶间隔增厚及肺组织"毛玻璃"样改变。单纯肺实质病变不常见。支气管灌洗液可发现 CD68（＋）、CD1a（－）组织细胞。60% 的患者有心脏并发症（心包受累、心包炎、心包压塞、右心房假瘤样病变、心包纤维化、心脏瓣膜浸润及传导异常）。约 2/3 的 ECD 患者胸主动脉或腹主动脉周围浸润形成典型的主动脉包被征（coated aorta）影像学改变。冠状动脉周围浸润狭窄致心肌梗死。心血管系统和肺受累均提示预后差。其中心脏受累是重要的死亡原因。皮肤损害常见眼睑黄斑瘤。面部、颈部、躯干、腹股沟和腋窝黄色或棕红色斑块须要与幼年性黄色肉芽肿相鉴别。此外，该病可以伴有发热、乏力及体重减轻等非特异表现。

　　诊断依据病理及影像学检查。HE 染色可见泡沫细胞或富含脂质的组织细胞浸润。可见 Tonton 巨细胞及病灶周围组织纤维化。免疫组织化学染色 CD68、CD163 阳性，CD1a 和 Langerin 阴性，S-100 阴性或弱阳性，BRAF V600E 基因检测 50% 以上阳性。X 线检查示下肢长骨骨干和干骺端对称性骨质硬化，骨扫描 ^{99}Tcm-MDP 骨显像可见长骨远端放射性高摄取。CT 检查肾周围脂肪浸润形成的"毛发肾"具有诊断特异性。PET 可发现骨骼以外的其他器官受累情况。

　　治疗的一线药物为 INF-α，常规用法为 INF-α 3×106 U（3 次 / 周）、PEG-IFN-α 135μg（1 次 / 周），大量用法为 INF-α（6-9）×106 U（3 次 / 周）、PEG-IFN-α 180μg（1 次 / 周）。二线治疗药物包括 Vemurafenib、阿那白滞素、英利昔单抗和妥珠单抗。糖皮质激素可减轻颅内病灶周围组织水肿，单独治疗无效。Erdheim-Chester 病患者多预后不良，受累器官越多，则预后越差。中枢神经系统受累是不良预后的独立危险因素。5 年生存率为 68%。

　　本例患者的发病年龄为 56 岁，首发症状为尿崩症，2 年后出现视力下降和眼底水肿。无皮肤改变、无突眼，心、肺、腹膜后及肾受累症状不明显。无骨痛，但 X 线检查提示长骨及颅骨有骨质受累。中枢神经系统症状为：①垂体功能受累，中枢性尿崩症。②脑膜受累，颅内压增高。③急性脑梗死造成的左侧肢体瘫痪。病理特点为：梭形纤维细胞增生伴泡沫组织细胞及多核巨细胞，其间少量淋巴细胞，细胞温和，未见明确核分裂及异形。免疫组化染色显示：CD68(+)，8 因子（血管 +），CD1a（－），S-100（－）。基因检测：BRAF V600E 突变型，V 600L 野生型。诊断 ECD 明确。中枢神经受累常表现为颅后窝脑实质及脑膜浸润，脑卒中少见。本例患者有急性脑梗死，右侧大脑中动脉狭窄，是否有动脉周围浸润因未行 PET 检查而无法进一步证实。对患者手术切除额顶叶脑膜病灶减压治疗后目前视力有所改善。使用干扰素治疗 1 个月，因不耐受已停用。

总之，ECD 是一种罕见病，由于病理学家、放射科及临床医生的不断认识，诊断例数明显增加。细胞因子及 BRAF 基因突变的研究推动了治疗进展。另外，应用抗炎性因子、免疫调节以及抗增殖药物治疗的研究为 ECD 患者带来了希望。

治疗及转归

2016 年 3 月 2 日转神经外科行左侧额、颞、顶部病变切除减压手术后患者头痛、视物模糊减轻。临床病理诊断明确后给予 INF-α3×106 U（3 次 / 周）皮下注射，1 月后因药物不良反应停用。目前患者病情较平稳。

（中国人民解放军总医院第七医学中心魏微、黄勇华、张微微整理）

第二部分

周围神经肌肉病

病例 38

49 岁男性发作性胸痛、心慌 12 年，肢体力弱 10 年

临床资料

患者，男，49 岁，主因"发展性胸痛、心慌 12 年，肢体力弱 10 年"，于 2012 年 9 月 7 日收入神经科。

现病史：患者于 2000 年开始无明显诱因出现心前区刺痛，不伴心慌、胸闷及憋气等不适。行心电图检查，示"完全性右束支传导阻滞，左前分支传导阻滞"。未进一步诊治，上述症状自行缓解。2002 年患者出现发作性心慌，动态心电图监护系统（HOLTER）示"窦性心律，偶发室性期前收缩（185 次）"，冠脉造影未见异常。同年打乒乓球时患者发现右侧上肢抽球力弱，右上肢抬举及后伸力弱，日常工作和生活不受影响，右手及余肢体肌力正常，自认为"肩周炎"，未诊治。后症状逐渐加重，2008 年出现右手擦玻璃困难，同时发现右侧肩部肌肉萎缩。在当地医院行肌电图检查，示"肌源性损害"，血 ALT 和 AST 持续升高（自诉为 70～100 U/L），症状仍缓慢加重。自诉 2010 年查 CK 2300 U/L，UCG 示"左心增大，室间隔稍厚，左室壁节段性运动异常，LVEF 60%"。肌活检（石蜡包埋）诊断为"肌炎"，予口服糖皮质激素治疗约半年（60 mg 起始，缓慢减量停药），症状无好转。近 2 年来病情进展，逐渐出现左上肢抬举费力，左肩部肌肉萎缩，吃饭时右手送食物入口费力，发现双上肢近端肌肉及双侧手部肌肉欠丰满，左侧下肢腓肠肌欠丰满，爬山及爬六层楼均不受影响，但高台阶须扶手。无饮水呛咳、吞咽困难、眼睑下垂或呼吸费力等。症状无晨轻暮重，无波动性。2012 年复查 UCG，示"左心增大，室间隔稍厚，左室壁节段性运动异常，LVEF 50%"，CK 2477 U/L，CK 同工酶 113 U/L，ALT 104 U/L，AST 87 U/L，LDH 733 U/L。发病以来精神、饮食及睡眠可，大小便正常，体重无明显改变，否认口眼干、反复口腔溃疡、光过敏、雷诺现象及关节肿痛等。

既往史、个人史及家族史：发现脂肪肝和血脂异常 4 年。饮酒 20 年，时饮白酒 2～3 两，否认吸烟史。婚育史和家族史无特殊。

入院查体：神清语利，高级皮质功能未见异常。脑神经（－）。双上肢近端肌力 4– 级，双手指背曲伸直肌力 4+ 级，余肢体肌力 5 级。双侧冈上肌、冈下肌、三角肌、肱二头肌及肱三头肌肌肉萎缩，右侧＞左侧，双手大、小鱼际肌欠丰满，双侧腓肠肌欠丰满，左侧＞右侧。双上肢腱反射未引出，双膝腱反射减低。病理征（－）。共济可，脑膜刺激征阴性。

辅助检查：血 WBC 4.39×10^9/L，RBC 4.83×10^{12}/L，HGB 149 g/L，PLT 147×10^9/L。尿常规＋沉渣分析、大便常规＋潜血（－）。AST 76 U/L ↑，LDH 373 U/L ↑，UA 441 μmol/L ↑，TG 2.85 mmol/L ↑，HDL-C 0.75 mmol/L ↓，LDL-C 1.97 mmol/L ↓，ALT 66 U/L ↑，Cr（E）60 μmol/L，CK 1763 U/L ↑，CK-MB mass 36.1 μg/L ↑，cTnI 0.10 μg/L。CK 同工酶电泳：CK-MM 98.6%，CK-MB 1.4%，CK-BB 0，NT-proBNP 440 pg/ml ↑。甲状腺功能：TSH 34.348 μIU/ml ↑。抗 J0-1 抗体（－），ANCA（－）。ESR 9 mm/h，感染四项（－）。心电图：窦性心律，心电图不正常，完全右束支传导阻滞。腹部超声示轻度脂肪肝，肝左叶高回声小结节，良性可能性大。胸部正、侧位 X 线未见异常。心脏彩超检查示心肌病变，左室轻度增大，节段性室壁运动异常，右室及室间隔肥厚，左室顺应性减低。为进一步明确诊断，

于局麻下行左股四头肌肌活检。

病理结果

镜下所见：镜下见肌纤维轻度大小不等，部分肌纤维轻度萎缩，少数中度萎缩。未见束周萎缩，另有部分肌纤维轻度肥大，少数肌纤维肌核内移，许多肌纤维内弥散大量大小不等的空泡（图 38-1），未见"镶边"空泡，极个别萎缩肌纤维轻度变性，未见肌纤维坏死及吞噬。NADH、SDH 及 COX 染色示部分肌纤维内可见空泡和深染颗粒。ORO 染色示大部分肌纤维内脂滴中重度增多（图 38-2）。PAS、ACP 及 NSE 染色示一些肌纤维内可见空泡。ATP 酶染色示 I 型肌纤维内以粗大空泡为主，II 型肌纤维以细小空泡为主。

PNPLA2 基因检测：*c.* 478-479 insCTCC，*c.* 873C＞G（复合杂合突变）。

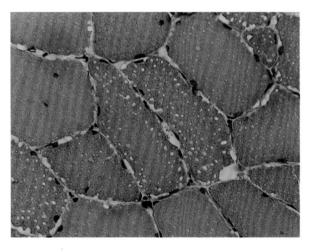
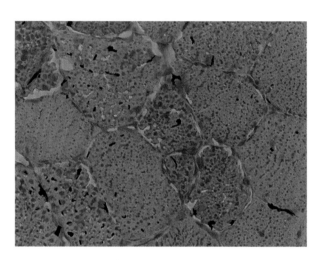

图 38-1　许多肌纤维内可见弥散大量大小不等的空泡（HE 染色 ×1000）

图 38-2　肌纤维内脂滴中重度增多（ORO 染色 ×1000）

临床病理诊断：中性脂肪贮积症（neutral lipid storage disease，NLSD）。

讨论

细胞质内的脂滴主要通过脂肪甘油三酯脂酶（adipose triglyeeride lipase，ATGL）和激素敏感性脂酶分解成脂肪酸，然后进入线粒体，并在内膜上多种酶的作用下进行 β 氧化。中性脂肪沉积性肌病则是一种常染色体隐性遗传性疾病，主要是由于 *PNPLA2* 基因突变导致 ATGL 异常造成多组织器官的中性脂肪沉积而致病。目前主要有两种临床表型：①鱼鳞病，经常伴有中枢神经系统受累。②中性脂肪沉积性肌病，主要以进行性骨骼肌及心肌病变为主，没有皮肤鱼鳞样改变。肌活检以脂滴沉积为主要的病理特征，也可以出现镶边空泡。目前本病全球共有 40 余例报道。2007 年 Fischer J 等首先发现由于 *PNPLA2* 基因突变导致甘油三酯的代谢异常造成多组织器官的中性脂肪沉积而致病。肌活检以脂滴沉积为主要病理特征，外周血涂片可以发现白细胞内脂滴沉积（即 Jordan 小体）而诊断[1]。2009 年国内首次报道基因确诊病例，也发现大量脂滴同时合并许多镶边空泡[2]。本例患者中该基因检测为复合杂合突变，其中新发突变 *c.* 478-479 insCTCC，*c.* 873C＞G 具有高度保守性，10 名健康对照均无这些基因突变，SIFT 软件预测突变为有害。回顾文献报道中共有 7 例发现"镶边"空泡，可能区别于其他脂质沉积性肌病的病理特点，但也须要进一步进行血清游离肉碱及尿有机酸分析[3]。

中性脂肪沉积性肌病患者的首发症状常以非对称性上肢近端无力起病，肩带肌受累明显，且均为右侧重于左侧，病程缓慢进展无波动，逐渐表现为对称性及远端肌肉受累，均不同程度地出现肌肉萎缩表现[4]。复习37例文献报道，显示41%的肌肉受累呈不对称分布（右/左，10/1）。部分患者的肌肉MRI检查提示三角肌、肱二头肌、臀部肌肉、大腿后组肌肉及竖脊肌受累明显，可能与持续耐力相关活动有关，并与I型肌纤维能量衰竭相关。由于中性脂肪沉积性肌病多成年起病，临床表现呈慢性进展性肌病，常伴肌肉萎缩，故须要与II型肢带型肌营养不良相鉴别。对本例患者进行心脏彩超检查，发现左室壁及室间隔肥厚，提示心肌受累首发。有文献报道在36例中性脂肪沉积性肌病患者中44%的患者存在心肌受累，其中扩张型7例，肥厚型5例，其他4例。1例心脏移植患者的心肌病理检查提示脂滴主要沉积于左侧心室肌肉。冠状动脉血管病理检查示内膜增厚，纤维粥样硬化病变，在内皮细胞、中层平滑肌细胞及内膜泡沫细胞中均有甘油三酯而非胆固醇，所以中性脂肪沉积性肌病患者的心脏受累病理改变与粥样硬化性心血管病明显不同[5]。

（北京协和医院刘智、陈琳、郭玉璞整理）

参考文献

[1] Fischer J, Lefevre C, Morava E et al. The Gene Encoding Adipose Triglyceride Lipase (PNPLA2) is Mutated in Neutral Lipid Storage Disease with Myopathy. Nat Genet, 2007, 39: 28-30.

[2] 陈涓涓, 洪道俊, 张巍. 中性脂肪沉积症合并肌病一家系. 中华神经科杂志, 2009, 42: 592-595.

[3] Ohkuma A, Nonaka I, Malicdan MC, et al. Distal Lipid Storage Myopathy Due to PNPLA2 Mutation. Neuromuscular Disord, 2008, 18: 671-674.

[4] Lin P, Li W, Wen B, et al. Novel PNPLA2 Genemutation Sin Chinese Han Patients Causing Neutral Lipid Storage Disease with Myopathy. J Hum Genet 2012, 57: 679-681.

[5] Kaneko K, Kuroda H, Izumi R, et al. A Novel Mutation in PNPLA2 Causes Neutral Lipid Storage Disease with Myopathy and Triglyceride Deposit Cardiomyovasculopathy: A Case Report and Literature Review. Neuromuscul Disord, 2014, 24(7): 634-641.

病例 39

52 岁女性进行性四肢无力 4 年，活动后胸闷、心悸 2 年

临床资料

患者，女，52 岁，因"进行性四肢无力 4 年，活动后胸闷、心悸 2 年"就诊于我院神经内科。

现病史：患者于 4 年前无明显诱因出现右腿无力，上楼和走平路尚可，后缓慢进展为双下肢无力，易疲劳，有时出现双小腿肌肉酸胀，休息后无明显改善。1 年来患者上楼费力，蹲下后不能站起，梳头及洗脸等动作困难。平素体力一直较差，间断感胸闷、心悸，多在中等体力活动后出现，休息数分钟可缓解，夜间无发作。患者曾就诊于心内科，行心电图检查未见异常，肌酸激酶示"轻度升高"，甲状腺功能正常，因考虑肌酸激酶升高原因未明而就诊于神经内科。患者自发病以来无饮水呛咳、吞咽或呼吸困难等，大小便正常，体重无明显下降。

既往史、个人史和家族史：曾查空腹血糖异常，患原发性高血压 4 年，给予比索洛尔降压治疗，血压控制平稳。长居北京，不嗜烟酒。否认家族中类似疾病患者。

入院查体：一般内科查体未见明显异常，心脏叩诊及听诊无异常，肝、脾肋下未触及，双下肢不水肿。神志清楚，脑神经检查未见异常。颈屈肌力 4 级，双上肢近端肌力 4 级，远端 5 级。双下肢近端肌力 4 级，远端 5 级，可见轻度翼状肩胛。双侧大腿及小腿肌肉轻中度萎缩，远端明显。浅、深感觉检查无异常。双上肢共济运动正常。四肢腱反射对称性减低，病理征阴性。

辅助检查：肌酸激酶波动于 800 ~ 1500 IU/L（正常 25 ~ 175 IU/L）。神经电生理检查显示双上肢及下肢肌肉呈肌源性损害，未见纤颤电位及正锐波。四肢感觉及运动神经传导未见明显异常。MRI 检查可见大、小腿肌群广泛萎缩和脂肪化，以后部为主，水肿改变不明显（图 39-1）。Holter 检查显示 Ⅱ、Ⅲ、aVF 导联 ST-T 段改变，部分 V1 及 V2 导联 ST 段上抬。超声心动图检查提示左室肥厚，射血分数正常，三尖瓣及二尖瓣未见反流。腹部 B 超检查未见明显异常。经签署知情同意书，对患者行开放式骨骼肌活检病理检查。

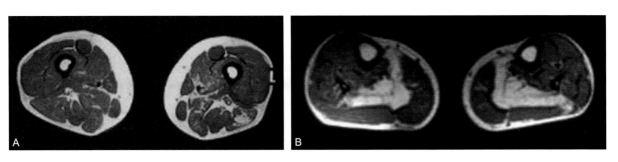

图 39-1　双下肢肌肉 MRI 检查（T1 序列）。A. 股二头肌、大收肌及半膜肌萎缩并脂肪浸润。B. 双小腿 MRI 检查可见双侧比目鱼肌重度脂肪浸润

病理结果

镜下所见：肌束边界欠清，肌束衣脂肪结缔组织轻度增生，肌纤维直径变异加大。可见部分小圆状及少量小角状萎缩肌纤维，伴有肌纤维肥大。偶见坏死及再生肌纤维。许多肌纤维内出现大小不一的空泡，其中存在少数镶边空泡（图 39-2A）。MGT 染色进一步证实镶边空泡结构的存在。ORO 染色示肌纤维内脂肪滴中重度增多伴有部分脂肪滴融合（图 39-2B）。PAS 染色未见糖原颗粒沉积。ATP 酶染色显示萎缩肌纤维累及两型。其中 I 型肌纤维在病理上占优势，空泡主要出现在 I 型肌纤维（图 39-2C）。NADH-TR 染色可见许多肌纤维呈粗颗粒样深染，SDH 染色显示肌纤维内酶活性显著下降。COX 及 SDH 双染色未见阴性肌纤维。NSE 染色显示毛细血管未见深染。免疫组织化学染色可见 MHC-I 呈现弥漫阳性，坏死肌纤维内有 MAC 少量颗粒样沉积。肌内衣散在分布少数 CD68、CD8 及 CD4 阳性细胞，未见 CD20。镜下可见肌原纤维内脂肪滴大量堆积，排列成行（图 39-2D）。线粒体结构欠清，可见个别髓样小体，没有见到类结晶包涵体。

外周血涂片：ORO 染色在单核细胞细胞质内可见脂肪滴沉积（Jordan 异常小体）。

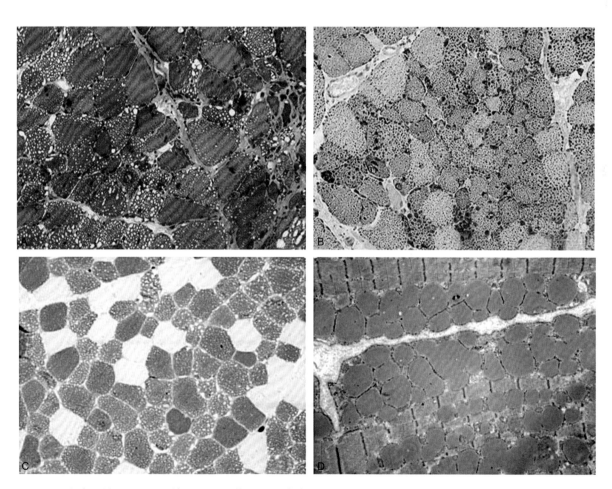

图 39-2　肌肉病理结果。A. HE 染色可见少数肌纤维萎缩、肥大，肌纤维内出现大小不一的空泡，部分为镶边空泡（HE 染色 ×200）。B. ORO 染色可见许多肌纤维内脂肪滴重度增多（ORO 染色 ×200）。C. ATP 酶 pH4.6 染色可见 I 型肌纤维占优势，空泡肌纤维主要累及 I 型（ATP 酶染色 ×200）。D. 电镜下可见肌纤维内大量堆积的脂肪滴

基因检查：PNPLA2 基因检查显示复合杂合突变，$c.245G>A$（$p.G82D$）错义突变和 $c.564G>A$ 杂合突变（同义突变）。

最后诊断：中性脂肪贮积症伴肌病（neutral lipid storage disease with myopathy，NLSDM）。

讨论

中性脂肪贮积症是一类罕见的由于脂肪代谢障碍导致甘油三酯在皮肤、肌肉、肝及中枢神经系统等多个器官组织中沉积的非溶酶体性疾病。依据其是否伴有鱼鳞病，可分为由 CGI-58 突变引起的中性脂肪贮积症伴鱼鳞病以及由 ATGL 突变引起的中性脂肪贮积症伴肌病。NLSDM 于 2007 年被法国研究者首次报道并命名，至今报道 50 余例。该病多在成年期起病，个别患者出现在儿童期，临床表现包括单纯肌病、骨骼肌病合并心肌病或单纯肌病/心肌血管病[1-4]。病理上可见到许多肌纤维内出现大小不等的脂肪滴。HE 染色下表现为大小不等的空泡，其中部分为镶边空泡。ORO 染色可见许多肌纤维内脂肪滴增多并可融合成灶状。

本例患者为中年起病，主要表现为缓慢进展的不对称性肌无力，远近端均受累，症状上存在易疲劳和一定的波动性，结合肌电图、MRI 以及肌肉病理，可明确诊断脂质沉积性肌病。尽管多种酰基辅酶 A 脱氢酶缺乏症是脂质沉积性肌病的最常见类型，亦较多出现在成年患者，但本例患者存在诸多特殊表现，包括原因不明或不典型的心脏损害、血糖升高及肌纤维内许多镶边空泡，这些均是考虑到 NLSDM 的提示点。我们进一步在外周血单核细胞内发现 Jordan 异常小体可进一步证实该诊断。须要注意的是，并非所有的 NLSDM 患者均表现为镶边空泡病理改变。该病理改变仅出现在约一半的患者。相对而言，外周血涂片的 Jordan 异常小体阳性率接近 100%。这一点对本病的诊断价值更高，且特异性强[1-2]。

本例患者存在明确的心脏损害，并且早期因肌酸激酶升高而长期就诊于心内科，提示 NLSDM 的诊断和疾病检测应当在多学科的合作下完成。2008 年日本学者证实该病患者除了心肌细胞内大量中性脂肪沉积外，在冠脉血管平滑肌细胞上也存在脂肪滴沉积，从而呈现出重度心功能不全、心律失常和缺血性心脏病等表现，并将该疾病定义为中性脂肪沉积性心肌血管病[1-4]。本例患者除了在 MRI 上表现为心肌病外，在临床上更倾向于心肌缺血性症状。虽然我们尚无充分的血管影像学证据支持冠心病的诊断，但患者部分导联存在 ST-T 段改变，须要注意本病存在心肌血管病的可能。

此患者下肢 MRI 检查可见大腿后群及小腿后群肌肉出现广泛萎缩并脂肪浸润。我们实验室的前期报道及既往其他研究者的报道均显示 NLSDM 患者的双下肢肌肉 MRI 检查表现为臀大肌、大腿后群及小腿后群受累明显，而股四头肌和胫前肌受累较轻，并且在股四头肌中股直肌相对保留[2-6]，而水肿表现相对轻微。这一 MRI 表现模式更有助于诊断和提示本病。此外，基因突变位点的不同也是影响肌肉脂肪化分布的因素[5-6]。在 MRI 的诊断中，以后群肌肉受累为主的相似肌病还包括了不同类型的肌原纤维肌病及 Dysferlinopathy 特别是 Miyoshi 肌病。前者亦以中年起病，心脏损害突出，后群肌肉受累多见，但其后群肌经常以半腱肌脂肪化最重，而本病患者则多呈现股二头肌和半膜肌的突出损害。Miyoshi 肌病虽然也以小腿后群肌损害突出，但其水肿程度大多显著高于 NLSDM。此外，该患者出现的不对称性肢体无力以右侧为主，也经常出现在本病其他患者中，上肢翼状肩胛相对突出，且远端无力和萎缩并非少见，也与很多类型的肌营养不良及代谢性肌病不同。

NLSDM 患者 PNPLA2 基因纯合或者复合杂合突变均多见，其中点突变和剪切突变并不少见。本例患者一种为错义突变，另一种为无义突变。两个突变位点既往均未见报道，因此，须要结合患者的临床表现、骨骼肌和外周血病理结果方可诊断本病。以往研究者也发现过具备典型肌肉或外周血脂肪滴沉积而仅表现为单个杂合突变的轻症患者。尽管有研究者认为 PNPLA2 基因 N- 末端区域的突变导致严重的肌病和多系统受累，而 C- 末端区域的突变多导致单纯的骨骼肌损害和肌纤维内脂肪沉积，但这一观点尚未被广泛接受[2-3,6-7]，有关基因型和表型相关性的研究也仍须要做更多的工作。

（北京大学第一医院赵亚雯、张巍、袁云整理）

参考文献

[1]　Fischer J, Lefevre C, Morava E, et al. The Gene Encoding Adipose Triglyceride Lipase (PNPLA2) Mutated in Neutral Lipid Strorage Disease with Myopathy. Nat Genet, 2007, 39(1): 28-30.

[2]　Xu C, Zhao Y, Liu J, et al. Muscle MRI in Neutral Lipid Storage Disease with Myopathy Carrying Mutation c. 187+lG>A. Muscle Nerve, 2015, 51(6): 922-927.

[3]　Reilich P, Horvath R, Krause S, et al. The Phenotypic Spectrum of Neutral Lipid Storage Myopathy Due to Mutations in the PNPLA2 Gene. J Neurol, 2011, 258: 1987-1997.

[4]　Natali A, Gastaldelli A, Camastra S, et al. Metabolic Consequences of Adipose Triglyceride Lipase Deficiency in Humans: An in Vivo Study in Patients with Neutral Lipid Storage Disease with Myopathy. J Clin Endocrinol Metab, 2013, 98: E1540-E1548.

[5]　Laforêt P, Stojkovic T, Bassez G, et al. Neutral Lipid Storage Disease with Myopathy: a Whole-Body Nuclear MRI and Metabolic Study. Mol Genet Metab, 2013, 108: 125-131.

[6]　Fiorillo C, Brisca G, Cassandrini D, et al. Subclinical Myopathy in a Child with Neutral Lipid Storage Disease and Mutations in the PNPLA2 Gene. Biochem Biophys Res Commun, 2013, 430: 241-244.

[7]　张巍, 赵雅雯, 袁云. 中性脂肪沉积症, 中华医学杂志, 2016, 4(96): 1310-1312.

病例 40

22 岁女性坐立位不耐受伴进食后呕吐和躯体无汗 2 个月余

临床资料

患者，女，22 岁，主因"坐立位不耐受伴进食后呕吐和躯体无汗 2 个月余"于 2017 年 3 月 1 日收入神经内科。

现病史：2 个月前患者无明显诱因从坐位站立后数分钟即出现发作性头晕及双眼黑蒙，伴有短暂意识丧失，发作较频繁。进食后出现恶心、呕吐，伴腹胀及排气、排便减少。患者存在无汗及眼干、口干症状，伴有大、小便轻度潴留。症状进行性加重并伴有高热，曾入重症监护室治疗，其间出现躯体对冷热和外来的疼痛刺激感知能力下降。1 个月前患者对冷热及痛觉感知能力恢复，排尿和排便费力有所减轻，可以勉强坐起，但仍不能站立及行走。进食后腹胀、恶心及呕吐症状较前改善，全身无汗、口干及眼干症状持续存在。坐位时间超过 5 min 即出现明显头晕并伴有肩背部酸痛，站立后依然有眼前黑蒙，症状发作频繁，为进一步诊治经急诊收入病房。

既往史、个人史及家族史：5 年和 3 年前患者曾两次因发热、头痛、脑脊液压力升高、细胞数增多诊断为"脑膜炎"。3 年前患腮腺炎。2 年前出现轻度口干及眼干症状。发病前 3 天出现发热伴咳嗽、咽痛，体温最高达 40 ℃。个人史无特殊，8 个月前生育第一子时发生产后大出血（量约 1600 ml）。家族中无类似发病者。

体格检查：T 36.3 ℃，R 14 次 / 分，卧位 R 80 次 / 分，BP 100/68 mmHg。60° 斜位 R 86 次 / 分，BP 79/43 mmHg。消瘦体型，平卧体位，无法耐受坐、立姿势，全身皮肤干燥，皮温正常。双侧角膜可见云翳样改变（暴露性角膜炎）。心、肺听诊未闻及异常。腹部无膨隆，肠鸣音正常范围。神经系统检查：神志清楚，言语流利。双侧嗅觉丧失。左侧瞳孔直径约为 2 mm，直接对光反射未引出，间接对光反射存在；右侧瞳孔直径 3 mm，直接、间接对光反射迟钝（因遮挡引起）。右耳听力粗测减退，双侧林纳试验阳性，韦伯试验居中。四肢及躯干痛温觉正常，双下肢髂前上棘以下音叉振动觉轻度减退。四肢肌力 5 级，张力减低，未见肌萎缩及不自主运动，双侧共济运动稳准。腹壁反射存在，四肢腱反射消失，足跖反射中性。颈无抵抗，凯尔尼格征阳性。全身皮肤干燥无汗，肢端汗毛脱落。

辅助检查：血常规、生化、凝血功能、ANCA 及皮质醇均在正常范围。颗粒型抗核抗体 1：1000 阳性，SS-A 阳性，SS-B 阴性。脑脊液检查（2017 年 2 月 21 日）：压力 95 mmH$_2$O，细胞总数 500/mm^3，有核细胞 3/mm^3，单个核细胞 3/mm^3，蛋白质 0.5 g/L，葡萄糖 2.78 mmol/L（血糖 5.0 mmol/L），氯 126 mmol/L，血和脑脊液的神经节苷脂谱抗体均为阴性。电生理检查：双侧正中神经、腓总神经感觉和运动神经传导速度正常，远端潜伏期正常。右尺神经 F 波传导速度减慢，左胫神经 H 反射未引出。双掌心以及足心记录，交感皮肤反应 START NI P1 均未引出。心血管自主功能试验：卧立位血压监测：卧位血压 86/50 mmHg，心率 90 次 / 分；坐位血压 51/37 mmHg，心率 91 mmHg。Valsalva 比值 1.02（参考值 >1.20），深呼吸心率无变化。卧位血清去甲肾上腺素 0.059 pmol/L（正常值 0.51～3.2 pmol/L），多巴胺 0.033 pmol/L（正常值 0.07～0.68 pmol/L），肾上腺素 0.27 pmol/L（正常值 0.05～1.39 pmol/L）。心脏 ^{131}I-MIBG 摄取试验：静脉注射 ^{131}I-MIBG 后 24 h 上胸部前后位显像 H/M 值为 1.23（正常参考值 >2.0）。腹部 X 线平片显示右下腹肠管扩张，最宽处管径约为 7 cm。胃肠标志物示踪显像显示大部分示踪物 7 h

未通过幽门。上消化道造影可见胃排空延迟，十二指肠及空肠蠕动排空无异常。温控碘 - 淀粉试验全身未见变色。

治疗过程：入院后因腹胀及呕吐持续行胃肠减压，予静脉营养支持治疗，后改留置胃空肠管行肠内营养。期间出现与室温变化相关的体温升高。使用盐酸米多君 5mg bid 治疗直立性低血压。使用丙种球蛋白 0.4 g/kg 静脉滴注 qd×5 天，每月 1 疗程，连续 3 个月。甲泼尼龙 40 mg 静脉滴注 qd 连续 1 个月，后改口服泼尼松 30 mg qd，后缓慢递减。口服多潘立酮、巴氯芬、溴吡斯的明及红霉素等胃肠促动力药物对症治疗。2 个月后坐位血压 90/60 mmHg，下午可坐起和站立，病后 9 个月直立不耐受症状消失。但排汗功能无明显改善，饮食后继续存在呃逆和呕吐，发病后 10 个月行经皮胃造瘘术，留置三腔双囊管。入院后经知情同意行腓肠神经活检病理检查。

病理结果

腓肠神经神经活检：于神经外衣、神经内衣及小血管周围可见少量 CD8$^+$淋巴细胞和较多 CD68$^+$巨噬细胞浸润，在一个小静脉管腔内可见栓子形成。髓鞘碱性蛋白染色显示神经束内大直径有髓神经纤维无明显减少（图 40-1），可见个别小有髓神经纤维轴索变性。神经丝蛋白组织化学染色显示无髓神经纤维密度显著下降（图 40-2）。电镜下可见无髓神经纤维大量丢失，残留少数空腔样结构（图 40-3），施万细胞出现板层样排列，偶见个别小有髓神经纤维轴索变性。未见薄髓鞘的有髓神经纤维以及有髓神经纤维的再生簇。

唇腺活检可见腺体间质 2 个灶性淋巴细胞浸润，每灶 >50 个淋巴细胞，局灶腺泡萎缩。

病理诊断：免疫性小纤维神经病，唇腺慢性炎性病变。

临床病理诊断：免疫性自主神经节神经病，干燥综合征。

讨论

免疫性自主神经节神经病是由乙酰胆碱受体抗体介导的自身免疫性自主神经节神经疾病。主要发病机制是患者体内出现针对自主神经节内烟碱型乙酰胆碱受体 α_3 亚单位的抗体，引起自主神经节功能障碍，从而导致一系列交感肾上腺素能神经元和副交感胆碱能神经元功能障碍。患者以青年人居多，女性所占比例略高于男性，通常为亚急性起病，也可隐袭起病。发病前常有病毒感染、注射疫苗及外

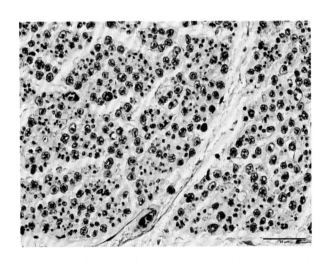

图 40-1　髓鞘碱性蛋白免疫组织化学染色显示神经束内大直径有髓神经纤维无明显减少（×200）

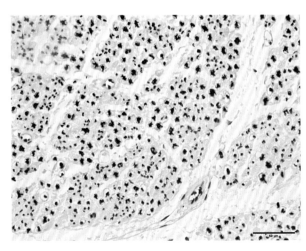

图 40-2　神经丝蛋白免疫组织化学染色显示无髓神经纤维密度显著下降（×200）

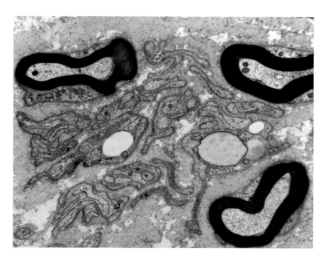

图 40-3 电镜检查显示无髓神经纤维丢失，残留少数空腔样结构（×20 000）

科操作等。大部分患者为单相病程，6 周左右症状到达峰值后日趋稳定，约 1/3 的患者可自愈。在临床上可以表现为直立性低血压、胃肠动力障碍及瞳孔扩大等自主神经症状[1]。交感神经受累的主要表现为直立性低血压及少汗。由于交感神经肾上腺能节后纤维的丢失，患者可出现严重的直立性低血压，其中立位血压水平通常与抗自主神经节烟碱型乙酰胆碱受体 α_3 亚单位的抗体滴度相关，患者经常伴有直立不耐受症状甚至出现晕厥发作。累及支配汗腺的交感胆碱能节后纤维的主要临床表现为少汗。患者常常会出现热不耐受现象，在室温升高后体温常因不能排汗而持续升高。副交感神经功能障碍在临床上可表现为瞳孔固定散大，对光反射消失，唾液腺及泪腺等腺体分泌减少而引起口干和眼干，心脏迷走神经功能低下导致静息性心动过速及固定心率，膀胱及肛门括约肌功能障碍可引起尿及大便潴留。肠自主神经功能衰竭可导致胃瘫，临床上表现为食欲不振、早饱、腹痛、便秘甚至假性肠梗阻。25% 的患者可在病程中出现一过性感觉症状，但感觉神经查体及电生理检查通常是正常的[2]。

干燥综合征是一种系统性血管炎，可累及全身腺体、皮肤、关节、肾及神经系统，累及神经系统以周围神经损害最为多见，其中最常见的是感觉性周围神经病。自主神经损害通常与感觉性周围神经病伴随出现，单独合并自主神经功能障碍也有报道[3-5]。

本例患者为青年女性，起病前有明确的前驱感染病史，随后急性发病。病情迅速进展，达峰后趋于平稳。主要的临床表现是严重的直立性低血压、胃瘫和排汗障碍。对于自主神经系统疾病，可以通过各种自主神经功能试验明确交感神经及副交感神经受累的程度和全身分布情况。该患者行 Valsalva 动作及深呼吸时心率变异消失，呈现固定心率的特点，提示支配心脏的迷走神经受累。平卧位基础儿茶酚胺水平降低和心脏 ^{131}I-MIBG 摄取试验延迟显像摄取率下降，均提示支配心脏的交感神经肾上腺素能神经元的节后纤维受损。通过上消化道相关影像学及动力学检查可发现贲门失弛缓，提示受迷走神经支配的食管下括约功能障碍同时伴有胃瘫。这些都与迷走神经功能衰竭导致的消化道平滑肌功能障碍有关。排汗障碍和全身发汗试验无汗，提示支配汗腺的交感神经胆碱能神经纤维广泛受累。发病时有一过性的排尿、排便障碍，提示支配膀胱和直肠相关括约肌的迷走神经受累。瞳孔对光反射的改变可能与眼交感神经损害有关，也可能与患者的干燥性角膜炎导致视力下降有关。上述特点均见于文献报道的急性免疫性自主神经节神经病。尽管病史中存在一过性躯干痛温觉消失以及亚临床的 F 波及 H 反射异常，但并非主要问题，属于伴随改变。

在分析该患者的定性诊断中，须要考虑免疫性自主神经节神经病与干燥综合征的关系。该患者平素有口干和眼干病史，SSA 抗体阳性及唇腺活检发现淋巴细胞灶性浸润，符合干燥综合征的诊断。腮腺炎也可能是干燥综合征多腺体损害的一部分。急性自主神经病以及干燥综合征均可以合并免疫性脑炎。该患者既往两次脑炎可能是该病累及中枢神经系统的表现 [6-7]。

干燥综合征也可以伴随 SSA 抗体阳性，引起以乙酰胆碱为神经递质的自主神经节的功能障碍。神经活检发现无髓纤维大量丢失的病理特点与临床表现相符合，严重丢失提示了疾病预后不良，也是造成临床上患者胃瘫症状持续不缓解的形态学佐证 [8-10]。

本例病例的临床特点以及给我们带来的启示为：

1. 干燥综合征不仅可以合并感觉性神经病，也可以单独合并自主神经病。在分析临床表现时须要把握各个症状在诊断中的权重。吉兰 - 巴雷综合征可以伴有自主神经病。但本患者既往有干燥综合征的表现，应当予以考虑。本例患者的感觉障碍很轻，在整个疾病发展中并不突出，电生理和病理检查都没有发现明显的感觉神经损害，故不支持感觉自主神经病的诊断。

2. 在周围神经病的诊断中我们进行的电生理检查主要是观察感觉神经和运动神经功能，而对于自主神经功能，仅仅依靠皮肤交感反应是远远不够的。在检查中对该患者采取了通过倾斜试验和心脏自主神经功能、血儿茶酚胺水平及核素显像等检查评价心血管自主神经从结构到功能的异常，通过发汗试验评价支配汗腺的胆碱能交感神经，通过食管动力学及胃肠动力学检查评价消化道平滑肌等手段，全面分析自主神经的功能。由于许多周围神经病伴随自主神经损害，因此应当重视对自主神经功能的评估。

3. 该患者应当进行烟碱型乙酰胆碱受体 α_3 亚单位抗体的检查，但国内还没有开展该检查，值得我们今后加以重视。

4. 周围神经活检在诊断急性自主神经病中具有重要意义。通过无髓纤维丢失与再生的情况可以帮助我们判别病变部位是位于自主神经节还是节后纤维，是否合并大纤维损害。这些不仅对于疾病定性诊断具有重要意义，还可以协助判断疾病的预后。

（北京大学第一医院李凡、孟令超、袁云整理）

参考文献

[1] Yoshifuku A, Yoneda K, Sakiyama Y, et al. Case of Autoimmune Autonomic Ganglionopathy Manifesting Anhidrosis. J Dermatol, 2017, 44(10): 1160-1163.

[2] Nakane S, Higuchi O, Koga M, et al. Clinical Features of Autoimmune Autonomic Ganglionopathy and the Detection of Subunit-Specific Autoantibodies to the Ganglionic Acetylcholine Receptor in Japanese Patients. PLoS One, 2015, 10(3): e0118312.

[3] Sivadasan A, Muthusamy K, Patel B, et al. Clinical Spectrum, Therapeutic Outcomes, and Prognostic Predictors in Sjogren's Syndrome-Associated Neuropathy. Ann Indian Acad Neurol, 2017, 20(3): 278-283.

[4] Kawagashira Y, Koike H, Fujioka Y, et al. Differential, Size-Dependent Sensory Neuron Involvement in the Painful and Ataxic Forms of Primary Sjögren's Syndrome-Associated Neuropathy. J Neurol Sci, 2012, 319: 139-146.

[5] Adamec I, Žarković K, Sentić M, et al. Autonomic Failure in Sjögren's Syndrome. Clin Auton Res, 2016, 26(2): 165-166.

[6] Nakane S, Higuchi O, Koga M, et al. Autoimmune Autonomic Ganglionopathy with Sjögren's Syndrome: Significance of Ganglionic Acetylcholine Receptor Antibody and Therapeutic Approach. Autonomic Neuroscience: Basic and Clinical, 2009, 146: 33-35.

[7] Kuki I, Kawawaki H, Okazaki S, et al. Autoimmune Autonomic Ganglionopathy in a Pediatric Patient Presenting

with Acute Encephalitis. Brain Dev, 2016, 38(6): 605-608.

[8] Morreale M, Marchione P, Giacomini P, et al. Neurological Involvement in Primary Sjögren's Syndrome: a Focus on Central Nervous System. PLoS ONE, 2014, 9: e84605.

[9] Kondo T, Inoue H, Usui T, et al. Autoimmune Autonomic Ganglionopathy with Sjögren's Syndrome: Significance of Ganglionic Acetylcholine Receptor Antibody and Therapeutic Approach. Auton Neurosci, 2009, 146(1-2): 33-35.

[10] Gupta A, Harris S, Vernino S, et al. Rituximab-Based Therapy and Long-term Control of Autoimmune Autonomic Ganglionopathy. Clin Auton Res, 2015, 25(4): 255-258.

病例 41

46 岁男性四肢麻木无力伴肌肉萎缩 12 年

临床资料

患者，男，46 岁，主因"四肢麻木无力伴肌肉萎缩 12 年"就诊于我院神经内科门诊。

现病史：患者于 12 年前无明显诱因出现双手麻木无力，以双上肢远端无力为主，手指并拢分开困难。此后症状逐渐进展，并出现双下肢远端麻木伴无力，行走有踩棉感，多次穿鞋上床，四肢远端逐渐变细萎缩、肢端无汗，对温度的感知能力差。电生理检查显示神经传导速度显著下降，腰椎穿刺检查示脑脊液蛋白质升高，腓肠神经活检病理检查提示周围神经脱髓鞘病，考虑可能为"慢性炎性脱髓鞘性神经根神经病"，予以人免疫球蛋白治疗（0.4 g/kg×5 d），症状改善不明显。发病以来上述症状无明显波动和进展，仍可独立行走及完成日常生活，无饮水呛咳及吞咽障碍，二便无异常，体重无明显下降。

既往史、个人史及家族史：诊断 2 型糖尿病 10 余年。有甲醛及苯类化学物质接触史，近 10 余年未接触。吸烟 30 余年，每日 1 包，偶尔饮酒。家族中无类似发病者。

入院查体：一般内科查体未见明显异常，卧立位血压试验无异常。皮肤未见异常，眼底检查未见黄斑变性。关节活动度正常，未见关节挛缩及高弓足。视力：左眼 0.8，Jr3；右眼 0.8，Jr2。其余脑神经检查未见明显异常。双上肢浅、深感觉无异常，双足踝部以下痛触觉减退，双侧踝音叉振动觉缩短。双上肢近端肌力 5 级，掌指关节屈伸肌力 4 级，骨间肌肌力 3 级。双下肢近端肌力 5 级，足背屈肌力 2 级，跖屈肌力 4 级。四肢肌张力正常。双侧大、小鱼际及骨间肌广泛萎缩，双小腿呈倒烧瓶样改变。双侧膝腱反射和跟腱反射未引出。行走时可见轻度跨阈步态，共济运动正常。四肢病理征阴性。患者的母亲及女儿均无症状，其母亲查体示四肢腱反射偏低，高足弓。

辅助检查：空腹血糖 8.25 mmol/L，糖化血红蛋白 9.10%。自身抗体阴性。血维生素 B_{12} 水平正常。感染筛查未见异常。腹部超声：肝多发血管瘤。腰椎穿刺示脑脊液常规正常，蛋白质 2.1 g/L，葡萄糖及氯化物正常。血及脑脊液寡克隆区带阳性，24 h IgG 鞘内合成率显著升高。电生理检查显示双侧正中神经和尺神经感觉神经电位未引出，正中神经运动神经 MCV 减慢，远端潜伏期延长，CMAP 轻度下降。腓总神经和胫神经无运动反应。F 波及 H 反射未引出。经签署知情同意，对患者行腓肠神经活检病理检查。

病理结果

镜下所见：腓肠神经病理检查显示神经外衣及束衣无水肿，神经束衣血管周围未见炎症细胞浸润，血管壁结构未见异常。神经束内有髓神经纤维密度显著度降低，在不同束间降低程度无明显差异。未见刚果红染色阳性物质沉积。髓鞘碱性蛋白（图 41-1）及神经丝蛋白（图 41-2）染色可见有髓神经纤维髓鞘及轴索显著丢失，未见炎症细胞浸润。半薄切片甲苯胺蓝染色可见神经束内有髓神经纤维重度丢失，伴大量洋葱球样结构形成，也可见少数薄髓鞘有髓神经纤维。未见轴索变性和再生。神经内衣无明显水肿，毛细血管基底膜显著增厚（图 41-3），可见洋葱球内无髓神经纤维（图 41-4），毛细血管基底膜显著增厚（图 41-5）。

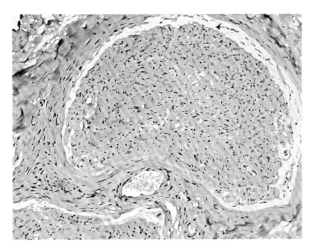

图 41-1　髓鞘碱性蛋白染色示有髓神经纤维髓鞘重度丢失（×200）

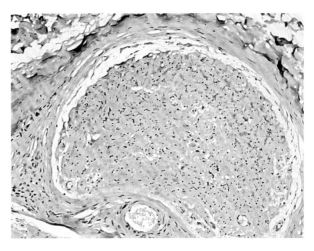

图 41-2　神经丝蛋白染色示有髓神经纤维轴索重度丢失（×200）

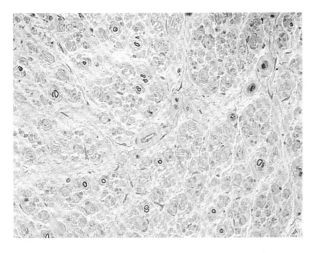

图 41-3　甲苯胺蓝染色显示有髓神经纤维重度丢失，伴大量洋葱球结构形成，毛细血管基底膜显著增厚（×400）

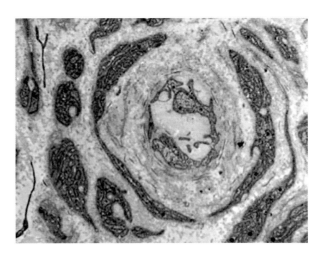

图 41-4　电镜检查示洋葱球内无髓神经纤维（×20 000）

　　病理诊断：慢性重度髓鞘性周围神经病。

　　靶向二代检查：患者 *FBLN5* 基因外显子 *c.* 1117C＞T 杂合突变，导致 *p.* R373C 改变，进一步经 Sanger 法测序证实上述突变。患者的母亲及女儿均带有该突变。

　　临床病理基因诊断：*FBLN5* 突变致显性遗传腓骨肌萎缩症 I 型。

讨论

　　FBLN5 基因表达 fibulin-5 蛋白。该蛋白质为细胞外基质钙离子结合糖蛋白，对弹性纤维的形成十分重要[1]。目前已报道 *FBLN5* 基因突变与三类不同的人类疾病相关，包括年龄相关黄斑变性、皮肤松弛症及腓骨肌萎缩症[2]。据报道 *FBLN5* 基因的 *c.*1117C＞T（*p.* R373C）突变已在奥地利与捷克的两个家系中可导致常染色体显性遗传 CMT1 型（AD CMT1）。该病通常成年起病，主要临床特点包括对称

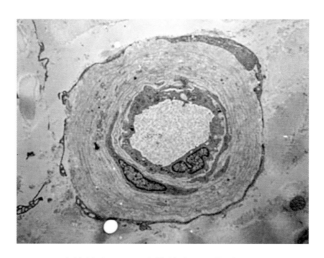

图 41-5　电镜检查示毛细血管基底膜层状增厚（×10 000）

性远端肌萎缩、肌无力及四肢麻木。部分家系可有年龄相关黄斑变性。神经传导速度下降在疾病早期即可出现，即使是无症状携带者，亦可出现电生理异常，提示脱髓鞘性周围神经病[3]。

本例报道为 FBLN5 基因突变所致显性遗传腓骨肌萎缩症。该病通常为成年期或老年期起病，而＜30 岁的患者常无症状。然而，在本家系中，先证者的女儿携带该基因缺陷，在 16 岁时查体即已发现存在周围神经病的异常体征，提示详细的神经系统查体常在症状出现之前即可发现异常。此病的核心临床表现为运动 - 感觉神经病。其中肌无力常自下肢远端逐渐发展，而感觉障碍常在年老患者中呈袜套样分布，腕管综合征样表现在这组患者中十分常见。

先证者腓肠神经活检出现重度脱髓鞘性周围神经病为 FBLN5 突变相关显性遗传腓骨肌萎缩症的特征性表现，表现为有髓纤维丢失以及大量洋葱球结构形成伴均一薄髓鞘。该患者光镜与电镜下轴索直径与轴索及髓鞘直径比值（G 比值）为 0.72 ～ 0.86（通常为 0.5 ～ 0.7）。该比值增高亦见于显性遗传腓骨肌萎缩症与 CMT1E 型中的低髓鞘化。

FBLN5 基因的 c. 1117C＞T（p. R373C）突变为目前唯一报道的与显性遗传腓骨肌萎缩症相关的突变位点，提示该位点可能为 FBLN5 突变相关显性遗传腓骨肌萎缩症的热点突变。细胞研究证明该位点突变可导致细胞外介质 fibulin-5 突变，从而可降低周围神经的髓鞘化水平[4]。

（北京大学第一医院俞萌、张巍、袁云整理）

参考文献

[1] Šafka Brozková D, Laššuthová P, Neupauerová J, et al. Czech Family Confirms the Link Between FBLN5 and Charcot-Marie-Tooth Type 1 Neuropathy. Brain, 2013, 136: e232.

[2] Schneider R, Jensen SA, Whiteman P, et al. Biophysical Characterization of Fibulin-5 Proteins Associated with Disease. J Mol Biol, 2010, 401: 605-617.

[3] Auer-Grumbach M, Weger M, Fink-Puches R, et al. Fibulin-5 Mutations Link Inherited Neuropathies, Age-Related Macular Degeneration and Hyperelastic Skin. Brain, 2011, 134: 1839-1852.

[4] McKee KK, Yang DH, Patel R, et al. Schwann Cell Myelination Requires Integration of Laminin Activities. J Cell Sci, 2012, 125: 4609-4619.

病例 42

50 岁男性四肢麻木、行走不稳 10 年，伴双眼睑下垂 5 年

临床资料

患者，男，50 岁，因"四肢麻木、行走不稳 10 年，伴双眼睑下垂 5 年"于 2012 年 4 月 20 日收入神经内科。

现病史：患者于 10 年前（40 岁）无明显诱因出现双足麻木和行走不稳，双足有踩棉感，不敢走夜路，有时穿鞋上床而不自知。自觉头昏头沉，于坐位和卧位时减轻，站立和行走时明显。曾于当地医院按"良性位置性眩晕"治疗后头晕症状缓解，但其余症状无明显改善。6 年前（44 岁）出现双下肢发僵，在站立和长时间行走时明显，平卧时消失。5 年前（45 岁）双眼睑下垂，在晨起或休息后略减轻，同时视物模糊。曾经诊断为"左眼青光眼、白内障"。3 年前（47 岁）对左眼行手术治疗，术后视物模糊改善，但双眼睑下垂如故，双下肢踩棉感、下肢发僵和头晕头沉仍缓慢加重。曾经行神经电生理检查，示"多发周围神经损害，感觉神经尤重；双侧 VEP P100 潜伏期延长，BAEP 示中枢段传导减慢"。按"亚急性联合变性"进行相关治疗，症状改善不明显。半年来（50 岁）双下肢麻木发展到大腿中部，同时出现双手麻木，精细活动不灵活。行走不稳症状更为明显，但尚能独立行走、上楼及蹲起。自发病以来，精神、食欲及睡眠可，二便正常。20 年前行"阑尾炎切除术"。否认糖尿病及胃肠道疾病。吸烟 20 余年，30 支 / 日，不饮酒，左利手，无长期用药史及毒物放射性物质接触史。25 岁结婚，配偶及子女体健。否认家族中类似疾病史。父母非近亲结婚，父亲于 60 余岁时患脑梗死。有一弟，体健。

入院查体：T 36.2 ℃，BP 130/70 mmHg，身高 172 cm，体重 62 kg，一般内科查体未见明显异常。神清语利，双上睑下垂，上睑遮盖瞳孔上部的 1/3，双眼球各方向活动均受限，仅可活动约 3 mm，无复视。双手掌指关节远端痛觉及触觉减退，双大腿中部以下痛觉及触觉减退。双上肢音叉振动觉正常，双髂前上棘音叉振动觉减退，双膝关节以下音叉振动觉消失，双足趾关节运动觉消失。颈屈肌力 4 级，屈髋肌力 5 —级，其余肌力 5 级。双上肢共济运动正常，双跟膝胫试验欠稳准。行走时步基略宽，龙贝格征阳性。四肢腱反射消失，双下肢病理征阴性。脑膜刺激征（—）。下肢皮肤干燥。

辅助检查：血乳酸 2.8 mmol/L（正常 0.5 ~ 2.0 mmol/L），血氨 73.9 μmol/L（正常 18 ~ 72 μmol/L），肌酸激酶 332 IU/L（正常 38 ~ 174 IU/L），CK-MB 8.7 ng/ml（正常 ＜5 ng/ml）。叶酸 4.4 nmol/L（正常 ＞6.8 nmol/L），维生素 B_{12} 1116 pmol/L（正常 133 ~ 675 pmol/L），同型半胱氨酸 15.57 μmol/L（正常 5 ~ 15 μmol/L）。血常规、红细胞沉降率、甲状腺功能、肿瘤标志物、自身抗体、凝血、免疫球蛋白及感染筛查无异常。心电图：Wolf-Parkinson-White 综合征 A 型。针极肌电图示右胫前肌、右侧拇短展肌及右侧肱二头肌均呈神经源性损害。感觉神经传导速度检测：双侧正中神经、双侧尺神经、双侧腓浅神经及双侧腓肠神经感觉神经动作电位（SNAP）均未引出。运动神经传导速度示双侧正中神经及左侧腓总神经正常，右侧腓总神经运动传导速度（MNCV）减慢（37 m/s），远端潜伏期（DML）延长（7.4 ms），复合肌肉动作电位 CMAP 降低（1.0 mV）。中央记录 Erb's 点，颈 7，左、右。躯干感觉诱发电位：N9、P9、N11 均未引出，P14、N20 潜伏期均延长，余各波潜伏期及波幅均正常。双胫后神经刺激分别于腘窝，左、右和中央记录，躯干感觉诱发电位各波均未引出。头颅 MRI 示双侧侧脑室后角旁白质散在小片长 T1、长 T2 信号（图 42-1）。入院后行左侧肱二头肌肌肉活检病理检查。

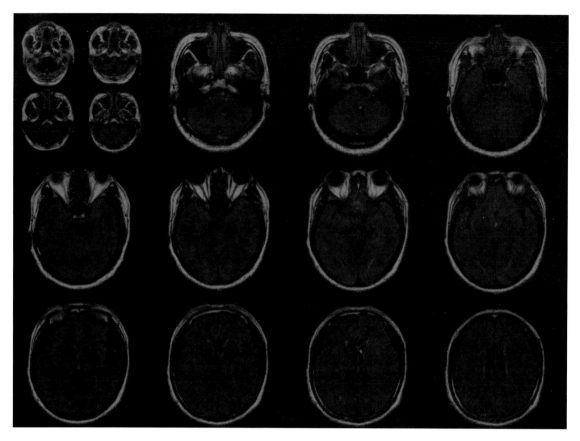

图 42-1　头颅 MRI（2011 年 10 月 29 日）示双侧侧脑室后角旁白质散在小片长 T1、长 T2 信号

病理结果

镜下所见：①组织学染色：HE 染色示肌纤维排列紧密，直径中度增大，可见少数小角状、小圆状萎缩肌纤维以及少数轻度肥大、变圆的肌纤维。部分肌纤维膜下呈嗜碱性改变，个别肌纤维内可见嗜酸性胞质体。可见个别散在分布的坏死和再生肌纤维（图 42-2）。MGT 染色可见典型及不典型的破碎红染肌纤维（图 42-2）。②酶组织化学染色：SDH 染色可见破碎蓝染肌纤维，SDH 及 COX 染色可见较多的 COX 阴性肌纤维（图 42-3）。ATP 酶染色显示 Ⅰ 型和 Ⅱ 型肌纤维呈小片状分布，有肌纤维群组化倾向，因此倾向可萎缩肌纤维累及两型（图 42-4）。

电镜所见：肌纤维线粒体增多，线粒体的体积和形态变异明显加大，其内线粒体嵴结构不清，可见类结晶样包涵体（42-5）。

病理诊断：线粒体病肌病样病理改变伴轻度神经源性骨骼肌损害。

基因检测采取：靶向二代测序检测线粒体核基因，发现 *POLG* 两个复合杂合性突变，*c.*1790 G＞A 杂合突变，导致 *p.*R597Q 改变，*c.*2591 A＞G 杂合突变，导致 *p.*N864S 改变（已知突变），进一步经 Sanger 法测序证实上述突变。

临床病理及基因诊断：*POLG* 基因突变相关的感觉共济失调神经病、构音障碍和眼外肌瘫痪，（sensory ataxic neuropathy, dysarthria and ophthalmoparesis，SANDO）。

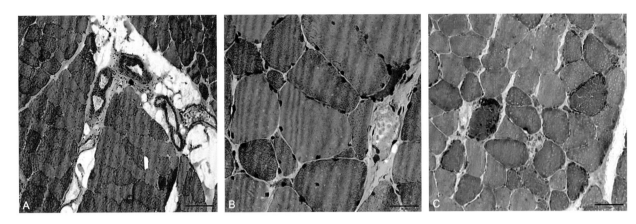

图 42-2 A. 肌束内肌纤维排列紧密，直径呈中度增大，可见部分嗜碱性改变肌纤维（HE 染色，×200）。B. 散在、成小组分布的小圆状、小角状肌萎缩纤维及个别肥大肌纤维（HE 染色，×200）。C. 可见典型及不典型的破碎红染肌纤维（MGT 染色，×400）

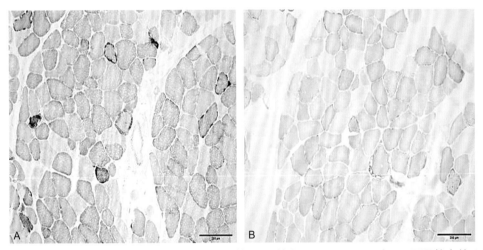

图 42-3 酶组织化学染色。A. 可见破碎蓝染肌纤维（RBF）（SDH 染色，bar=100 μm）。B. 可见较多的 COX 阴性肌纤维（SDH/COX 复染，×200）

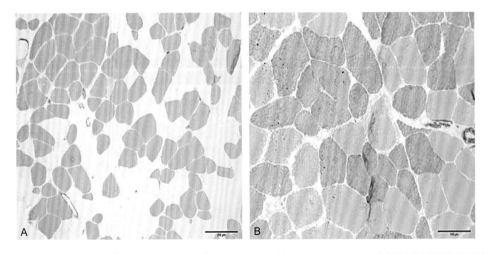

图 42-4 ATP 酶染色。A.（ATP 的 pH 4.4，×200）及 B.（ATP 的 pH 10.5，×200）显示 I 型及 II 型肌纤维呈小片状分布，有肌纤维群组化倾向

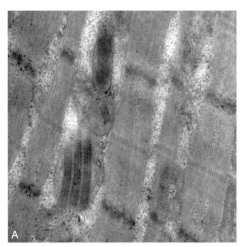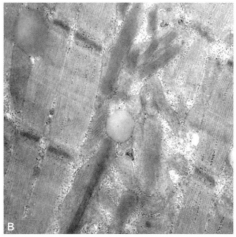

图 42-5　电镜下表现。A. 电镜下肌纤维线粒体的体积和形态变异明显加大。B. 肌纤维内线粒体嵴结构不清，可见类结晶样包涵体（×40 000）

讨论

本例患者主要表现为中年隐袭起病、慢性进行性加重的感觉性共济失调伴眼外肌麻痹，缺乏构音障碍，符合不完全型 SANDO 的临床表现。SANDO 这组临床三联征最早在 1997 年由 Fadic 等首次报道 [1]，可表现为完全型、不完全型或叠加综合征。完全型 SANDO 具有典型三联征，诊断容易，但不完全型及叠加型因症状可能表现尚不充分、单一症状持续时间长以及可能伴有多种复杂表现，从而加大了诊断难度。

SANDO 的起病年龄通常在 16～53 岁，大部分患者为逐渐缓慢进展，遗传方式包括散发、常染色体隐性和常染色体显性遗传。首发症状以感觉性共济失调及步态不稳最为常见。随着疾病发展，可出现睑下垂、眼外肌麻痹、运动不耐受、构音及吞咽障碍、癫痫发作、认知功能下降以及其他多系统如内分泌、心脏、消化道和自主神经受累等多种临床表现 [2-5]。文献报道心脏受累可表现为舒张性心脏病和二尖瓣脱垂等 [6]。本例患者的心电图检查示预激综合征，提示心脏传导系统亦可受累。SANDO 的核心症状为感觉性共济失调和眼外肌麻痹。完全型 SANDO 的体格检查包括眼睑下垂和眼球活动障碍；构音障碍，吞咽困难；振动觉及关节位置觉等深感觉障碍，伴或不伴有浅感觉障碍；出现步态不稳，感觉性共济失调；腱反射减退或消失；肌力可正常，也可表现为远端或全身肌无力。

骨骼肌活检出现的典型线粒体病改变（如破碎红染纤维、破碎蓝染纤维及 COX 阳性肌纤维等）为诊断提供了重要线索。周围神经病理检查也常提示轴索性神经病或神经元病，可表现为有髓和无髓神经纤维的丢失、再生簇的形成及后根神经节病变等。除此之外，SANDO 患者的电生理神经传导检查往往提示感觉神经受累为主的轴索性周围神经病。本例患者的周围神经传导显示感觉神经动作电位（SNAP）均未引出，而运动神经受累相对轻，提示该患者为感觉性周围神经病，与文献报道相符 [7]。

A. Horga 提出，在线粒体病眼外肌瘫痪的患者中，如果出现周围神经受累，常提示存在核基因缺陷的可能。通过基因检测可以进一步帮助明确诊断。2003 年 G. Van Goethem 等发现 SANDO 的致病基因为 POLG 基因。此外，也有 C10orf2 及 ANT1 等基因所致 SANDO 的报道。如我们检测到本例患者存在 POLG c.2591 A＞G（p.N864S）和 c.1790 G＞A（p.R597Q）复合杂合突变。既往已有报道 c.2591 A＞G（p.N864S）突变导致 SANDO，c.1790 G＞A（p.R597Q）为新发现的突变。该新发突变为错义突变，ExAc 数据库显示人群携带率极低，在种系发生中具有高度保守性，生物软件预测具有致病性。故该病的临床病理及基因诊断为 POLG 基因突变相关的 SANDO。

线粒体 DNA（mitohondrial DNA, mtDNA）的复制、转录和翻译接受多种核 DNA 编码蛋白的调控，其中由核 DNA 编码的 DNA 多聚酶 γ（polymerase gamma, POLG）是线粒体内唯一的 DNA 聚合酶，对 mtDNA 的复制和修复发挥重要作用。在人类细胞的线粒体中，POLG 是一个异源三聚体，由 *POLG*（*POLG1*）基因编码的一个催化亚基（p140）和由 *POLG* 2 基因编码的两个辅亚基（p50）组成。*POLG* 基因突变将导致 DNA 多聚酶 γ 的催化活性、持续合成能力以及与 DNA 结合能力严重下降，影响了 mtDNA 的保真性复制以及 mtDNA 结构完整性的维护，导致 mtDNA 的多发性片段缺失、多发点突变或拷贝数量减少，线粒体功能异常，从而引发线粒体疾病。自 2001 年 Van Goethem G 等首次发现 *POLG* 突变造成的进行性眼外肌麻痹（progressive external ophthalmoplegia, PEO）之后，相继有文献报道 *POLG* 突变可导致常染色体隐性和显性 PEO、感觉性共济失调神经病伴构音障碍和眼外肌瘫痪、常染色体隐性遗传性共济失调、脊髓小脑性共济失调伴癫痫等多种表型。

该病须与其他神经遗传性疾病进行鉴别，如神经病、共济失调、视网膜变性、慢性共济失调周围神经病、眼外肌瘫痪、IgM 副蛋白血症、冷凝集素和抗 disialosyl 抗体（CANOMAD）等。NARP 综合征（neuropathy, ataxia, and retinitis pigmentosa syndrome）主要以儿童发病，表现为发育迟缓、色素性视网膜炎、痴呆、癫痫、共济失调、周围神经病和耳聋等。查体常出现肌无力、腱反射及振动觉消失。电生理检查示轴索性感觉运动多发性周围神经病。本病为母系遗传，常出现 mtDNA 8993T＞G 突变。肌肉活检并无线粒体病特征性改变。CANOMAD 属于副蛋白血症周围神经病，以男性患者多见，临床具有缓解－复发的特点。腱反射及振动觉消失，可出现假性手足徐动。电生理检查可出现感觉为主的多发性周围神经病，血清学抗神经节苷脂抗体阳性，尤其是 disialosy 基团，如 GD3、GT1b、GD1b 和 GQ1b。

POLG 基因还报道与多种其他神经系统疾病相关，包括早发婴幼儿起病的致死性 Alper 综合征，以及青少年起病的肌阵挛性癫痫、肌病、感觉性共济失调（myoclonus epilepsy, myopathy, sensory ataxia，MEMSA），成年发病的 MELAS 综合征，以及早发帕金森综合征等。由于 *POLG* 基因突变引起的线粒体疾病表型广泛，各种临床表型可以互相重叠，临床表现可以随着时间的推移而发生改变，同时可以累及任何器官，而不同器官的受累程度不一，临床表现相差很大，因此，详尽的临床资料的收集、神经肌肉病理检查及基因检测等往往可以为诊断提供重要的线索。

（北京大学第一医院赵旭彤、王朝霞、袁云整理）

参考文献

[1] Fadic R, Russell JA, Vedanarayanan VV, et al. Sensory Ataxic Neuropathy as the Presenting Feature of a Novel Mitochondrial Disease. Neurology, 1997, 49(1): 239-245.

[2] Gago MF, Rosas MJ, Guimara J, et al. SANDO: Two Novel Mutations in POLG1 Gene. Neuromuscul Disord, 2006, 16(8): 507-509.

[3] Milone M, Nicola BP, Lin YT, et al. Sensory Ataxic Neuropathy with Ophthalmoparesis Caused by POLG Mutations. Neuromuscul Disord, 2008, 18: 626-632.

[4] Van Goethem G, Luoma P, Rantamki M, et al. POLG Mutations in Neurodegenerative Disorders with Ataxia but no Muscle Involvement. Neurology, 2004, 63(7): 1251-1257.

[5] Winterthum S, Ferrari G, He L, et al. Autosomal Recessive Mitochondrial Ataxic Syndrome Due to Mitochondrial Polymerase Gamma Mutations. Neurology, 2005, 64(7): 1204-1208.

[6] Van Goethem G, Martin JJ, Dermaut B, et al. Recessive POLG Mutations Presenting with Sensory and Ataxic Neuropathy in Compound Heterozygote Patients with Progressive External Ophthalmoplegia. Neuromuscul Disord, 2003, 13(2): 133-142.

[7] Lax NZ, Whittaker RG, Hepplewhite PD, et al. Sensory Neuronopathy in Patients Harbouring Recessive Polymerase Mutations. Brain, 2012, 135(Pt1): 62-71.

病例 43
39 岁男性四肢无力、萎缩 30 余年

病例摘要

患者，男，39 岁，主因"四肢无力、萎缩 30 余年"来诊。

现病史：患者出生时哭声低，身体较软，生长发育较同龄儿无明显滞后，但行走易跌倒。12 岁时跑步耐力差，跳远及引体向上均差，且活动后自觉四肢酸痛，约 10 min 可缓解，较同龄人消瘦。20 岁开始出现蹲起困难，尚能行走，面部表情少，四肢肌肉有明显萎缩。无视力及听力下降、复视、饮水呛咳、肌肉僵硬、肢体麻木、腹泻或憋气等症状。

既往史、个人史及家族史：出生时左眼位于外展位。8 岁跌倒后患左股骨骨折，采取保守治疗，20 岁时跌倒后发生右锁骨骨折，给予手术治疗。无家族史，父母非近亲结婚，2 个姐姐均健康。

入院查体：神志清楚，言语流畅，消瘦，漏斗胸，脊柱侧凸畸形。左眼外展位，左眼球内收差，无复视，肌病面容，闭目、鼓腮力弱。高腭弓，咽反射正常，颈屈肌力 5– 级，舌肌无萎缩。四肢远近端肌肉萎缩，右侧翼状肩胛，双侧冈上肌及冈下肌 4 级，双侧肱二头肌及肱三头肌 4 级，远端肌力 5–级，双侧髂腰肌肌力 3 级，股四头肌肌力 4 级，足背屈肌肌力 0 级。肌张力减低，共济正常。四肢浅、深感觉正常对称，四肢腱反射未引出，病理征阴性。

辅助检查：CK 223U/L，LDH 及 CK-MB 正常。ECG 检查正常。肌电图检查示周围神经感觉运动传导速度及波幅大致正常。EMG 检查示三角肌、第一骨间肌、胫前肌及股四头肌广泛自发电位，伴强直放电，平均 MUAP 窄小，大力收缩单纯混合相。行右侧股四头肌活检。

病理结果

HE 染色：多数肌纤维呈圆形，Ⅰ型肌纤维占优势，直径大小不等，为Ⅰ型肌纤维发育不良为主的肌型比例失调（Ⅰ型肌纤维直径显著小于Ⅱ型肌纤维）。大部分肌纤维（90%）可见单个中央核，少数可见多核或核增大现象。未见肌纤维肥大。**NADH-DR 染色**：Ⅰ型肌纤维以小圆形萎缩为主，核周深染，可见轮辐状肌质束。GMT、PAS 及油红 O 染色未见异常物质贮积。免疫组化 Desmin 染色示中央核周围可见轮辐状纤维。间质轻度增生，未见明显的炎症细胞浸润，血管未见显著变化（图 43-1）。

病理诊断：中央核肌病（centronuclear myopathy，CNM）。

基因检测结果

动力蛋白 2（Dynamin 2，*DNM2*）基因外显子 15 的 1565 位点 G — A 杂合突变（图 43-2）。此突变导致 Dynamin 2 蛋白 522 位精氨酸突变为组氨酸。对患者的父母进行 *DNM2* 基因筛查，未发现异常突变，提示本患者为新发突变或患者父母存在生殖嵌合的可能。

讨论

中央核肌病是一类少见的先天性肌病，因肌肉病理检查可见多量具有中央核的肌纤维而得名。本病具有高度的临床和基因异质性。根据遗传方式，中央核肌病可分为 X 连锁隐性遗传型、常染色体显

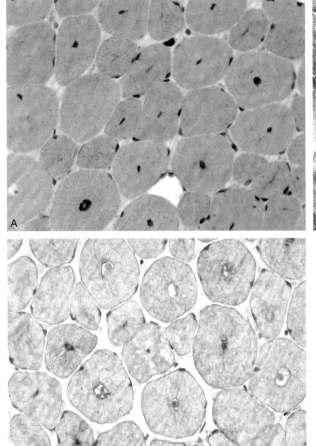

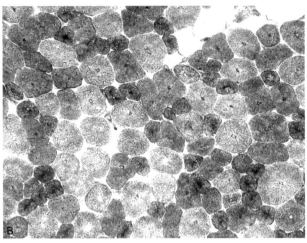

图 43-1　镜下表现。A. 多数肌纤维呈圆形，Ⅰ型肌纤维直径显著小于Ⅱ型肌纤维，大部分肌纤维可见单个的中央核（HE 染色，×40）。B. Ⅰ型肌纤维以小圆形萎缩为主，核周深染，可见轮辐状肌质束（NADH-DR 染色，×20）。C. 中央核周围可见轮辐状纤维（Desmin 染色，×40）

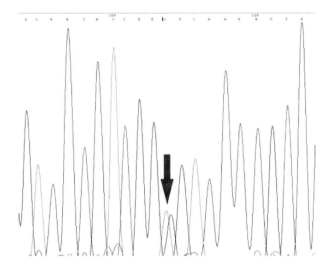

图 43-2　患者 *DNM2* 基因外显子 15 的 1565 位点 G-A 杂合突变

性遗传型、常染色体隐性遗传型及散发型。其中 *DNM2* 基因突变是导致常染色体显性遗传型中央核肌病的最常见原因，约占全部中央核肌病的 50%[1]。自 2005 年 M. Bitoun 等[2] 报道首例 *DNM2* 基因突变所致 *CNM* 病例以来，国外已有数百例病例报道。我国亦有 4 篇文献发表，共报道 11 例患者。

本病的典型病例常于青春期或成年早期起病，病程缓慢进展，主要为四肢近端肌肉无力，但也常伴有下肢远端肌肉受累，并且有肌肉受累远端重于近端的报道[3]。患者常在肌无力症状发生前出现运动后肌痛，为本病区别于其他类型中央核肌病的重要特征。此外，本病患者可有腓肠肌肥大、上睑下垂、眼外肌麻痹、周围神经病变、中性粒细胞减少及白内障等多系统受累表现[4]。肌肉病理检查除了可见多量中央核肌纤维及 I 型纤维优势外，NADH 染色中央核周围常存在轮辐状肌质束（radial sarcoplasmic strands, RSS），核周可有线粒体与糖原聚集的肌丝缺失区[5]。

DNM2 基因是肌动蛋白家族中的成员之一，位于 19p13.2，广泛表达于身体各个组织。其编码的一个较大的 GTP 酶蛋白含有 5 个结构域：N- 末端 GTP 酶域、中间域（middle domain, MD）、普列克底物同源（Pleckstrin homology, PH）结构域、GTP 酶效应器结构域和 C 末端富脯氨酸结构域（proline rich domain, PRD）[6]。*DNM2* 参与膜分裂过程，在胞吞作用、囊泡形成和加工中起重要作用。此外，*DNM2* 被推测也参与了微管网络形成、细胞骨架组装和中心体黏附等重要过程[7]。MD 的显性突变与典型的轻症中央核肌病相关，而临床表现更为严重的新生儿起病的中央核肌病则与 PH 结构域的杂合新发突变相关[8]。本患者所携带的 R522H 突变位于 MD，在国内外均有数例报道，但均无肌强直放电表现。

中央核肌病合并肌强直放电者较为罕见。1978 年，A. Gil-Peralta 等[9] 报道过一例合并临床肌强直和电生理肌强直放电的中央核肌病家系，但因时代所限，未能完善相关的基因筛查。2014 年，Dabby R 等[2] 报道了一例合并肌强直放电的 *DNM2* 突变中央核肌病患者，其 *DNM2* 369 位点的精氨酸突变为谷氨酰胺，而 *CLCN1*、*SCN4A*、*DMPK* 及 *ZNF9* 等与强直性肌营养不良、先天性肌强直及先天性副肌强直疾病相关的基因未见异常。本例患者在病理及基因均确诊为中央核肌病的情况下，肌电图表现为肌源性损害合并肌强直放电，与既往报道 R522H 突变所致的中央核肌病患者均不同。这提示我们，少数中央核肌病患者可有临床或临床下的肌强直放电现象，对于此类患者，应积极进行基因检测以明确诊断。

（北京大学第三医院黄骁、张英爽、孙阿萍、郑丹枫整理）

参考文献

[1] Bitoun M, Maugenre S, Jeannet P Y, et al. Mutations in Dynamin 2 Cause Dominant Centronuclear Myopathy. Nat Genet, 2005, 37(11): 1207-1209.

[2] Dabby R, Sadeh M, Gilad R, et al. Myotonia in DNM2-Related Centronuclear Myopathy. J Neural Transm (Vienna), 2014, 121(5): 549-553.

[3] Jungbluth H, Gautel M. Pathogenic Mechanisms in Centronuclear Myopathies. Front Aging Neurosci, 2014, 6: 339.

[4] Liewluck T, Lovell TL, Bite AV, et al. Sporadic Centronuclear Myopathy with Muscle Pseudohypertrophy, Neutropenia, and Necklace Fibers due to a DNM2 Mutation. Neuromuscul Disord, 2010, 20(12): 801-804.

[5] Jungbluth H, Cullup T, Lillis S, et al. Centronuclear Myopathy with Cataracts Due to a Novel Dynamin 2 (DNM2) Mutation. Neuromuscul Disord, 2010, 20(1): 49-52.

[6] Mcniven MA. Dynamin in Disease. Nat Genet, 2005, 37(3): 215-216.

[7] Durieux A C, Prudhon B, Guicheney P, et al. Dynamin 2 and Human Diseases. J Mol Med (Berl), 2010, 88(4): 339-350.

[8] Bitoun M, Bevilacqua JA, Prudhon B, et al. Dynamin 2 Mutations Cause Sporadic Centronuclear Myopathy with Neonatal Onset. Ann Neurol, 2007, 62(6): 666-670.

[9] Gil-Peralta A, Rafel E, Bautista J, et al. Myotonia in Centronuclear Myopathy. J Neurol Neurosurg Psychiatry, 1978, 41(12): 1102-1108.

病例 44

59 岁女性全身疲乏、反复短暂意识丧失 3 年，言语不清 1 年

临床资料

患者，女，59 岁，主因"全身疲乏、反复短暂意识丧失 3 年，言语不清 1 年"于 2017 年 3 月 9 日收入神经内科。

现病史：患者于 3 年前无明显诱因出现全身疲乏，难以完成日常家务。食欲减退，进食时间延长，进食减少。偶有饮水呛咳，无吞咽困难。症状无晨轻暮重现象。体重逐渐下降。3 年前骑自行车时突然意识丧失摔倒，自述倒地瞬间意识恢复。否认头晕、黑蒙、心慌及胸闷等前驱不适，否认肢体抽搐和小便失禁。后来患者站在台阶上时又意识丧失，跌倒一次，形式同前。在外院曾行心电图和冠脉 CT 检查未见异常（患者及家属口述）。1 年前出现讲话含糊，声音嘶哑，无吞咽困难。以上症状逐渐加重。1 年来体重较前下降约 10 kg。入院前 1 个月患者于站位时又突发意识丧失和跌倒，醒来后双侧肋部疼痛，皮肤瘀斑，否认黑蒙、肢体抽搐和小便失禁。2017 年 3 月 6 日患者先后就诊于我院耳鼻喉科和神经内科。喉镜检查发现咽部慢性充血，会厌光滑，抬举可，双侧声带光滑，活动良好，闭合可。诊断为"慢性咽炎"。脑 MRI 检查报告示右侧半卵圆中心区腔隙性梗死灶，脑白质少许脱髓鞘改变。门诊以"晕厥？言语不清查因"收入神经内科病房。既往史：1995 年患者的 12 岁女儿因"癫痫，脑白质脱髓鞘病变"去世。患者自此精神差，倦怠寡言，睡眠差。数次卧床不语，拒绝进食，曾被诊断为癔症。6 年前患者出现幻听及幻视，在北京大学第六医院院诊断为"精神分裂症"。口服利培酮 1 mg qd，奥氮平 5 mg qn，舒乐安定 1 mg qn，佐匹克隆 7.5 mg qn。服药后患者的精神症状消失。否认原发性高血压、糖尿病及脑血管病病史。患者有一兄一妹，皆身体健康。其父亲去年因急性心肌梗死去世，80 岁母亲患有心脏病。

入院查体：T 36.8 ℃，P 92 次 / 分，R 18 次 / 分，BP 137/70 mmHg，发育正常，消瘦（BMI 17.6），表情淡漠，自发言语少，构音欠清，声音嘶哑。心、肺、腹未见异常。时间、地点和人物定向力正常。近记忆力减退。双侧瞳孔直径 3 mm，对光反射灵敏，眼球各向活动不受限。双侧额纹对称，双侧鼻唇沟对称，伸舌居中。舌肌无明显萎缩，可见纤颤。双侧软腭动度可，悬雍垂居中，双侧咽反射迟钝。颈肌和四肢肌力 5 级。双侧颞肌和咬肌萎缩，四肢肌容积可。四肢肌张力正常。右上肢腱反射（＋）低于左侧（＋＋），双下肢腱反射对称减低（＋）。叩诊伸指总肌及大鱼际肌未见肌球形成。痛觉未见明显异常，双侧关节位置运动觉及音叉震动觉正常。双手指鼻准，双侧跟膝胫试验准，龙贝格征（－）。颈软，双侧凯尔尼格征（－）。双侧病理征（－）。双侧掌颌反射（－），下颌反射（－）。血压：卧位 130/80 mmHg →立位即刻 115/75 mmHg →立位 3 min 120/80 mmHg。

辅助检查：血常规 RBC 3.49×10^12/L，Hb 109 g/L，HCT 32.1%，MCV 92fl，WBC 和血小板正常。大、小便常规正常。血生化：CK 1795 U/L（正常 26～140 U/L），LDH 237 U/L（正常 109～245 U/L），HBDH 190 U/L（正常 72～182 U/L），乳酸 2.5 mmol/L（正常 0.6～2.2 mmol/L），血糖、肾功能、肝功能、血脂和电解质正常。cTNI 0.02 ng/ml（正常 0～0.014 ng/ml），MYO 299.9 ng/ml（正常 0～70 ng/ml），CK-MB 108.4 ng/ml（正常 0.1～4.94 ng/ml），BNP 正常。凝血和 D-Dimer 正常。感染三项均为阴性。血 C3 71 mg/dl（正常 79～152 mg/dl）。C4、RF、ESR、ASO、CRP、IgA、IgG、IgM 及 IgE 正常。血自身

抗体（ANA、ds-DNA、RNP/Sm、Sm、SSA、Ro-52、SSB、Scl-70、Jo-1 及 MAM-M2 等均为阴性。血肿瘤标志物（CEA、AFP、CA125、CA153、CA199、SCC、Cyfra21-1 及 NSE）均在正常范围。甲功能全套：TPOAb 116.40 IU/ml（正常 0～70 IU/ml），其余系正常。腰椎穿刺：压力 135 mmH$_2$O。脑脊液常规：RBC 0/mm^3，WBC 0/mm^3。生化：蛋白质 232.7 mg/L（正常 150～450 mg/L），葡萄糖 2.8 mmol/L（正常 2.5～4.5 mmol/L），氯 117.9 mmol/L（正常 120～132 mmol/L）。同时血糖 5.7 mmol/L（正常 3.9～6.1 mmol/L）。血 IgG 寡克隆区带阴性，脑脊液寡克隆区带阳性。未见肿瘤细胞。血和脑脊液副肿瘤抗体：CV2/CRMP5、PNMA2、Ri、Yo、Hu 及 Amphiphysin 均为阴性。心电图检查未见异常。Holter 检查示窦性心律，心率 50～137 次/分，平均心率 80 次/分；房性期前收缩（占 0.34%）；未见明显 ST-T 动态变化。24 h 动态血压（114～155）/（54～97）mmHg，平均 131/83 mmHg。超声心动图示主动脉瓣钙化伴关闭不全（轻度）。肌电图检查示符合肌源性病变。右伸指总肌可见肌强直电位，右胫前肌可见少量肌强直电位；右侧腓神经、胫神经、正中神经和尺神经运动神经传导速度正常；双侧腓浅神经、腓肠神经及尺神经感觉神经传导速度正常，双侧轻度腕管综合征的可能性大；RNS 右腋神经低频波幅衰减 18%～20%；单纤维肌电图正常。MMSE 22 分，MoCA 11 分（记忆力及注意力明显减退，视空间与执行功能部分受损，定向力保留）。HAMD 7 分，HAMA 9 分。脑电图检查示前部导联散在少量低波幅 4～7 Hz θ 波，有时有阵发趋势。印象：轻度异常脑电图。颈动脉和椎动脉超声检查示双侧颈总动脉硬化伴硬化斑块形成，颈内动脉和椎动脉未见异常。脑 MRI 检查示右侧半卵圆中心区腔隙性脑梗死，双侧额叶皮质下和侧脑室旁脑白质轻密度脱髓鞘改变（图 44-1）。脑 MRA 检查示双侧大脑中动脉 M1 段走行略僵硬，管壁欠光滑，未见明显管腔狭窄。双侧颈内动脉颅内段、大脑前动脉、大脑后动脉及椎-基底动脉未见异常。为明确诊断，行右侧肱二头肌活检。

病理诊断

肌肉病理（右肱二头肌）：HE 染色示肌纤维排列紧密，可见个别散在分布的小圆状和小角状萎缩肌纤维，可见部分肌纤维膜下或细胞质呈嗜碱性颗粒样改变。少数肌纤维出现核内移（图 44-2）。肌束衣内结缔组织无明显增生，小血管壁结构正常，血管周围未见炎症细胞浸润或异常物质沉积。改良 Gomori 染色可见少数典型式不典型的破碎红染纤维。ATP 酶的酸性反应系列显示在部分区域两型肌纤维呈小片状分布，萎缩肌纤维累及两型。部分区域肌纤维呈群组化倾向。SDH 染色可见部分典型和不典型的破碎蓝染纤维，未见深染小血管。SDH 及 COX 染色可见较多的 COX 阴性肌纤维。

肌肉病理诊断：骨骼肌呈肌病样病理改变，伴随轻度神经源性病理改变。出现许多 COX 阴性肌纤维，提示线粒体病。

外周血线粒体病基因学检查：线粒体 chrm-8344 8344A＞G，突变比例为 72%。

最终诊断：线粒体脑肌病，肌阵挛性癫痫伴肌肉破碎红染纤维综合征（myoclonic epilepsy with ragged red fibers，MERRF）。

给予辅酶 Q10 100mg tid，左卡尼汀 500 mg bid，以及多种维生素（维生素 C、维生素 E 和维生素 B$_2$）联合治疗。

讨论

线粒体病是一组与位于线粒体内膜上的呼吸链（mitochondria respiratory chain，MRC）异常相关的遗传性疾病[1-2]。MRC 主要由 5 个酶复合物组成。核 DNA（nuclear DNA，nDNA）遵循孟德尔遗传规律。线粒体 DNA（mitochondria DNA，mtDNA）遵循母系遗传规律。mtDNA 为闭合环状、双链 DNA，编码 37 个基因，包括 MRC 复合物 I、Ⅲ、Ⅳ 和 V 所需要的 13 个多肽、2 个核糖体 RNA（ribosome RNA，rRNAs）及 22 个转录 RNA（transfer RNA，tRNA）。mtDNA 相关线粒体病的基因和

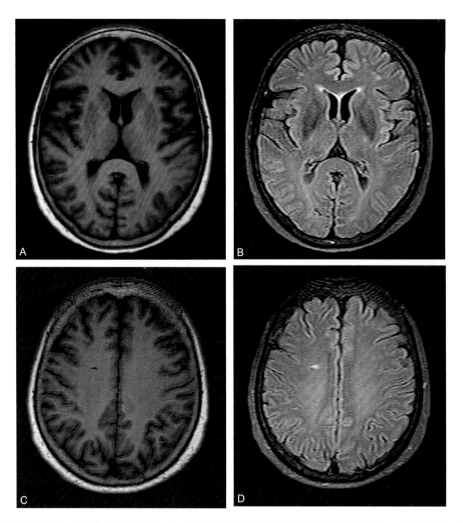

图 44-1　头颅 MRI T1（A、B）和 FLAIR（C、D）显示右侧半卵圆中心区腔隙性脑梗死，双侧额叶皮质下和侧脑室旁脑白质轻度脱髓鞘改变

临床特点除了母系遗传以外，还包括 mtDNA 异质性和致病性突变 mtDNA 的阈值效应。在单个细胞中存在数百至数千个 mtDNA 拷贝。突变的病理性 mtDNA 与野生型 mtDNA 共存，称为 mtDNA 异质性（heteroplasmy）。突变 mtDNA 达到一定比例（阈值）后，才出现临床和分子化学表型改变，称为突变 mtDNA 致病的阈值效应。这个阈值水平因组织而异，亦与突变基因有关（阈值水平为 50% ~ 60% 提示致病严重的基因突变；阈值水平高至 90% 提示致病轻的基因突变）。mtDNA 异质性和阈值效应的存在带来临床表现的多样性，携有致病性 mtDNA 的同一家庭成员可表现为有症状、少症状或无症状[3-5]。

目前已发现多个肌阵挛性癫痫伴肌肉破碎红染纤维（myoclonic epilepsy with ragged red fibers, MERRF）的致病基因，其中，80% 的 MERRF 患者致病基因为 mt-tRNA^{Lys} 8344 A>G。典型 MERRF 的 mt-tRNA^{Lys} 8344 A>G 突变阈值为 60% ~ 90%，提示这一突变是相对良性的基因突变。这一基因突变致使 tRNA^{Lys} 的活性降低 50% ~ 60%[3-4]。MERRF 其他的基因突变包括：mt-tRNA^{Lys} 8356 T>C，美国、意大利和日本各有一个家系报道，临床表现为 MERRF 症状和卒中样发作，又称 MERRF/MELAS

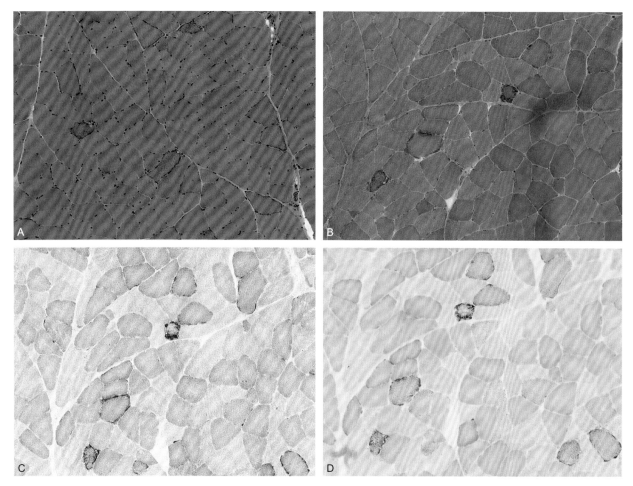

图 44-2　肌肉病理检查。A. HE 染色可见部分肌纤维膜下或细胞质呈嗜碱性颗粒样改变，少数肌纤维出现核内移（×200）。B. 改良 Gomori 染色可见少数典型或不典型的破碎红染纤维（×200）。C. SDH 染色可见部分典型和不典型的破碎蓝染纤维（×200）。D. SDH 和 COX 染色可见较多 COX 阴性肌纤维（×200）

重叠型，有的患者出现甲亢；mt-tRNA^{Lys}8363 G＞A，患者的心肌病比较突出；以及 mt-TL1/tRNA（Leu）（$m.3291T＞C$），tRNA（Ile）（$m.4279A＞G$），MT-TF/tRNA（Phe），MT-TP/tRNA（Pro）。由此可见，不同的基因突变可能导致相同的疾病。同一 mtDNA 基因突变也可出现不同的表型。

　　线粒体的广泛分布和 mtDNA 遗传的异质性导致线粒体病的临床表现多样，可见于各个年龄组，往往存在多系统受累[6]。线粒体病常影响高代谢组织，主要是中枢神经系统、骨骼肌和心脏，以及其他组织如胰腺 β 细胞、耳蜗毛细胞、视神经、周围神经、肾小管及肝等。临床表现为运动不耐受、认知障碍、脑卒中、癫痫、心肌病、糖尿病、听力丧失、周围神经病、身材矮小、视神经萎缩、视网膜色素变性、眼外肌麻痹、胃肠道功能失调及肝病等。不同组织的受累程度与突变基因有关，临床归纳为一系列综合征。MERRF 是一种罕见的线粒体病，发病率＜1.5/10 万，在具有以上线粒体病普遍性损害的基础上，特征性地表现为肌阵挛、全面性癫痫（强直阵挛性癫痫与失神发作）、小脑性共济失调、破碎红染纤维及 COX 活性部分缺失。部分患者出现多发性脂肪瘤（特别是颈部和躯干上部）[3]。一项纳入 321 例 MERRF 患者的 meta 分析发现：肌阵挛、癫痫和小脑性共济失调的发生率分别为 61%、43% 和 50%[3]。肌阵挛可为持续性或间断性，光敏性，运动（书写及进食）可能加重。典型的癫痫类型为全面性肌阵挛癫痫。文献报道 MERRF 患者存在其他形式的癫痫：局灶性肌阵挛、局灶性失张力发作、局灶性肌强直发作、全面性强直 - 阵挛发作、全面性失张力发作、全面性肌阵挛 - 失张力发作、典型失神发作及肌阵挛失神发作。EEG 的典型表现为以间断、弥漫的 δ 波活动为背景节律，存在广泛的棘波和多棘波。本例患者反复出现意识丧失和跌倒，无强直阵挛发作[1]，考虑为全面性失张力发作。在 MERRF 的整个病程中，＞80% 的患者出现小脑性共济失调。然而，MERRF 早期可能不出现共济失调。随着基因诊断技术的广泛应用，许多临床表现不典型的早期 MERRF 患者得以明确诊断。

本例患者入院时肌酸激酶和肌钙蛋白升高，休息后逐渐降至正常范围，超声心动图检查未见异常，提示存在心肌细胞的损害，尚未导致心脏结构的改变。患者出现食欲下降、患者进食时间延长和构音障碍，可能为线粒体病的消化道症状。

在线粒体病患者，血肌酸激酶为轻中度升高。在静息状态下，血乳酸升高（超过 3 mmol/L 有临床诊断意义），丙酮酸升高。中度活动后，血乳酸明显升高。肌电图以肌病表现为主，可伴有周围运动感觉神经病，可以出现肌强直电位。肌肉病理检查发现特征性的线粒体异常聚集，肌活检是诊断线粒体病的金标准：改良 GMT 染色可见破碎红染纤维，琥珀酸脱氢酶染色可见破碎蓝染纤维，COX 染色可见较多 COX 阴性肌纤维[6-7]。MERRF 中的枢神经系统病理改变包括神经元丢失和胶质增生。小脑齿状核神经元丢失严重，脑干下橄榄核及胸髓后角 Clarke 神经元丢失。脱髓鞘改变主要见于小脑上脚、脊髓后索和侧索（脊髓小脑束），锥体束很少受影响。MERRF 在 CT 或 MRI 中可见大脑和小脑萎缩，基底节钙化，脱髓鞘改变，中脑导水管周围 T2/FLAIR 高信号。

MERRF 须要与以下疾病相鉴别：

1. POLG 基因相关的线粒体病　核基因组 POLG 基因编码线粒体多聚酶 γ 的催化亚基，调控 mtDNA。POLG 的基因突变导致 mtDNA 多片段缺失。临床出现典型的 MERRF 表现（肌阵挛、癫痫、共济失调及破碎红染纤维），合并周围神经病、痴呆、大脑和小脑萎缩[4]。当患者出现以上临床表现时，没有 tRNA^lys 基因突变，但肌肉的 mtDNA 存在多发缺失，提示 POLG 基因相关线粒体病，其主要的临床类型包括：① Alpers-Huttenlocher 综合征。②儿童肌脑肝病谱系。③肌阵挛性癫痫、肌病和感觉性共济失调。④共济失调神经病变谱系和进行性眼外肌麻痹伴或不伴感觉性共济失调。其中，以下两种 POLG 基因相关线粒体病常有肌阵挛性癫痫和疾病，临床上须要与 MERRF 相鉴别。Alpers-Huttenlocher 综合征常见肌阵挛性癫痫，婴幼儿发病。临床特点为精神运动迟滞、难治性癫痫、肌张力降低和肝衰竭。肌阵挛癫痫、肌病和感觉性共济失调主要表现为亚急性感觉性多神经病导致的共济失调。肌阵挛常为局灶性的，常影响上肢，而后蔓延至全身。

2. 进行性肌阵挛癫痫为主要表现的疾病　这是一组以渐进性肌阵挛、共济失调为特征的复杂综合征，包括神经元蜡样脂褐质沉积症、Lafora 病、Unverricht-Lundborg 病（波罗的海肌阵挛）及樱桃红斑肌阵挛综合征。这组疾病的临床表现与 MERRF 相似，但是 MERRF 存在运动不耐受，肌活检发现破碎红染纤维，可与之鉴别。

3. 强直性肌营养不良　为常染色体显性遗传，是最常见的成人型肌营养不良，主要表现为肌无力、肌萎缩和肌强直，累及全身骨骼肌。早期即可出现斧头脸状表现。肌强直是此病的显著特征，握拳后松弛缓慢，叩击肢体肌肉后可出现肌强直现象。肌电图出现典型的肌强直放电。其他表现有白内障、内分泌异常和心律失常。血清 CK 正常或轻度升高。肌活检可见轻度非特异性肌源性损害。基因检测发现 19q13.3 位点萎缩性肌强直蛋白激酶基因内 CTG 三核苷酸序列异常重复扩增。

目前对线粒体病尚无特效治疗，主要是经验性治疗。采用多种维生素及其辅助因子的鸡尾酒疗法，包括艾地苯醌 150 mg tid，左卡尼汀 500 mg bid，辅酶 Q10 50～200 mg tid（最高剂量可达 1000 mg/d），维生素 C 10 mg/（kg·d）或 100～400 mg/d，维生素 E 200～1200 IU/d，维生素 K_1 10 mg/（kg·d），维生素 B_2 50～200 mg/d[2]。关于线粒体病抗癫痫药物的选择尚无推荐指南，可以选择左乙拉西坦、吡拉西坦、唑尼沙胺、托吡酯、苯二氮䓬类药物及拉莫三嗪。应避免使用线粒体毒性抗癫痫药物，如丙戊酸钠、卡马西平、苯妥英及苯巴比妥。禁用丙戊酸钠[1]。对于 MERRF，应警惕使用可能加重肌阵挛的药物，如苯妥英钠、卡马西平、奥卡西平、氨己烯酸、噻加宾、加巴喷丁和普瑞巴林。

（北京医院蒋云、蒋景文整理，肌肉病理由北京大学第一医院袁云提供）

参考文献

[1] Finsterer J, Zarrouk-Mahjoub S. Management of Epilepsy in MERRF Syndrome. Seizure, 2017, 50:166-170.

[2] Avula S, Parikh S, Demarest S, et al. Treatment of Mitochondrial Disorders. Curr Treat Options Neurol, 2014, 16: 292.

[3] Mancuso M, Orsucci D, Angelini C, et al. Phenotypic Heterogeneity of the 8344A>G mtDNA "MERRF" Mutation. Neurology, 2013, 80: 2049-2054.

[4] Whittaker RG, Devine HE, Gorman GS, et al. Epilepsy in Adults with Mitochondrial Disease: A Cohort Study. Ann Neurol, 2015, 78: 949-957.

[5] Wiedemann FR, Bartels C, Kirches E, et al. Unusual Presentations of Patients with the Mitochondrial MERRF mutation A8344G. Clin Neurol Neurosurg, 2008, 110: 859-863.

[6] Parikh S, Goldstein A, Koenig MK, et al. Diagnosis and Management of Mitochondrial Disease: a Consensus Statement From the Mitochondrial Medicine Society. Genet Med, 2015, 17: 689-701.

[7] DiMauro S. Mitochondrial Encephalomyopathies-Fifty Years on: the Robert Wartenberg Lecture. Neurology, 2013, 81: 281-291.

病例 45

50 岁女性发作性右侧肢体僵硬 2 年半，双下肢麻木 1 年

临床资料

患者，女，50 岁，主因"发作性右侧肢体僵硬 2 年半，双下肢麻木 1 年"于 2012 年 7 月 2 日就诊。

现病史：患者于 2 年半前开始反复发作性右上肢僵硬，表现为右前臂肌肉僵硬，伴有不同程度的疼痛，右手指屈曲，难以伸开，每次持续 1～2 min，按摩后可逐渐缓解，多在静止状态下发作，每天发作数百次，发作时神志清楚，无头眼偏转、发绀、肢体抽搐及大、小便失禁等症状。2 年前发作性肢体僵硬感逐渐波及右下肢及左侧肢体，但仍以右上肢发作最频繁，伴有言语不利及饮水呛咳。患者自述"自己的肌肉"有阵阵发紧感并伴有疼痛。1 年前患者出现发作性双下肢麻木和酸痛感，以右侧为著，走路有踩棉花感，易摔倒。四肢僵硬于行走时易于出现，不能长距离行走，休息 5 min 以上症状可缓解，2 年来症状进行性加重。

既往史、个人史及家族史：2007 年出现眼睑水肿和尿频，于外院诊断为"慢性肾小球肾炎"，一直予对症治疗。患者的父亲因"肺癌"死亡，母亲罹患"肾病"，出现尿毒症。兄弟姐妹共 6 人，3 个哥哥长期存在头痛。患者育有一子，目前健康。

入院查体：血压 100/70 mmHg，心率 62 次 / 分，律齐，各瓣膜听诊区未闻及杂音，双肺呼吸音清，未闻及干、湿啰音，腹软，无压痛。双下肢无水肿。神经系统查体：神志清，语言流利，计算力、记忆力、定向力及理解判断力正常，双侧瞳孔等大等圆，直径 3.0 mm，直接、间接对光反射存在，眼球各方向活动充分，无眼震。双侧面部针刺觉对称，张口无偏斜，双侧面纹对称，双耳听力粗测正常，气导 > 骨导，韦伯试验居中。双侧软腭上抬有力，腭垂居中，双侧咽反射减弱，伸舌居中。四肢肌容积正常，四肢肌力 5 级，双侧肌张力正常，双侧指鼻试验、跟膝胫试验尚可，闭目难立征阴性。双侧深、浅感觉查体未见异常。双侧腱反射活跃，双侧踝阵挛及髌阵挛未引出，双侧霍夫曼征、Rossolimo 征及巴宾斯基征阳性。颈软，脑膜刺激征阴性。皮肤划痕症阴性（非发作期查体）。

辅助检查：MMSE 25 分，蒙特利尔认知评估（Montreal cognitive assessment，MoCA）26 分，汉密尔顿焦虑量表 19 分，汉密尔顿抑郁量表 17 分。血常规、肝和肾功能、血脂、肌酶、凝血、血清蛋白电泳和免疫固定电泳、肿瘤标志物及甲状腺功能检查均正常。血抗核抗体、抗中性粒细胞胞质抗体筛查均在正常范围。尿常规：尿隐血（++），尿蛋白（-），尿白细胞-。尿蛋白分析：尿微量白蛋白 27.01 mg/L（正常 0～20 mg/L），尿转铁蛋白 0.1 mg/L（正常 0～5 mg/L），尿免疫球蛋白 G 68.12 mg/L（正常 0～17.50 mg/L），尿 α_1 微球蛋白 0 mg/L（正常 0～6 mg/L），尿 α_2 巨球蛋白 0.01 mg/L（正常 0～4 mg/L）。口服糖耐量试验：空腹血糖 4.15 mmol/L，0.5 h 血糖 7.44 mmol/L，1 h 血糖 8.3 mmol/L，2 h 血糖 8.14 mmol/L，3 h 血糖 5.22 mmol/L。血清维生素 B_{12} 237 pg/ml。脑脊液检查（2012 年 7 月 12 日）：压力 130 mmH_2O，外观清亮。常规、生化和免疫学检查未见异常。脑电图：背景活动 9～11 Hz 中幅 α 波，波形不整，波率调节差，无癫痫样波。头颅 MRI（2012 年 7 月 13 日）示双侧额颞顶白质广泛长 T2 信号，MRI，FLAIR 高信号。DSA 未见明显异常。腹部超声和 CT 检查示左肾小囊肿。甲状腺超声示甲状腺多发囊实性结节。心脏超声示二尖瓣及三尖瓣少量反流，左室舒张功能减低。

病理学检查

肉眼所见：右侧股前部皮肤活检组织 1 块，大小 1 cm × 0.5 cm。肾穿刺活检，外院组织染色。

镜下所见：HE 染色见皮下大量胶原组织增生、增粗（图 45-1），少量炎症细胞浸润，皮下血管增多，血管壁增厚（图 45-2）。肾穿刺活检 HE 染色见肾小球系膜细胞局灶节段性轻度增生，肾小管上皮细胞刷状缘消失，管腔扩大。肾间质增生、增厚（图 45-3）。基底膜染色可见血管基底膜增厚（图 45-4）。皮肤组织电镜下可见皮下小血管周围淋巴细胞浸润，血管基膜明显增厚（图 45-5），胶原组织结构破坏（图 45-6），成纤维细胞内见大量指纹体结构。

基因检测结果：*COL4A1* 基因检测发现 2 个异常位点，其中位于第 25 号外显子的 A1663C 为单核苷酸多态性（single nucleotide polymorphism，SNP）位点。位于第 1 号外显子的 A1A/G 是杂合子突变，并且是起始密码子的突变，此位点为已报道位点。患者儿子的基因检测结果在第 25 号外显子上发现 1 个与母亲相同的异常位点（A1663C），为 SNP 位点。该位点目前无文献报道具有致病性。

临床病理诊断：胶原蛋白 4α₁ 卒中综合征。

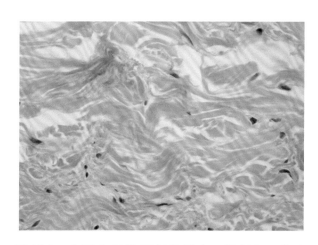

图 45-1　皮下大量胶原组织增生、增粗（HE 染色 ×200）

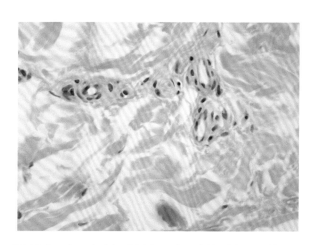

图 45-2　少量炎症细胞浸润，皮下血管增多，血管壁增厚（HE 染色 ×400）

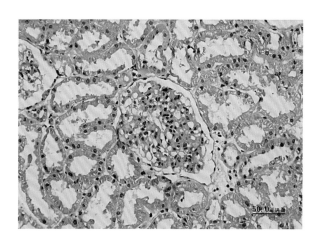

图 45-3　肾间质增生、肥厚（HE 染色 ×200）

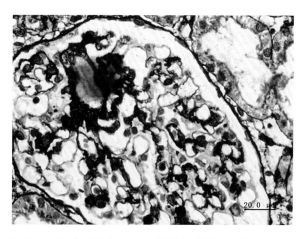

图 45-4　基底膜染色可见血管基底膜增厚（基底膜染色 ×400）

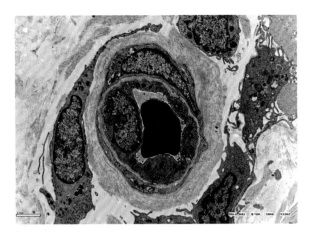

图 45-5 皮下小血管周围淋巴细胞浸润（×8000）

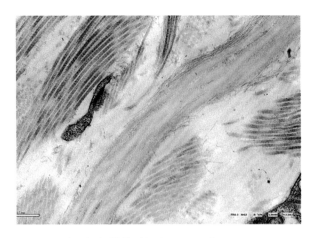

图 45-6 胶原组织结构破坏（×3000）

讨论

COL4A1 基因位于染色体 13q34，包含 52 个外显子，约 158 kb。致病突变大多数为错义突变，多位于外显子 24 和 49 之间。其余突变为在起始密码子区和非胶原域（NC-1）小的重复突变。*COL4A1* 基因是编码IV胶原蛋白的 α_1 链，它是构成IV胶原蛋白的重要组成部分。IV胶原蛋白是许多组织中弹性蛋白的构成成分，几乎遍布全身组织。IV胶原蛋白 α_1 链与另外一条 α_1 链和 α_2 链构成IV型胶原蛋白 α_1-α_1-α_2 复合分子。IV型胶原分子相互连接形成复杂的蛋白质网络。这些蛋白质网络是基底膜的主要成分，其薄片状结构在组织中起着分离和支持细胞的作用。IV型胶原 α_1-α_2-α_3 网络在几乎所有的人体组织基底膜中发挥重要的作用，尤其是在血管基底膜中作用更加突出。IV型胶原网络有助于基底膜与邻近细胞相互作用，起到细胞运动（迁移）、细胞生长和分裂（增殖）、细胞成熟（分化）和细胞存活的作用[1-2]。

COL4A1 相关疾病是一种常染色体显性遗传性疾病，其外显率接近 100%。新发突变引起的病例约占 27%。*COL4A1* 相关性疾病疾病谱包括[3-5]：不同程度的脑小血管病合并脑穿通畸形、眼部缺陷（视网膜动脉迂曲、Axenfeld -Rieger 异常及白内障）和全身表现（如肾损害、肌肉痉挛、脑动脉瘤、雷诺现象、心律失常和溶血性贫血）（表 45-1）。头部影像学检查主要表现为脑小血管病特征，即弥漫性脑室周围白质脑病、腔隙性脑梗死、微出血、血管周围间隙扩大和深部脑出血。临床表型[6-7]可分为脑穿通畸形 1 型（0MIM 175780，porencephaly type 1）、伴或不伴眼部异常的脑小血管病（OMIM60795，brain small-vessel disease with or without ocular anomalies）、伴有肾病、动脉瘤和肌肉痉挛的遗传性血管病（OMIM 611773，HANAC syndrome）、视网膜动脉迂曲（OMIM 180000，tortuosity of retinal arteries）、非综合征型常染色体显性遗传先天性白内障（nonsyndromic autosomal dominant congenital cataract）。*COL4A1* 相关疾病的临床表现差异很大，但主要包括以下几个方面：

对 *COL4A1* 相关疾病的鉴别诊断十分重要，容易与其混淆的疾病包括 *COL4A2* 相关脑穿通畸形和脑出血。后者的临床表型与 *COL4A1* 相关疾病十分相似，其导致的脑穿通畸形为脑穿通畸形 2 型（OMIM 614483）、脑出血（OMIM 614519）、小脑萎缩、视神经萎缩、白内障、颅内动脉瘤、肾病和肌病。伴皮质下梗死和白质脑病的常染色体显性遗传性脑动脉病（cerebral autosomal dominant arteriopathy with subcortical infarcts and leukoencephalopathy，CADA SIL）的致病基因为 Notch3 突变，临床表现为先兆偏头痛（30%～40%）、30 岁出现的脑血管病（年龄为 30～60 岁），出现情绪障碍、冷

表45-1　*COL4A1*相关疾病的临床表现

神经系统	眼科	其他全身表现
婴儿偏瘫	视网膜出血引起的暂时性视力丧失	血尿
发育延迟	白内障	雷诺现象
伴或不伴先兆偏头痛	青光眼	室上性心律失常
癫痫发作	小眼球或无眼	肌肉痉挛
痴呆		
智力残疾		
任何年龄的脑出血，包括产前、新生儿和反复发作		
缺血性脑卒中		
典型的神经影像学：脑小血管病变的特征		

漠和认知障碍，并逐步进展为痴呆。影像学表现为弥漫性白质病变和皮质下梗死。病理特点是小动脉病变。皮肤活检可见嗜锇电子致密颗粒。常染色体显性遗传性视网膜血管病变与脑白质营养不良（rvcl）（OMIM 192315）的致病基因为 *TREX1* 突变。前者是一种微血管内皮病。临床表现为视网膜血管病变、偏头痛、雷诺现象、肾病、卒中以及中年起病的痴呆。电镜超微结构表现为肾小球基底膜、脑及其他组织的毛细血管基底膜病变。

　　本病例带给我们的启示为：第一，*COL4A* 基因突变导致的疾病为一组综合征，在 OMIM 中报道了 5 个类型。本例病例报道为 HANAC 综合征，其突变为 *COL4A1* 基因 1 号外显子启动子区域，为已报道基因位点但是不同的突变。第二，临床症状和体征的定性十分重要。本例疾病首先诊断为合并肾病的脑小血管病，但患者的一个重要表述开启了诊断的思路，患者描述"自己的肌肉有一阵阵发紧感并且伴有疼痛"，这就是肌肉痛性痉挛。它的定义为一种突然的、不自觉的肌肉收缩或过度收缩。虽然是暂时性的和非破坏性的，但常会引起明显的疼痛。发作通常是突然出现的，在几秒钟、几分钟或几小时内自行缓解，可发生在骨骼肌或平滑肌。这个重要的症状使脑小血管病 + 肾病 + 痛性肌肉痉挛这三个重要的关键词汇聚到一起，使得一种 2010 年报道的遗传性脑小血管病被检查出来——伴有肾病、动脉瘤和肌肉痉挛的遗传性血管病（HANAC 综合征），从而扩大了基因筛查范围，并进而确定了诊断。第三，临床基因检测策略十分重要。若对本例患者采用 Sanger 测序方法，显然会耽误疾病的诊断。由于神经系统遗传病为罕见疾病，发病率低，而且临床医生的认识水平有限，并且基因检测技术的突飞猛进，基因检测中的一代测序方法效价比明显很低，临床应用疾病 Panel 方法明显提高了诊断率。本例患者就是应用遗传性脑血管基因检测 Panel 快速诊断疾病。当然，多基因检查必定造成致病性判读的要求，这也是我们今后对于神经系统遗传性疾病诊断面临的重要工作。

（首都医科大学附属北京天坛医院李伟、魏娜、张在强整理）

参考文献

[1] Plaisier E, Chen Z, Gekeler F, et al. Novel COL4A1 Mutations Associated with HANAC Syndrome: a Role for the Triple Helical CB3[IV] Domain. Am J Med Genet A, 2010, 152A: 2550-2555.

[2] Zenteno JC, Crespi J, Buentello-Volante B. Next Generation Sequencing Uncovers a Missense Mutation in COL4A1 as the Cause of Familial Retinal Arteriolar Tortuosity. Graefes Arch Clin Exp Ophthalmol, 2014, 252:

1789-1794.

[3] Yoneda Y, Haginoya K, Kato M. Phenotypic Spectrum of COL4A1 Mutations: Porencephaly to Schizencephaly. Ann Neurol, 2013, 73: 48-57.

[4] Meuwissen ME, Halley DJ, Smit LS. The Expanding Phenotype of COL4A1 and COL4A2 Mutations: Clinical Data on 13 Newly Identified Families and a Review of the Literature. Genet Med, 2015, 17: 843-853.

[5] Rødahl E, Knappskog PM, Majewski J. Variants of Anterior Segment Dysgenesis and Cerebral Involvement in a Large Family with a Novel COL4A1 Mutation. Am J Ophthalmol, 2013, 155: 946-953.

[6] Xia XY, Li N, Cao X. A Novel COL4A1 Gene Mutation Results in Autosomal Dominant Non-Syndromic Congenital Cataract in a Chinese Family. BMC Med Genet, 2014, 15: 97.

[7] Genetics Home Referencehttps://ghr.nlm.nih.gov/gene/

病例 46

36 岁男性头痛 3 个月，加重 2 周，伴视物成双 6 天

临床资料

患者，男，36 岁，主因"头痛 3 个月，加重 2 周，伴视物成双 6 天"于 2012 年 12 月入院。

现病史：患者于入院前 3 个月无明显诱因出现头痛，以胀痛为主，右侧明显，不伴恶心、呕吐、畏寒及发热，无复视、视力下降、饮水呛咳及吞咽困难，无肢体麻木、力弱及行走不稳。头痛时轻时重，日常生活尚正常，未予特殊治疗。患者入院前 20 天患"感冒"，可疑低热，头痛略加重，3～4 天后好转。2 周前自觉头痛加重，性质同前，咳嗽及用力时疼痛无明显加重，服"止痛药"后略减轻。6 天前患者出现视物成双，上下重影，向右侧注视时明显，伴双眼球前凸及行走不稳，无眼痛、视力下降及头晕，就诊于外院。头 MRI 检查示"右侧基底节区 DWI 高信号病灶"，考虑"脑梗死"，给予"甲泼尼龙"40 mg/d×2 天，"甘露醇"脱水，"舒血宁"等改善循环治疗。用药后头痛减轻，眼球突出较前好转，复视及行走不稳未见好转。为进一步诊治入我院。患者自发病以来神志清楚，精神及食欲可，睡眠正常，二便如常，体力及体重无明显改变。

既往史、个人史及家族史：既往在外院诊断为"结缔组织病"5 年（具体分型不详），表现为四肢肌肉游走性疼痛，伴有结节。有淡红色黄豆大小的结节突出皮肤表面，可自行消失。无关节痛、发热、腹泻、胸闷及憋气等不适，长期服用糖皮质激素治疗。目前甲泼尼龙 1 片 / 天，近半年未再出现肌肉疼痛。20 天前患者因"感冒"停用糖皮质激素。否认高血压、糖尿病、脑卒中及冠心病史，无传染病史，无长期头痛史。5 年前发生右下肢骨折，保守治疗后恢复良好。无手术史。其姐姐有类似的四肢肌肉游走性疼痛病史，发病 10 年，曾行活检，诊断为"未分化型结缔组织病"，目前服用小剂量"泼尼松"维持治疗，病情尚平稳。患者自幼生长发育正常，少量饮酒，饮酒后肌肉疼痛可以改善，不吸烟。补充病史：儿童期出现手脚疼痛，成年后消失。家族 中 2 位男性患者于 40 岁左右死于尿毒症（图 46-1 ）。

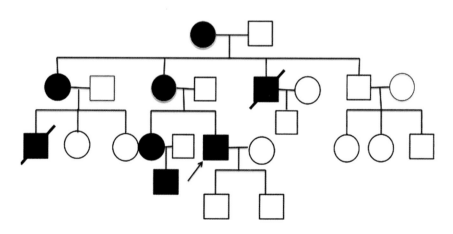

图 46-1　患者家系图：儿童期出现手脚疼痛，成年后消失。家族中 2 位男性患者于 40 岁左右死于尿毒症

入院查体：T 36℃，P 80 次 / 分，R 20 次 / 分，BP 129/93 mmHg。内科查体：皮肤及黏膜未见红斑、皮疹、色素沉着及结节，浅表淋巴结无肿大，心、肺、腹检查未见明显异常，脊柱、四肢及关节检查未见明显异常。神经系统检查：神清，语利，高级皮质功能正常。右侧眼球略前凸，左眼上视受限，双眼上视可见旋转性眼震，双侧眼球各向运动均有复视。双侧瞳孔等大，直径 3 mm，对光反射（ + ），辐辏反射正常。面部感觉检查正常，咬肌及颞肌有力。双侧面纹对称，双眼闭目有力，示齿口角无偏斜。构音清，悬雍垂居中，双侧软腭上举有力，咽反射（ + ）。双侧转头、耸肩有力，胸锁乳突肌无萎缩。伸舌居中，未见舌颤。双侧浅、深感觉检查未见异常。四肢肌力 5 级，肌张力正常，未见肌萎缩，肌肉无压痛，叩无肌球，双侧指鼻及跟膝胫试验稳准，龙贝格征（ — ），未见不自主运动。腱反射左侧肢体（ +++ ），右侧肢体（ ++ ），双侧病理反射（ — ）。颈无抵抗，脑膜刺激征（ — ）。颈部未闻血管杂音，周围血管征（ — ）。皮肤划痕症（ — ）。

辅助检查：

外院检查：2011 年 7 月至 9 月 ESR 61mm/h，C 反应蛋白 35.7mg/L，抗核抗体（ anti-nuclear antibody，ANA ）、抗可凝性抗原（ entractable nuclear antigen，ENA ）、ASO 及类风湿因子（ rheumatoid factor，RF ）为正常范围。生化：γ-GT 77 U/L，ALP 132 U/L。凝血功能正常。血同型半胱氨酸 17.8 μmol/L，叶酸 2.9 ng/ml，维生素 B_{12} 941 pg/mg。尿蛋白（ + ），24 h 尿蛋白定量 0.4 g/24 h。2012 年 11 月血常规 WBC 15.54×10^9/L，中性粒细胞占 64.3%，淋巴细胞占 29.5%，余正常。血清病毒抗体：风疹病毒、巨细胞病毒及 EB 病毒正常，HSV-1 IgG 升高。

本院检查血常规 WBC 12.75×10^9/L，PLT 311×10^9/L，血嗜酸性粒细胞计数正常。尿及大便常规正常。生化：甘油三酯 2.28 mmol/L，肝功能及肌酶谱正常。ESR 10 mm/h，ASO、RF 及补体 C3、C4 正常，IgE 78.11 IU/ml，抗心磷脂抗体（ — ）。ANCA、ANA 及 ENA 在正常范围。易栓症六项：血浆蛋白 C 活性 146.70%，血浆蛋白 S 活性 32%，余正常。IL-6 113.4 pg/ml，维生素 B_{12} ＞ 1513 pg/ml。甲状腺五项、甲状腺球蛋白抗体及抗甲状腺过氧化物酶抗体正常。肿瘤标志物：TSGF 66.7 U/ml。外周血涂片：单核细胞占 10%，余正常。CSF 常规：总细胞 20/mm³，WBC 20/mm³，多核粒细胞 2%，单核粒细胞 98%，潘氏试验阴性。CSF 生化：蛋白质 53.40 mg/dl，葡萄糖 2.26 mmol/L（ 同期血糖 3.62 mmol/L ），Cl 122.8 mmol/L，ADA 1.1U/L，CSF 抗酸染色（ — ），革兰氏染色（ — ），墨汁染色（ — ）。心电图：左室高电压。胸 X 线片检查未见异常。超声心动图：左室舒张功能减低。血管超声：颈动脉、锁骨下动脉、双侧上下肢动脉及腹主动脉未见明显异常。双肾动脉超声：右肾动脉血流速度略加快，双侧肾动脉未见狭窄。脑电图。示广泛轻度异常。肌电图：BAEP 左 Ⅰ、Ⅱ、Ⅲ、Ⅴ 波潜伏期较对侧长，左 Ⅰ — Ⅲ 间期较对侧长，左 Ⅰ、Ⅲ、Ⅴ 波幅较对侧低，右 Ⅲ — Ⅴ 间期大于 Ⅰ — Ⅲ 间期，右 Ⅲ 期 — Ⅴ 较对侧长。VEP 示左眼刺激于左、中、右枕记录 P100 潜伏期正常，枕中及右枕记录 P100 波幅降低；右眼刺激于左、中、右枕记录 P100 潜伏期正常，枕中记录 P100 波幅降低。神经传导速度：右侧正中神经及尺神经感觉、运动传导速度正常，左侧腓肠神经感觉传导速度正常，左侧腓总神经运动神经传导速度正常，右侧尺神经 F 波潜伏期正常，左侧胫神经 H 反射未引出。针极肌电图所检肌肉未见神经源性及肌源性损害。

2012 年 11 月 21 日头 MRI 检查示右侧中脑背盖部可见异常信号灶，DWI 高信号，FLAIR 高信号，T2 略高信号，并呈均匀增强，无明显占位效应。左半卵圆中心缺血灶，双侧放射冠、右基底节区及左中脑被盖部前方腔隙灶，双侧筛窦炎。头 MRA（ — ）（图 46-2 ）。

眼科会诊：左眼上直肌麻痹，眼底检查未见明显异常。

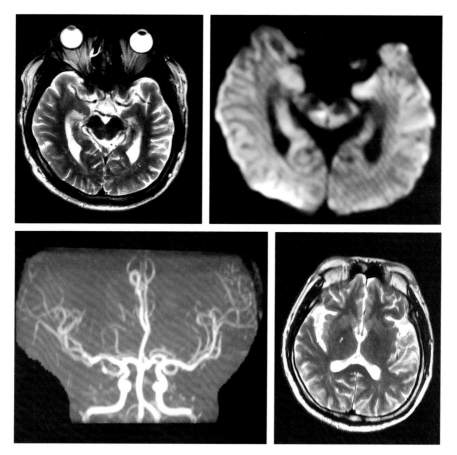

图 46-2　头颅 MRI 检查可见中脑 DWI 高信号，MRA 未见明显异常。T2WI 及 T2 FLAIR 上可见腔隙性病灶

病理结果

皮肤活检光镜检查：可见皮肤血管内致密颗粒样物质沉积（图 46-3）。

皮肤活检电镜检查：定向检查皮肤小血管，在微小动脉以及小静脉血管内皮细胞可见髓样小体（图 46-4），符合 Fabry 病微小血管病理改变特征。

酶学检查：α 半乳糖苷酶 0.9 nmol/（g·min）（24.5 nmol/（g·min）Sweeley（1963）2 个人 Klionshy（1966）。

基因学检查：154 位，GAT-CAT，氨基酸 D-H。

临床病理，结合生化及基因学诊断：Fabry 病。

讨论

Fabry 病是一种 X 连锁溶酶体沉积性疾病，该基因定位于 Xq22，突变导致 α 半乳糖苷酶缺乏，从而引起神经鞘糖脂（Gb3）蓄积而引发系统性损害症状[1]。α 半乳糖苷酶是一种相对热不稳定的同源二聚体糖蛋白，有两个 49 kD 亚单位，以多种形式存在。该基因有 7 个外显子，含有 429 个氨基酸，目前报道了 300 多种突变，其中以错义突变为最多。当突变后保留 5% ~ 10% 的酶活性时就可以防止神经鞘糖脂的沉积。此病的发病率为 1/476 000 ~ 1/117 000，但是经过新生儿筛查的发病率明显升高 1/3000 ~ 1/1500。该病最早于 1898 年由英国的 Anderson 和德国的 Fabry 报道，1947 年由 Pompen 及

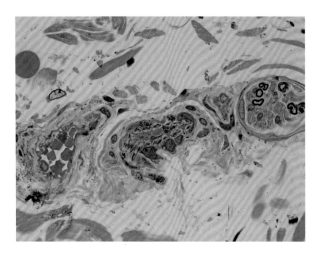

图 46-3　皮肤血管壁内致密颗粒样物质沉积（甲苯胺蓝染色 ×400）

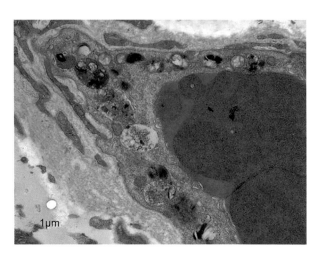

图 46-4　电镜下皮肤内皮细胞内可见髓样小体（×20 000）

Ruiter 首先提出这是一种系统性沉积性疾病，1963 — 1966 年 Sweeley 及 Klionshy 分离出糖脂，证实了沉积的猜想，而早在 2001 年欧洲及 2003 年美国就批准了酶学替代疗法的药物上市，可以说是里程碑式发展。

　　Fabry 病的临床症状依疾病时期而异，早期症状以神经系统为主，最常见的是累及自主神经的小纤维病，可出现于 60%～80% 的患者，以慢性疼痛为主，可表现为针刺样感觉异常，常因发热、运动、疲劳、压力及快速的温度变化诱发。如果合并发热，可出现红细胞沉降率加快，易与结缔组织病相混淆。严重时可以出现 Fabry 危象，表现为放射性肢端剧痛，呈周期性发作。但是该疼痛可于成年后好转，甚至完全消失，如本例患者而被忽略。该患者游走性四肢肌肉疼痛是骨骼肌受累的常见表现，可同时合并骨质疏松及骨折[2]。部分患者出现神经性耳聋和耳鸣等症状[3]。中枢神经系统受累的主要表现为卒中，男性发病率为 6.9%，常在 30～40 岁出现。女性发病率为 4.3%，常在 40～50 岁出现。具有短暂脑缺血发作、心律失常及高血压是发生卒中的危险因素[4,5]。影像学检查以双侧丘脑枕 T1 高信号、基底动脉扩张及后循环梗死为常见表现。肾是该病一个重要的受累器官。由于神经鞘糖脂可以广泛沉积于肾小球毛细血管、系膜细胞、足突细胞甚至间质细胞，故多数患者在 20～30 岁时即可出现微量蛋白尿及高滤过状态，严重者 30～40 岁发展为氮质血症，40～50 岁时 2% 的患者表现为终末期肾病[3]。心脏病变发生于 40%～60% 的患者，可表现为：①左室肥厚。②心电图异常，如左室高电压，亦可出现心律失常（PR 间期缩短及室上性心动过速）。③轻度瓣膜病。④少数患者可出现冠状动脉病变及主动脉根部扩张。其他系统的早期症状相对少见，胃肠道症状常表现为恶心、呕吐、腹泻、餐后腹痛、早饱以及体重下降。皮肤可出现血管角质瘤。眼角膜的神经鞘糖脂沉积导致混浊，视网膜血管病变引起血管迂曲。也有患者出现呼吸系统症状、抑郁等精神表现以及性功能异常。

　　本病例给我们的启示为：

　　1. 临床诊断　本病例为一例临床常见的合并有双侧多发腔隙性病灶而无明显动脉粥样硬化等常规危险因素的青年卒中患者，首先应除外心源性栓塞，超声心动图检查未见结构异常，ECG 检查出现轻微左室高电压，易栓症六项及肿瘤标志物正常也除外了高凝状态。由于患者曾有一过性红细胞沉降率加快，我们的重点在于除外血管炎，但是患者复查的红细胞沉降率、ASO、类风湿因子、ENA 谱、ANCA、补体、免疫球蛋白分类及甲状腺功能检查均为正常，腰椎穿刺也仅见免疫指标的非特异性轻度异常，同时还对患者进行了其他部位血管的筛查。颈动脉、椎动脉、锁骨下动脉、双侧上下肢动脉、腹主动脉及双肾动脉等均未见异常。在炎性证据不充分的时候，我们重新梳理患者的症状。这是一个后循环梗死合并双侧多发病灶的青年卒中患者，以小血管病为主要表现，合并自主神经功能受累，轻度神经性耳聋，ECG 检查提示左室高电压，以及间断出现肾微量蛋白尿。于是这种系统性损害的蛛丝马迹让我们想到了遗传性疾病。经过再次追问病史，终于发现至关重要的线索——儿童期出现而成年后消失的手脚疼痛。最后经过病理、酶学及基因学检查明确了诊断。

2. 脑小血管病的鉴别　该患者出现双侧多发腔隙性病灶，须要考虑小血管病，从病因上首先除外获得性病变；患者无高血压，年龄不大，故不考虑动脉硬化性；不是以出血为主要表现，故不考虑脑淀粉样血管病；没有发现其他血管狭长扩张夹层等表现，无身材高挑或手指细长过屈，不支持静脉胶原病；曾有一过性指标升高，须要考虑到免疫和炎性因素，也须要考虑到遗传性因素。遗传性脑小血管病包括平滑肌细胞病如 CADASIL，内皮细胞病如遗传性内皮细胞病，内皮细胞及平滑肌细胞病变如 Fabry 病、CARASIL、脑淀粉样血管病以及Ⅳ型胶原蛋白病等。在鉴别困难的情况下，皮肤活检可以协助诊断。

3. 对以下几种情况须要考虑到 Fabry 病　①儿童期出现的肢端神经痛，尤其可以被疾病、发热、运动、进展及温度诱发。②持续无原因蛋白尿。③左室肥厚舒张功能减低。④进行性无原因的肾功能异常。⑤男性受累的家族终末期肾病卒中及肥厚性心肌病。⑥持续的反复腹痛，合并恶心、腹泻及里急后重。

4. 该病与结缔组织病的关系　该患者及其姐姐一开始均被诊断为结缔组织病。事实上，有研究证实，该类患者不仅可以合并多种自身免疫病如系统性红斑狼疮、类风湿性关节炎、IgA 肾病及自身免疫相关甲状腺炎，也可以出现多种自身免疫抗体阳性，但是该患者复查免疫指标均为阴性，故不考虑合并结缔组织病。

5. 治疗讨论　虽然欧美的酶学药物已上市多年，但目前我国仍无相关药物。国外建议，成年男性一旦诊断，即应开始酶学替代疗法。男孩出现症状时候在启动治疗。若无症状，男孩于 7～10 岁时就应该启动治疗。治疗时应注意有无过敏现象。可能使用 ACEI 类降压药物控制微量蛋白尿及常规卒中的二级预防。每年监测肌酐、24 h 尿蛋白、肾小球滤过率、电解质及尿比重。每年复查头部 MRI。每年复查 ECG、Holter 及超声心动图，必要时行心脏 MRI 检查。

（首都医科大学附属北京安贞医院李颖、冯立群、刘飒飒整理）

参考文献

[1] Søndergaard CB, Nielsen JE, Hansen CK et al. Hereditary Cerebral Small Vessel Disease and Stroke. Clin Neurol Neurosurg, 2017, 5(155): 45-57.

[2] Lidove O, Zeller V, Chicheportiche V, et al. Musculoskeletal Manifestations of Fabry Disease: a Retrospective Study. Joint Bone Spine, 2016, 83(4): 421-426.

[3] 张巍、康曼德、赵亚震等. 法布病患者多器官病变的临床特点分析. 中华医学杂志, 2015(23): 1829-1832.

[4] Viana-Baptista M. Stroke and Fabry Disease. J Neurol, 2012, 259(6): 1019-1028.

[5] Feldt-Rasmussen U. Fabry Disease and Early Stroke. Stroke Res Treat, 2011, 2011: DMIO为21776363(见 Pubmed).

病例 47

27 岁女性活动后乏力 1 年

临床资料

患者，女，27 岁，主因"活动后乏力 1 年"于 2012 年 3 月 19 日来我院就诊，在神经内科门诊行相关检查。

现病史：患者 1 年前无明显诱因自觉体力较前差，上多层楼、快步走或做家务活动后易出现乏力。近 2 个月来走平路 200 米或上 2 楼即有疲劳感，不伴肌痛、关节痛、肉跳或肢体发僵，无发热、心悸、胸闷或咳喘，言语及吞咽均正常。乏力无明显晨轻暮重，日常工作及生活无明显受限，未予重视，亦未就诊。患病后睡眠佳，食欲好，二便无异常，体重较前无明显改变。患者自幼生长发育与同龄儿基本相同，但体质较弱，很少参加体育运动。少年时发现有脊柱侧凸，因对呼吸及日常生活无明显影响而未采取手术治疗。23 岁结婚，自然分娩一女，3 岁，健康。患者父母健康，无特殊病史，育子女 3 人。患者之弟平素体健，20 岁时（4 年前）2 次因突发喘憋入当地医院救治，诊断为"肺动脉高压、呼吸衰竭"，第 2 次住院后经呼吸机辅助呼吸等措施抢救无效死亡。

患者之姐 28 岁，患有慢性腹泻史。于 2012 年 1 月 25 日因突发喘憋入当地医院诊治。当地医院查体示：双肺叩诊过清音，呼吸音延长，散在痰鸣音。心音低钝、律齐，未闻及病理性杂音。腹软，肝、脾不大。四肢肌力 3 级，肌张力低，双侧腱反射对称引出，病理反射（－）。辅助检查：血气分析提示重度 CO_2 储留，超声心动图提示右心扩大，中度肺动脉高压，心包积液。胸 CT 检查提示左下肺叶支气管截断并下叶不张，双肺炎症，左侧胸腔少量积液，心包少量积液。血生化、甲状腺功能及血免疫学检查在正常范围。给予气管切开呼吸机辅助呼吸及对症治疗，因脱机困难，已持续呼吸机辅助呼吸近 2 个月。

既往史、个人史及家族史：家族中未见其他类似病史患者。

入院查体：体格消瘦，脊柱侧凸，四肢及关节未见畸形。全身皮肤、黏膜无黄染，未见皮疹及色素沉着，浅表淋巴结无肿大。双肺叩清音，呼吸音清，未闻及干、湿啰音。心界不大，心尖搏动无弥散，各瓣膜听诊区未闻及杂音。腹软，肝、脾未及肿大，肠鸣音正常。神经系统：神清，语利，高级皮质功能正常。双侧瞳孔等大等圆，对光反射（＋），眼底检查（－），未见 K-F 环。双侧眼动充分，眼震（－），眼裂等大，闭目有力，面部感觉正常，咬肌及颞肌有力，张口下颌无偏斜，双侧额纹及鼻唇沟对称，示齿口角无偏斜。林纳试验 AC＞BC，韦伯试验居中。悬雍垂居中，双侧软腭上举有力，咽反射（＋），双侧转头耸肩有力，胸锁乳突肌无萎缩，伸舌居中，舌肌无萎缩。浅、深感觉对称正常。步态正常，颈屈肌力 4+ 级，四肢近端肌力 4+ 级，远端肌力 5- 级，Gowers 征（－），四肢肌张力正常，四肢近端肌肉轻度萎缩，叩无肌球，未见不自主运动，双侧指鼻及跟膝胫试验稳准，龙贝格征（－）。四肢腱反射对称活跃，双侧病理征（－）。

辅助检查：ECG 未见异常。超声心动图除肺动脉瓣轻度反流外余各项正常范围。血生化全项：CK 763 U/L，CK-MB 及肌红蛋白在正常范围，AST 99 U/L，余正常。EMG 因患者拒绝未做。

为了明确诊断，于 2012 年 3 月 20 日对患者进行左侧肱二头肌活检。

病理结果

光镜所见：肌束衣内结缔组织轻度增生。正常肌纤维的直径在 25～65 μm，许多肌纤维内出现大小不一的空泡结构，其内充满嗜碱性颗粒样物质，部分肌纤维完全充满空泡，结构明显破坏（图 47-1）。少数肌纤维可见核内移现象。MGT 染色未见典型和不典型的破碎红染纤维，出现嗜碱性物质的肌纤维略红染。ORO 染色未见肌纤维内脂肪滴增多。PAS 染色可见肌纤维的空泡内充满糖原（图 47-2）。在 ATP 酶的酸性反应系列显示Ⅰ型和Ⅱ型肌纤维在部分区域呈小片状分布，空泡肌纤维累及两型。正常Ⅰ型肌纤维的直径在 30～90 μm。在 ATP 酶的碱性反应系列证实肌纤维的上述分布特点。正常Ⅱ型肌纤维的直径为 30～90 μm。NADH-TR 染色可见含空泡的肌纤维深染，少数肌纤维内出现片状氧化酶活性下降。SDH 染色可见肌纤维空泡内缺乏酶活性。COX 染色未见肌纤维深染和 COX 阴性肌纤维。NSE 染色显示出现空泡的肌纤维可见点状深染。免疫组织化学染色 Dystrophin-N、C、R 及 α、β、γ-sarcoglycan 在肌纤维膜阳性表达，个别肌纤维内空泡 Dystrophin-C 阳性。Dysferlin 染色肌纤维膜均匀表达。Desmin 染色正常。

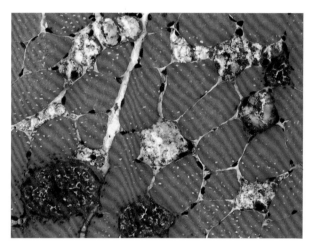

图 47-1 可见大量空泡，部分空泡内充满嗜碱性颗粒样物质（HE 染色 ×400）

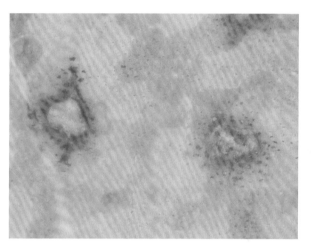

图 47-2 可见肌纤维的空泡内充满糖原（PAS 染色 ×400）

电镜所见：电镜下可见数个纵切的肌纤维，部分肌纤维膜呈指状突起，可见局灶性的肌原纤维破坏，且连接成网状，糖原充填。

基因结果：*GAA* 基因 *c.*596A＞G *p.*H199R，*c.*668G＞A *p.*R223H，*c.*2065G＞A，*p.*E689K。

临床病理诊断：糖原贮积病Ⅱ型（Pompe 病）。

讨论

糖原累积病Ⅱ型是一种常染色体隐性遗传的疾病[1]。该病的发病率约为 1∶40 000。本病在非洲裔美国人、丹麦人及东南亚人发病率略高。本病主要由于溶酶体的酸性 α 糖苷酶缺陷，导致充满糖原的异常溶酶体沉积于各种组织中，激发了自噬作用，引起细胞凋亡，引起器官功能障碍。骨骼肌、心肌、平滑肌和神经系统为最常受累的部位。1932 年丹麦病理学家首次报道了一例 7 个月大的女婴，患者出现了严重的肌肉无力和肥厚性心肌病，全身组织内有大量糖原沉积。同年 Bischoff 和 Putschar 分别报道了该病的特点。1963 年 Hers 通过对 5 例婴儿尸检，最先确定了该病为溶酶体的酸性 α 糖苷酶缺陷导致。该病的发病年龄及严重程度不一，通常早发婴儿型糖原贮积病为在 1 岁内起病，骨骼肌、心脏及肝受累严重，出现肌张力下降、进行性肌无力、巨舌、肝大和肥厚型心肌病。如果未经治疗，多数于 1 年内死亡。晚发型糖原贮积病可以于儿童期甚至成年早期起病，出现缓慢进展的四肢近端肌肉的无力，下肢肌肉及脊旁肌明显，在运动中常出现容易疲劳、耐力差、运动能力差、活动后可出现腰痛及肌肉疼痛，查体可见翼状肩胛及脊柱侧凸[2-4]。呼吸系统受累较其他类型的代谢性肌病常见，其中在 30% 的患者可以为首发症状，主要是由于膈肌及肋间肌受累。部分患者出现胃肠道症状，如慢性腹泻、呕吐及进食后腹痛等，提示平滑肌受累[4]。少数患者出现心脏受累、上睑下垂、听力下降以及脑动脉扩张。辅助检查显示肌酸激酶通常升高 2～5 倍，肌电图检查提示肌源性损害，可伴有强直电位。骨骼肌 MRI 检查可以看到肌肉脂肪变，也可作为治疗后随访肌肉病变改善的手段。肌肉活检 HE 染色出现大量含有嗜碱性颗粒的空泡，PAS 染色提示空泡为糖原沉积。最后通过 GAA 基因监测进行确诊。从 1973 年首次尝试酶学替代疗法，至 2006 年酶学替代药物正式上市，该病成为可治疗的遗传病之一。

本例患者成年起病，主要表现为进行性肢体力弱、肌酸激酶升高及消瘦，合并脊柱侧凸提示骨骼肌及肌肉损害，尚未出现明显的呼吸困难，心脏超声检查未见心室肥厚等表现，无明显的消化道症状，提示该患者的酶活性有一定的保留。但是患者阳性家族史、同代发病以及父母正常提示常染色体隐性遗传疾病。患者自幼运动能力差、耐力差，出现骨骼肌无力及脊柱侧凸，须要考虑到代谢性肌病的可能，尤其是糖原贮积病及脂肪贮积症，也须要与先天性肌病、常染色体隐性遗传性肢带型肌营养不良、Danon 病及脊肌萎缩症等进行鉴别。该患者的弟弟因为反复呼吸衰竭后猝死，其姐姐亦因呼吸衰竭入院，用呼吸机辅助呼吸。心脏的主要表现为右心功能减退、肺动脉高压及右心室肥厚表现，也与其呼吸肌功能降低有关。尤其是患者的姐姐具有典型的夜间平卧性呼吸困难，为糖原贮积病的一个重要特征。最后通过典型的病理表现大量具有嗜碱性的空泡（HE 染色），PAS 染色示大量糖原沉积以及电镜下溶酶体内大量糖原沉积及基因检测进行确诊。

此病例给我们的提示有：

1. 这类患者最易出现呼吸肌肉受累，尤其是膈肌和肋间肌等肌肉受累，导致严重的呼吸困难。严重的脊柱侧凸也是加重患者呼吸功能差的因素之一。呼吸衰竭甚至可以导致猝死的发生，如患者的弟弟。当临床肌无力患者出现呼吸肌受累时，须要首先除外该诊断。

2. 心脏损害在晚发型患者中较早发型患者轻，部分患者可以出现心电图改变，如 PR 间期缩短、QRS 波群增高以及继发心律失常。常见的超声改变为心脏弥漫增大、心室壁及室间隔增厚。更值得注意的是，这类患者可能出现其姐姐一样的右心室扩大、右心室肥厚及肺动脉高压等右心受累表现，与呼吸功能受损有关。

3. 欧美已上市了酶学替代疗法的药物，对发现近端肢体力弱或者肺功能下降的患者启动酶学替代疗法[5-6]。使用中须要注意严重的过敏反应和免疫反应，必要时给予糖皮质激素治疗。在最初使用两年内须要每 3 个月检查 IgG 抗体，以后每年检查。2017 年 5 月我国大陆地区美而赞上市，但是由于这 2 位患者因经济条件原因而并未进行酶学替代治疗。对症治疗包括康复治疗、饮食控制以及系统性症状治疗。在进行详细的心肺功能、骨密度检查及跌倒风险评估后给予患者制订运动计划，建议亚强度的有氧运动（行走、踏板车及游泳）集合功能性活动，做伸展练习以预防关节肌肉挛缩畸形，避免过度疲劳及高强度运动，同时要监测心率，补充钙质。对于呼吸系统建议接种肺炎及流感疫苗。如果有感染发生，应早期强化抗感染治疗，及时清除呼吸道分泌物，学习锻炼咳嗽和吸气肌肉，必要时使用无创呼吸机辅助通气。对消化道要进行吞咽和胃食管反流评价，建议进行高蛋白质饮食，注意补充维生素和矿物质。经过对其他因素的控制后，患者目前病情稳定，其姐目前仍须要夜间呼吸机辅助通气。建议对患者定期监测肺部功能及心脏指标，以避免猝死的发生。

（首都医科大学附属北京安贞医院李颖、冯立群整理）

参考文献

[1] De Filippi P1, Saeidi K, Ravaglia S, et al. Genotype-Phenotype Correlation in Pompe Disease, a Step Forward. Orphanet J Rare Dis, 2014, 8(9): 102.

[2] Desnuelle C, Salviati L. Challenges in Diagnosis and Treatment of Late-onset Pompe Disease. Curr Opin Neurol, 2011, 24(5): 443-448.

[3] Chu YP, Sheng B, Lau KK et al. Clinical Manifestation of Late Onset Pompe Disease Patients in Hong Kong. Neuromuscul Disord, 2016, 26(12): 873-879.

[4] Kroos M, Hoogeveen-Westerveld M, Van Der Ploeg A, et al. The Genotype-Phenotype Correlation in Pompe Disease. Am J Med Genet C Semin Med Genet, 2012, 160C(1): 59-68.

[5] Cupler EJ, Berger KI, Leshner RT, et al. Consensus Treatment Recommendations for Late-Onset Pompe Disease. Muscle Nerve, 2012, 45(3): 319-333.

[6] Chien YH, Lee NC, Huang PH, et al. Early Pathologic Changes and Responses to Treatment in Patients with Later-onset Pompe Disease. Pediatr Neurol, 2012, 46(3): 168-171.

病例 48

53 岁男性四肢麻木 2 年零 9 个月，伴肢体无力 5 个月

临床资料

患者，男，53 岁，主因"四肢麻木 2 年零 9 个月，伴肢体无力 5 个月"，以"周围神经病"于 2016 年 9 月 5 日收入神经肌肉与遗传科。

现病史：患者于 2 年零 9 个月前无明显诱因逐渐出现四肢麻木，主要表现为双手及双小腿远端非对称性麻木感，以左侧为著。麻木感逐渐加重，向近端发展至膝关节及腕关节水平，同时感觉皮肤干燥、四肢无汗及走路不稳，有踩棉感，不敢走夜路，但无明显肢体疼痛，就诊于当地医院，诊断为"腰椎间盘突出症"。给予物理按摩及改善循环药物治疗后无明显好转。1 年零 4 个月前患者出现反复腹泻，为水样便，3～7 次 / 天，伴腹鸣，无腹痛及便中带血。1 年零 3 个月前患者就诊于西安某军医大学附属医院，行肌电图检查，提示周围神经源性损害，诊断为"周围神经病"。完善腰椎穿刺检查后，曾给予糖皮质激素（甲泼尼龙 250 mg 静脉点滴 6 天）及营养神经对症治疗后无缓解。发病期间，患者曾就诊于河南省某医院，考虑"脊髓亚急性联合变性""副肿瘤综合征"。5 个月前，患者出现四肢远端无力，独立行走费力。为进一步明确诊治，以"周围神经病"收入院。患者自发病以来，无发热、头痛或耳鸣，精神状况一般，无汗，小便基本正常，大便次数增多，体重减轻，性功能减退。

既往史、个人史及家族史：既往体健。否认血液病、慢性肝病、风湿病及恶性肿瘤史。否认高血压及糖尿病史，否认特殊用药史。吸烟 30 年，每日约 20 支。饮酒 20 年，每日饮白酒 4～5 两。无有机磷农药接触史。家族中先证者的母亲和大哥有反复腹泻、腿疼痛麻木及走路不稳等类似症状，但未查肌电图。其父、其母及大哥已过世，其余兄弟姐妹健在。母亲于 60 岁去世，死于难以控制的腹泻；父亲于 2015 年 84 岁去世，死于脑梗死；Ⅱ 1：大哥，57 岁发病，60 岁去世；Ⅱ 3：大姐，2 年前死于脑瘤；Ⅱ 9：先证者，53 岁；Ⅲ 1-13：所有人均未发病（图 48-1）。

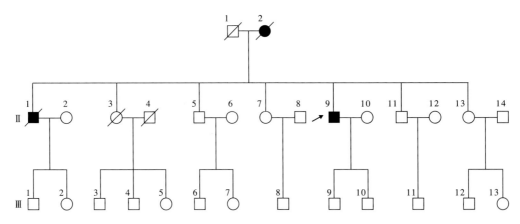

图 48-1　患者家系图

入院查体：右侧卧位血压 95/65 mmHg，立位血压 90/60 mmHg，心率 76 次 / 分。双肺呼吸音清，未闻及干、湿啰音。心律齐，未闻及明显杂音。腹软，肠鸣音 4～7 次 / 分，无压痛及反跳痛，肝、脾肋下未触及。皮肤、黏膜略苍白，四肢皮肤干燥，伴色素沉着。腹股沟、腋下及颈部浅表淋巴结未触及肿大，胸骨无压痛。颈部血管未闻及杂音。神经系统查体：神清、语利，颅神经未见异常。双侧软腭上抬有力，悬雍垂居中，双侧咽反射对称存在；双侧转颈和耸肩有力，伸舌居中，未见舌肌纤颤，舌体饱满稍肥大。四肢肌容积正常，双手肌力 4 级，右足背屈、跖屈肌力 4 级，左足背屈、跖屈肌力 3 级，余肌力 5 级；未见肉跳。双侧上、下肢肌张力对称正常；双侧指鼻、跟膝胫试验稳准，闭目难立征阳性；双侧上、下肢未见静止性、姿势性震颤；双侧腕关节、膝关节以下呈手套、袜套样针刺觉减退，音叉振动觉减退；腹壁反射及提睾反射存在，四肢腱反射对称性减低；双侧掌颌反射、霍夫曼征阴性，双侧巴宾斯基征未引出；颈软，脑膜刺激征阴性。

辅助检查：2015 年 6 月 4 日（当地医院）腰椎穿刺压力不详；脑脊液 WBC 2 mm^3；脑脊液蛋白质 1.0 g/L，葡萄糖 2.38 mmol/L，氯化物 120.5 mmol/L。脑脊液免疫球蛋白：IgG 91.7mg/L，IgA 8.85 mg/L，IgM 1.57 mg/L；微量白蛋白 517 mg/L。免疫球蛋白 IgG 指数 0.747。脑脊液细胞学：淋巴细胞 63.5%，单核细胞 36.5%，未见病理性细胞。脑脊液病毒 TORCH：IgG（－），IgM（－）。2015 年 6 月 5 日（当地医院）肌电图：双侧胫神经及腓神经运动波幅下降，双侧正中神经运动传导速度稍减慢，双侧腓肠神经未引出肯定波形，双侧正中神经及尺神经感觉波幅略低。双侧胫神经 F 波及 H 反射未引出。2015 年 6 月 9 日头颅 MRI 及胸椎 MRI 检查未见明显异常。腰椎 MRI：L4‐S1 椎间盘轻度突出，纤维环撕裂。血常规：WBC 2.56×10^9/L，中性粒细胞 1.44×10^9/L，RBC 3.39×10^{12}/L，红细胞压积 32.3%，HGB 32.2 pg，红细胞平均体积 95.3 fl。免疫全套：抗 ANA（1∶100）、ds‐DNA、SSA、SSB、Scl‐70、Smith、Jo‐1 抗体及抗平滑肌抗体、抗组蛋白抗体、抗硬皮病抗体、抗 RO‐52 抗体、抗着丝点抗体、核糖体 P 蛋白抗体、抗线粒体抗体 M2、核小体抗体及抗 U1‐nRNP 抗体均阴性。ASO、RF、ESR 及 CRP 在正常范围。生化全项：总蛋白 48.5 g/L，白蛋白 32.6 g/L，球蛋白 15.9 g/L，总胆固醇 2.82 mmol/L，高密度脂蛋白 0.81 mmol/L，钾 3.27 mmol/L，钙 2.16 mmol/L。BUN 5.7 mmol/L，肌酐 49.7 μmol/L。空腹血糖 4.23 mmol/L。三餐后 2 h 血糖及糖化血红蛋白在正常范围。甲状腺功能：T$_3$、T$_4$、FT$_3$、FT$_4$，hsTSH、TG‐Ab、TM‐Ab 均在正常范围。促甲状腺激素受体抗体 <0.3 IU/L，血清维生素 B$_{12}$ 235 pmol/L，血清叶酸 9.11 nmol/L。抗磷脂抗体阴性。丙肝抗体、梅毒特异性抗体及 HIV 抗体均阴性。血氨 44.3 μmol/L。

腹部彩超示肝、胆、胰、脾、肾未见异常。甲状腺彩超示甲状腺右叶 0.2 cm×0.2 cm 低回声小结节，TI‐RADS 3 级。心脏彩超提示左室壁明显增厚，考虑肥厚性心肌病；主动脉窦稍增宽，二尖瓣少量反流，左室舒张功能减低。双眼视野图示右眼上方不规则视野缺损，双眼散在相对性暗点。心电图检查示窦性心律，完全右束支传导阻滞，可疑前壁心肌梗死，异常右偏电轴。肌电图（2016 年 9 月）的神经传导部分见表 48‐1 和表 48‐2。F 波检测显示左侧尺神经及双侧胫神经 F 波未引出。针极 EMG 检测显示左侧胫前肌可见纤颤电位和正锐波。MUAP 分析可见左侧胫前肌波幅升高，时限延长，募集呈单纯相，提示上下肢神经源性损害。交感皮肤反应：四肢波形未引出；R‐R 间期变化率（心率变异趋势图）：平静呼吸时，变化率下降；深呼吸时，变化率下降，E/I 下降。体感诱发电位：双上肢刺激右侧正中神经，右侧 N9、N13，左顶皮质 N20，波形未引出；刺激左侧正中神经，左侧 N9、N13 波形未引出，右顶皮质 N20 波形分化尚可，重复性尚可，潜伏期正常。提示：右上肢外周段深感觉传导通路障碍，中枢段障碍不除外；左上肢外周段深感觉传导通路障碍。双下肢：分别刺激左、右侧胫神经，双侧腘窝（N6）、T12（N22）波形未引出，双顶皮质（P40）波形分化尚可，重复性尚可，潜伏期正常。提示双下肢外周段深感觉传导通路障碍。免疫固定电泳：血液中未见 M 蛋白成分，尿液中轻链在正常范围。血神经元抗原抗体谱检测：抗 Hu、Yo、Ri 抗体，以及抗 CV2 抗体、抗 Amphiphysin 抗体、抗 PNMA2 抗体均阴性。血和尿重金属毒物筛查示铅、镉、锰、汞、铊及铬等均在正常范围。

治疗经过：腹泻，给予洛哌丁胺 2 mg，每日 1 次，口服 3 天。改善循环，B 族维生素对症治疗。为了明确病因诊断，于 2016 年 9 月 13 日在局麻下行腓浅神经及腓短肌联合活检，同时完善基因组次全外显基因筛查。

表48-1 肌电图 —— 运动神经传导

神经及定位	潜伏期	波幅	传导速度	距离	波幅比	面积比
掌	3.0 ms	4.2 mV	m/s	mm		
腕	5.1 ms(55% ↑)	4.7 mV(72% ↓)	32.3 m/s ↓	68 mm	111.8	131.2
肘	9.7 ms	4.5 mV(70% ↓)	47.8 m/s(23% ↓)	220 mm	95.4	96.5
尺神经						
腕	3.0 ms	4.7 mV(65% ↓)	49.7 m/s(26% ↓)	174 mm	83.1	93.7
肘上	10.0 ms	4.6 mV(65% ↓)	42.8 m/s(25% ↓)	150 mm	98.0	105.3
胫神经						
踝	ms	未见肯定波形	m/s	mm		
胫神经（右）						
踝	ms	未见肯定波形	m/s	mm		
腓神经（右）						
腓骨小头下 - 胫前肌	3.9 ms	2.4 mV	m/s	mm		
腘窝	6.3 ms	1.9 mV	34.1 m/s	82	82.0	181.2

表48-2 肌电图感觉神经传导

神经及部位	振幅	CV	距离	高峰延迟	部分
正中神经（左）					
指 I	ms	未见肯定波形	m/s	mm	ms	腕 - 指 I
指 III	ms	未见肯定波形	m/s	mm	ms	腕 - 指 III
尺神经（左）					
腕	ms	未见肯定波形	m/s	mm	ms	腕 - 指 IV
胫神经（左）					
趾 1	ms	未见肯定波形	m/s	mm	ms	踝 - 趾 I
胫神经（右）					
趾 1	ma	未见肯定波形	m/s	mm	ms	踝 - 趾 I
腓总神经（左）					
踝	ms	未见肯定波形	m/s	mm	ms	腓骨小头 - 踝
腓肠神经（左）					
踝	ms	未见肯定波形		mm	ms	小腿下部 - 踝

病理报告

　　右侧腓肠神经活检，将 1 cm 长的神经置入 10% 福尔马林固定，用石蜡包埋切片，将 0.5 cm 长神经置入戊二醛固定液，行半薄切片和超薄切片。

　　镜下所见：HE 染色可见 8 个神经束，神经内膜血管壁增厚，可见嗜曙红小血管，神经纤维数量减少，神经束膜和间质未见物质沉积。半薄切片和苯胺蓝染色示有髓神经纤维数量严重减少。刚果红染色示神经内膜血管壁增厚，刚果红染色呈阳性反应。电镜下示血管壁淀粉样物质沉积，高倍镜下沉积物由细小针丝样物质组成。

　　SMA 免疫组化染色可见神经内膜的血管壁结构不完整，抗 CD34 免疫组化染色示神经内膜的血管壁增厚。有髓神经纤维数量显著减少，少许残留小有髓神经纤维。CD68 免疫组化可见少许阳性细胞。

　　基因检测：转甲状腺素蛋白基因杂合突变，外显子 2，*c.*200G＞C，*p.*G67A。

　　临床、病理和基因诊断：家族性淀粉样多发性周围神经病（familial amyloid polyneuropathy，FAP）（TTR 型）。

　　基因检测结果：选择精准基因公司 SWES-01_JZ4000 产品，采用安捷伦外显子芯片捕获技术及高通量测序的方法，进行了 Sanger 测序验证。

　　先证者 chr18: 29172989 存在 *c.*200G＞C 的杂合突变（Sanger 测序图）。

　　诊断：家族性淀粉样变多神经病 (familial amyloid polyneuropathy，AFP)。

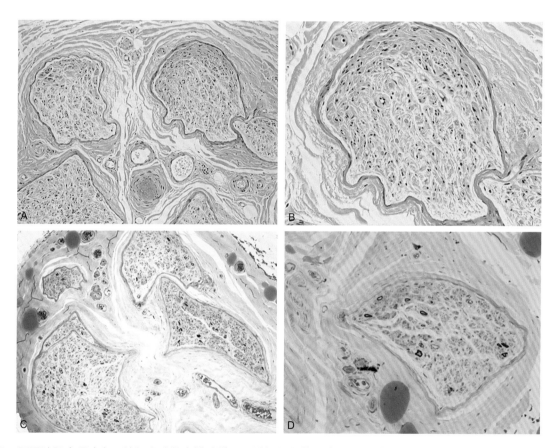

图 48-2　周围神经病理改变。神经内膜的血管壁增厚，神经纤维数量减少（HE 染色 ×200，图 A、B），有髓神经纤维数量显著减少，少许残留小髓神经纤维（半薄切片 / 苯胺蓝染色，×200，图 C、D）

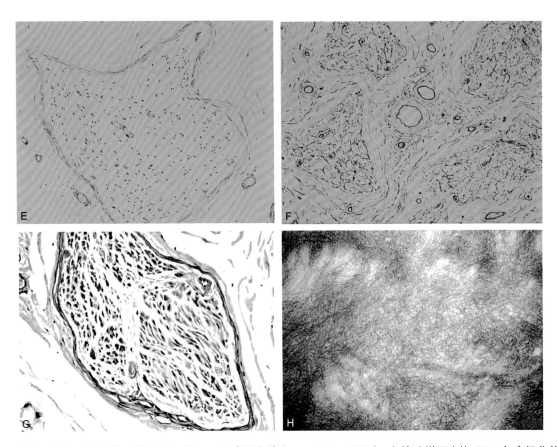

图 48-2（续） 神经内膜血管壁结构破坏（SMA 免疫组化染色，×200，图 E），血管壁增厚（抗 CD$_{34}$ 免疫组化染色，200× 图 F），神经内膜血管刚果红染色呈阳性（刚果红染色，×400，图 G），血管壁沉积物由细小针丝样物质组成（电镜 12000×，图 H）

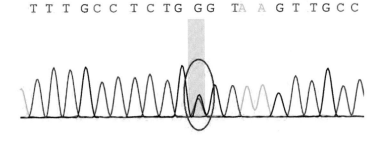

图 48-3 转甲状腺素蛋白基因 sanger 测序图，现 *c.* 200G＞C 杂合突变

讨论

淀粉样变性是由于淀粉样蛋白沉积在细胞外基质，造成沉积部位组织和器官损伤的一组疾病，可累及多种组织及器官，其中系统性轻链型淀粉样变性（AL 型）在临床上最为常见。

FAP 为常染色体显性遗传病。国外报道 FAP 的发病率为 1/10 万。首发症状常表现为周围神经病及自主神经功能障碍，晚期可累及许多组织和器官，如心脏、软组织（舌及胸壁皮下脂肪组织）、眼（表现为白内障、视野缺损及视力下降）、血管壁、胃肠道、肾、皮肤、肺、肝、软脑（脊）膜及甲状腺等。

FAP 的病理检查可见淀粉样物质沉积包括三种不同的蛋白质——转甲状腺素蛋白（TTR）、载脂蛋白 A-1（apolipoprotein A-1，apoA1）和钙结合微丝蛋白（gelsolin，GSN）。其中 TTR 变异为 FAP 中最多见且最严重的类型。根据葡萄牙和日本对 FAP 的流行病学调查，TTR 第 30 位氨基酸突变（Val30 Met）的患病率为 1/1000，是最常见的突变类型。本例患者的 TTR 基因突变为 p.G 67A，属于少见突变类型。

FAP 受种族、地域及年龄等多因素的影响。根据种族和症状特点，FAP 分为四种类型：① FAP-Ⅰ型：属于葡萄牙型，或葡萄牙 - 瑞典 - 日本型，或安德雷德型，Val30Met 突变型最为多见，是由 TTR 基因突变所致，由下肢起病。② FAP-Ⅱ型：属于印第安 / 瑞士型，或马里兰 / 德国型，是由 TTR 基因突变所致，由上肢起病，腕管综合征为首发表现。③ FAP-Ⅲ型：由载脂蛋白 A1 基因突变所致，属于爱荷华型。④ FAP-Ⅳ型：由钙结合微丝蛋白基因突变所致，属于芬兰型。本例患者上肢和下肢同时起病，应属于 FAP-Ⅰ型或 FAP-Ⅱ型。

转甲状腺素蛋白相关家族性淀粉样变多发性神经病（transthyretin-related familial amyloid polyneuropathy，TTR-FAP）属于常染色体显性遗传，临床上可以表现为眼玻璃体中淀粉样沉积、视觉障碍及眼球震颤。在心血管方面，一般表现为限制性心肌病，传导阻滞，通常为晚发型，多数在 50 岁以后才出现心脏症状。自主神经功能障碍通常出现早，胃肠道方面会出现自主神经功能异常，表现为腹泻或便秘交替；发作性恶心、呕吐及胃排空延迟；男性可有勃起功能障碍；尿潴留或尿失禁；无汗症，直立性低血压；周围神经病导致的肌无力；中枢神经系统表型包括共济失调、截瘫、痫性发作、卒中样发作、头痛、痴呆、精神障碍、痉挛状态、耳聋、震颤、构音困难、眼球震颤、共济失调、脊髓病、脑积水或颅内出血；脑脊液蛋白质升高，软脑膜血管、脑干及脊髓淀粉样物质沉积；头部 MRI 检查可见弥漫性软脑膜强化。周围神经系统可以表现为轴索型周围神经病。感觉轴索型多发性神经病最初常表现为双足感觉异常（如烧灼感和刺痛等）和痛觉减退，肢体麻木和肌无力向近端发展、腱反射减弱及腕管综合征等。由于感觉缺失及自主神经功能障碍，双下肢营养不良性溃疡很常见。感觉运动性神经病和自主神经功能障碍的病程一般可持续 10～20 年。

本病于成人期发病，以神经系统、心血管系统、软脑膜和眼部症状表现突出，可发生全身性淀粉样物质沉积，呈进展性。本例患者 53 岁，于 50 岁起病，为成人起病，且属于晚发型，主要表现为多发性感觉运动轴索型神经病，且自主神经症状突出，反复腹泻，皮肤干燥、少汗。心电图检查提示完全右束支传导阻滞及心肌缺血。超声心动图提示肥厚性心肌病。眼部症状出现视野缺损，舌体稍显肥大，头 MRI 平扫正常，未行增强扫描，因此未见到软脑膜强化。因为 TTR-AFP 性患者的外显率并不是百分之百，因此，带有 TTR 基因突变的个体在生存期内 TTR-AFP 可无任何症状，另外，该病可呈遗传早现。

关于 TTR-AFP 的临床诊断包括五个方面：①临床症状：成人起病，缓慢进展的感觉运动性多发性神经病或自主神经功能障碍，伴有下列一项或多项症状者，须怀疑 TTR-AFP：心脏传导阻滞、心肌病、肾损害及玻璃体混浊。②家族史：如有常染色体显性遗传史，支持 TTR-AFP 的诊断。但是，当家族成员的平均年龄超过 50 岁时，虽然缺乏其他患病者，也不能排除转甲状腺素蛋白相关家族性淀粉样变性。③组织活检：是证实淀粉样变性的重要依据。表现为变性发生在腹壁皮下脂肪组织、皮肤、胃或直肠黏膜及腓肠神经等活检组织中，刚果红染色呈砖红色阳性反应，在偏振光显微镜下呈黄绿色双折射特征。电镜下表现为直径 8～14 nm、无分支、僵硬及排列紊乱的纤维丝状结构。胃肠黏膜内镜下活检的阳性率约为 85%。腓肠神经活检示淀粉样物质阳性率较低，主要是由于淀粉样物质沉积时分布不均。若观察到淀粉样沉积物质可被抗 TTR 抗体免疫标记，则诊断更加明确。本例患者腓肠神经活检可见刚果红染色呈阳性反应。④血清 TTR 蛋白测定：TTR 蛋白通常以四聚体形式存在，在正常人血浆中含量为 20～40 mg/dl。基因突变导致 TTR 蛋白分子构象改变，破坏了 TTR 四聚体的稳定性，更多的是以淀粉样蛋白单体形式存在。经过抗 TTR 抗体免疫沉淀后，血清 TTR 蛋白的阳性检出率约为 90%。⑤基因筛查：TTR 基因突变是 TTR-FAP 唯一致病基因。① TTR 基因点突变分析，Va l30 Met 是最常见的基因突变类型。② TTR 基因缺失 / 复制分析：除了 Del122Ile FAP 外，TTR 基因检测的缺失或复制目前尚无报道。对于 TTR 点突变阴性患者，须进行 TTR 基因缺失或复制检测，也许能发现异常。本例患者在 TTR 基因外显子区域发现一处杂合突变点：c. 200G＞C（鸟嘌呤 > 胞嘧啶），导致氨基酸改变 p.G67A（甘氨酸 > 丙氨酸），正常人群携带率为零。TTR 基因报道为常染色体显性遗传，理论上有一条染色体发生致病性突变即可致病。HGMDpro 数据库报道此突变位点为致病突变（DM，Ferlini. Human mutation, 4, 61, 1994），ACMG 判断为致病性（pathogenic），报道疾病为淀粉样变多发性神经病。

　　TTR 基因突变是 TTR-FAP 发病的分子基础。TTR 基因细胞遗传定位在 18 q12.1 上，全长 7 kb，含有 4 个外显子，发生突变后可以引起三种临床表型：①转甲状腺素蛋白相关淀粉样变性（hereditary transthyretin-related amyloidosis），属于常染色体显性遗传。②家族性腕管综合征（familial carpal tunnel syndrome），属于常染色体显性遗传。③转甲状腺素蛋白功能障碍性高甲状腺素血症（dystransthyretinemic hyperthyroxinemia），属于常染色体显性遗传。外显子 1 的主要功能是编码信号肽以及成熟蛋白质的前三个氨基酸。致病突变（damage mutation，DM）位于第 2、3、4 号外显子上。到目前为止，根据 HGMDpro 统计已发现约 140 种致病性变异。其中表现为淀粉样多发性神经病的突变位点就达 60 多个。在 TTR 基因变异中形式最多的是 Val30Met。

　　TTR 基因产物 —— 转甲状腺素蛋白（tian stl letin）是血清前白蛋白的一种，血浆正常的 TTR 浓度为 20～40 mg/dl，血浆半衰期为 1.9 天。TTR 的天然结构为可溶性四聚体（tetramer），由四个单体组成，每个单体（monomer）含有 127 个氨基酸，分子量 14kD，含有 8 个 β 折叠。每个单体之间靠氢键和无水共价键结合在一起。TTR 以四聚体形式发挥其生物功能，95% 由肝合成，其余 5% 由脉络膜丛及视网膜产生，负责转运视黄醇和甲状腺素。其在正常生理情况下可转运大约 20% 的甲状腺素。单体状态是形成淀粉样纤维的唯一形式。在这种情况下，TTR 发生突变并导致四聚体裂解为单体，且单体的构型发生改变，从而不断形成淀粉样纤维物质（图 48-3）。TTR 是 TTR-FAP 患者淀粉样沉积物中的主要构成物质。1983 年，TTR 蛋白完整的氨基酸序列被首次报道，证实这种异常 TTR 为 TTR 基因点突变所致。

　　淀粉样变性的治疗途径主要有三种：①干扰前体蛋白产生：阻止淀粉样纤维形成和淀粉样蛋白的产生和沉积。②稳定前体蛋白的天然结构，阻止其转变成错误折叠的蛋白质。③直接以淀粉样沉积物为靶标，破坏淀粉样蛋白纤维的结构稳定性，使其不能继续维持 β 折叠构象。在此基础上还要针对靶

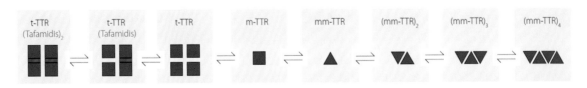

图 48-4　淀粉样蛋白（纤维物质）形成机制

注：t-TTR = 野生型 TTR 四聚体（native tetrameric TTR）；m-TTR = 折叠的 TTR 单体（folded monomer TTR）；mm-TTR = 错误折叠的 TTR 单体（misfolded monomeric TTR）；Tafamidis = TTR 稳定剂（氯苯唑酸）

器官症状给予对症支持治疗 [1-6]。

（1）原位肝移植（orthotopic liver transplantation，OTL）：是针对 TTR 前体（ATTR）的治疗，其主要目的是为了清除肝内过多的 TTR，以阻止淀粉样蛋白沉积物形成。研究证实肝移植后血清 TTR 水平可获得持续降低。根据世界移植登记处（World Transplant Registry）可知 FAP 患者接受肝移植后医学生存期可以超过 20 年。肝移植从 1990 年开始被用于治疗 TTR-FAP，到 2008 年肝移植数量达到顶峰。随访发现肝移植后心脏病情会加重，不能控制心律失常，神经系统症状也会有进展，故目前肝移植很少采用。OTL 的推荐适应证为 60 岁以下 TTR-AFP 患者，病程不足 5 年（早期），多发性神经病只局限在下肢，或只存在自主神经病，没有明显的心脏和肾功能不全者。禁忌证包括严重的多发神经病或者自主神经功能障碍以及重度营养不良。

（2）药物治疗：① TTR 稳定剂：可以提高四聚体的稳定性，阻止四聚体分解成单体。这是淀粉样蛋白纤维形成的限速步骤。NSAIDs 类药物二氟尼柳（diflunisal）和氯苯唑酸（tafamidis）可控制病情的发展。氯苯唑酸在 2011 年被欧洲医学管理局（European Medicines Agency，EMA）批准用于治疗 TTR-FAP，开始认为氯苯唑酸可有效地控制神经系统症状的进展。后来，2016 年 Violaine 等通过进一步研究得出结论，整体看患者对氯苯唑酸具有可耐受性，但长期连续随访 3 年后，发现患者的全身状况和周围神经病仍出现显著的临床恶化。二氟尼柳属于 NSAIDs 类药物，是水杨酸衍生物和抗炎镇痛剂，具有类似阿司匹林的作用和副作用。其对控制 TTR-FAP 的进展相对安全有效，对肾功能不全者应适当调整剂量。其他的 NSAIDs 类药物还有双氯芬酸（diclofenac）和氟芬那酸（flufenamic acid）等，主要作用是阻止淀粉样蛋白形成，起预防作用。②淀粉样蛋白分解剂：比如 I-DOX 和四环素类药物可以分解破坏已经形成的淀粉样蛋白。③ ATTR 抗体（T24）：2016 年 Hosoi 等研制出大鼠单克隆抗体 T24。试验表明，T24 可以抑制 FAP 大鼠的 TTR 聚集。之后，有的研制出人化的 T24（RT24），可以提高巨噬细胞吞噬发生聚集的 TTR。T24 是一种新型有效的治疗 FAP 的抗体。

（3）基因治疗：是 TTR 淀粉样变性病治疗的一个方向，近年来的研究主要集中在通过分解 TTR 的 mRNA 来抑制 TTR 基因表达，已对短干扰 RNAr（Short interference RNA）siRNA 以及反义寡核苷酸（antisense oligonucleotide）包括反义 DNA 和反义 RNA 进行了尝试。

（4）对症治疗：神经痛是 FAP 最常见也是最痛苦的症状，加巴喷丁、普瑞巴林和度洛西丁可用来缓解疼痛。三环类抗抑郁药可加重直立性低血压，应慎用。腕管综合征可通过外科减压术而得到缓解。直立性低血压的治疗方法包括高盐饮食，穿弹力袜，并及时纠正由于呕吐和腹泻造成的脱水。对于频繁呕吐的患者应给予静脉补液，同时应用止吐药物如甲氧氯普胺（胃复安）。阿片类药物可用于治疗腹泻。对于心律失常患者，须要植入永久性心脏起搏器。在肾衰竭阶段，可采取血液透析或肾移植。针对玻璃体混浊可采用玻璃体切割术。

关于 TTR-FAP 的预后，在疾病晚期，临床上最常见的表现为严重的腹泻与吸收不良、恶病质、神经功能残疾、严重的心律失常和明显的直立性低血压。死亡通常发生在症状出现后 5～15 年，患者常死于心力衰竭、肾衰竭或者感染。

（北京天坛医院神经病学中心于学英、张在强整理）

参考文献

[1] Ankarcrona M, Winblad B, Monteiro C, et al. Current and Future Treatment of Amyloid Diseases. J Intern Med, 2016, 280: 177-202.

[2] Hosoi A Sa, Tori Kai M, et al. Novel Antibody for the Treatment of Transthyretin Amyloidosis. J Biol Chem, 2016, 291(48): 25096-25105.

[3] Bordeneuve F, Gorram H, Salhi L, et al. Long-Term Treatment of Transthyretin Familial Amyloid Polyneuropathy with Tafamidis: a Clinical and Neurophysiological Study. J Neurol, 2017, 264(2): 268-276.

[4] Almeida MR, Gales L, Damas AM, et al. Small Transthyretin (TTR) Ligands as Possible Therapeutic Agents in TTR Amyloidoses. Curr Drug Targets CNS Neurol Disord, 2005, 4(5): 587-596.

[5] Contesse C, Cabib JM. Diflunisal Compassive Use in Transthyretin Familial Amyloidotic Polyneuropathy (TTR-FAP): Report of the First Spanish Experience. Orphanet Rare Dis, 2015, 10(Suppl 1):P2

[6] Stewart M, Keohane D, Short S, et al. Positive Real-World Effectiveness of Tafamidis for Delaying Disease Progression in Transthyretin Familial Amyloid Polyneuropathy. Orphanet Journal of Rare Diseases, 2015, 10(Suppl 1): P4.

病例 49

60 岁男性双下肢疼痛、反复皮肤破溃 5 年，双手发凉、起疱疹 2 年

临床资料

患者，男，60 岁，主因"双下肢疼痛、反复皮肤破溃 5 年，双手发凉、起疱疹 2 年"于 2011 年 5 月 20 日入院。

现病史：5 年前患者的双下肢疼痛、冷感，脓疱溃烂迁延不愈。3 年前左足扎伤后经久不愈，冬天有硬结，春天破溃流脓。近 2 年双手发凉，起脓疱。患者不能感知伤口疼痛，不伴肢体麻木，自觉肢体活动正常。有"腹泻 - 便秘"交替及性功能减退等症状，无头晕、心慌、胸闷及气短，无视物不清，无大汗及少汗。精神和饮食正常，体重无明显减轻。

既往史、个人史及家族史：否认糖尿病、性病及长期大量饮酒史，否认毒物或药物接触史，否认阳性家族史。

入院查体：双下肢可见多处皮肤破溃后结痂及瘢痕，左足底伤口形成窦道，局部渗血（图 49-1）。右足小趾截除，双下肢远端皮肤粗糙，无潮湿或干燥，四肢皮肤划痕试验阴性。心、肺、腹查体无异常发现。卧位血压 130/80 mmHg，立位 3 min 血压 120/75 mmHg。神经科查体：眼底和脑神经未见异常。四肢近端肌力 5 级，上肢远端 4 级，下肢远端 4+ 级，双手骨间肌萎缩（图 49-2）。小腿肌容尚可。双腕及双膝以下痛觉减退，双足关节位置觉对称存在。腱反射双上肢对称（++），双下肢（+），病理征（－）。

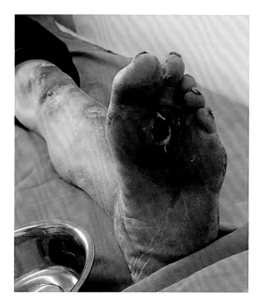

图 49-1　左足底破溃伤口经久不愈形成窦道

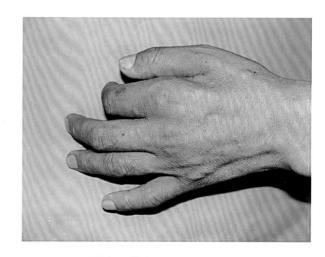

图 49-2　左手骨间肌萎缩

辅助检查：血 RBC 3.94×10^{12}/L ↓，HGB 118.6 g/L ↓，红细胞沉降率 59 mm/h ↑。尿、大便常规及血糖、肝和肾功能、风湿三项及 ENA 多肽均正常。骨髓瘤监测，血、尿免疫固定电泳未见异常。脑脊液：蛋白质 1.35 g/L ↑（正常 0.12 ~ 0.6 g/L），葡萄糖及氯化物正常。细胞数正常。心电图示窦性心律，Ⅱ、Ⅲ、avF 低平，左室高电压。心肌核素显像示左室间下壁血流灌注轻度减低，左室功能稍减低，左室各壁厚薄稍欠均匀，不除外心肌病改变。腹部彩超示肝实质回声增粗，胆囊多发息肉，前列腺增生。EMG 示周围神经损害表现，运动和感觉神经均受累，远端重于近端，下肢重，髓鞘和轴索均受累，下肢感觉神经未引出 SNAP。除常见卡压部位外，无明显的传导阻滞表现。

入院后给予甲钴胺 1500 μg 静脉推注 qd 营养神经、地塞米松 10 mg 静脉滴注 qd 及改善循环药物治疗共 20 天。手足皮温较前升高，小腿及双足溃疡及窦道均见好转（图 49-3）。

病理结果

取材及标本处理：2% 利多卡因局部浸润麻醉，左侧腓肠神经活检，对活检标本用锇酸固定，树脂包埋。标本之一：750 nm 半薄切片（横向），甲苯胺蓝/番红染色，备用于光学显微镜下病理分析。标本之二：40 nm 薄切，钨兰染色，备用于透射电子显微镜下超微结构分析。

镜下所见：活检腓肠神经包括八个神经束且光镜下表现相似，神经周膜和间质水肿，神经束内有髓神经纤维密度重度减低，残存有髓纤维髓鞘增厚，偶见裸髓纤维和肥大细胞，未见洋葱球样结构，未见炎症性细胞浸润，未见神经再生丛（图 49-4）。神经束间结缔组织中血管增生，数目增多，管壁增厚，血管壁内皮细胞结构尚清晰（图 49-5）。神经束内小血管增生，血管壁增厚，结构不清，玻璃样变性，部分血管内弹力层破坏，甚至管腔闭塞，多处小血管周围、神经内膜及有髓神经周围可见均质淀粉样物质沉积，呈淡蓝色（图 49-6、49-7）。

电镜下所见：有髓神经纤维髓鞘板层结构破坏，局部呈"毛线团"样疏松，轴索内线粒体结构欠清晰，在小血管壁周围及髓鞘周围可见细丝状淀粉样沉积物（图 49-8）。

病理诊断：淀粉变性周围神经病（慢性髓鞘病变）。

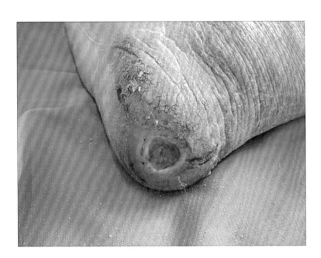

图 49-3 治疗后足底溃疡好转

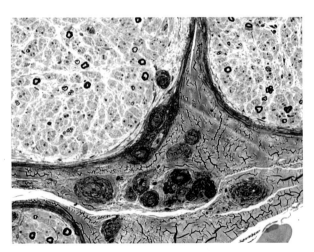

图 49-4 神经周膜及间质水肿，神经束内有髓神经纤维密度重度减低，残存有髓纤维髓鞘增厚（HE 染色 ×200）

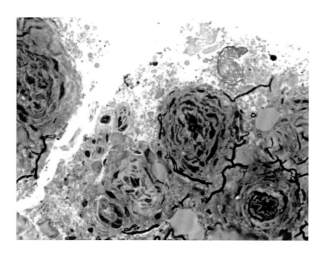

图 49-5　神经束间结缔组织中血管增生，管壁增厚，血管壁内皮细胞结构尚清晰（HE 染色 ×400）

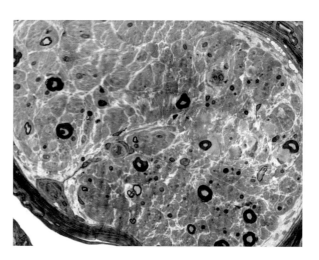

图 49-6　神经内膜及有髓神经周围可见均质淀粉样物质沉积，呈淡蓝色（HE 染色 ×400）

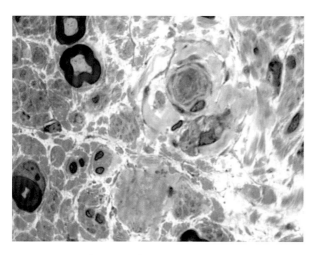

图 49-7　小血管周围及神经内膜淀粉样物质沉积（HE 染色 ×400）

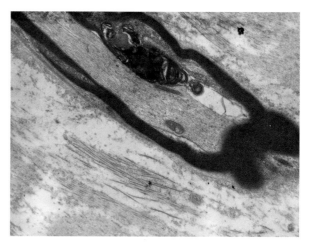

图 49-8　有髓神经纤维髓鞘板层结构破坏，局部呈"毛线团"样疏松，轴索内线粒体结构欠清晰，髓鞘周围可见细丝状淀粉样沉积物（×7500）

基因分析结果

根据病理结果行家族性淀粉变性周围神经病致病基因分析，发现 *TTR c.*161 G＞C（Arg54 Thr）报杂合错义突变（图 49-9）。

讨论

慢性多发性周围神经病的病因复杂多样，常见病因有感染、免疫、血管炎性、营养代谢、中毒、外伤和遗传等。临床表现相似，表现为肢体远端无力、萎缩，腱反射减弱或消失，末梢型感觉障碍，无病理征。定位诊断主要依靠详细的体格检查及规范、全面的电生理检查。通过电生理检查可明确周围神经受损程度、受累纤维类型及髓鞘或轴索受累。慢性多发周围神经病的病因诊断困难，通过腓肠

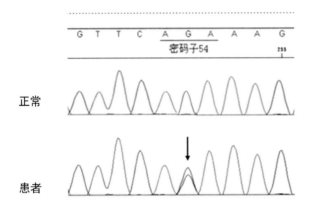

图 49-9　*TTR c.*161 G＞C（Arg 54 Thr）杂合错义突变

神经活检病理分析可以在形态学方面提供病因诊断依据。腓肠神经的特征性病理改变主要有淀粉沉积、血管炎、吞噬细胞浸润、脱髓鞘病变、洋葱球样结构、腊肠样结构、巨大轴索及髓鞘形成不良等。对本例患者进行腓肠神经活检时发现血管周围、神经内膜及有髓神经周围存在典型的均质样淀粉沉积，病理诊断为淀粉变性周围神经病，由此进一步通过基因检测获得最终诊断。本病在缺少神经活检病理诊断的情况下易误诊为慢性脱髓鞘神经根神经病或血管炎性神经病。如活检发现淀粉沉积，应与非遗传性淀粉变性（浆细胞病、多发性骨髓瘤及风湿免疫病继发淀粉变性）相鉴别。必要时应进行基因检测以明确诊断。

　　家族性淀粉变性周围神经病（FAP）是一种多系统受累遗传病，呈常染色体显性遗传，分为四型，致病基因为 *TTR*、*APOA1* 及 *GSN*，基因突变导致编码蛋白变异，形成病理性异常淀粉样细丝物质沉积于不同组织而致病。FAP 多以周围神经病为首发症状，表现为末梢型运动、感觉及自主神经功能障碍。随着疾病进展，出现眼、心脏、肝及肾等多脏器受累，同一家系患者的临床表型存在高度异质性。实验室检查缺乏特征性发现。在疾病早期仅有单系统或脏器受累时极易漏诊或误诊，因此，在病因诊断不明确时提倡对受累组织进行活检，如发现淀粉样物质沉积可早期明确诊断及早期治疗。

　　FAP 目前尚缺乏有效的治疗，有文献报道肝移植可延长 FAP 患者的生存期[1]，氯苯唑酸和二氟苯水杨酸可以延缓 FAP 神经系统症状的进展速度[2-3]。

（河北医科大学第三医院胡静、赵哲整理）

参考文献

[1] Yamashita T, Ando Y, Okamoto S, et al. Long-term Survival After Liver Transplantation in Patients with Familial Amyloid Polyneuropathy. Neurology, 2012, 78: 637-643.

[2] Coelho T, Maia LF, da Silva AM, et al. Long-Term Effects of Tafamidis for the Treatment of Transthyretin Familial Amyloid Polyneuropathy. J Neurol, 2013, 260: 2802-2814.

[3] Berk JL, Suhr OB, Obici L, et al. Diflunisal Trial Consortium: Repurposing Diflunisal for Familial Amyloid Polyneuropathy: a Randomized Clinical Trial. JAMA, 2013, 310: 2658-2667.

病例 50

22 岁男性肢体麻木无力 6 个月，舌肌萎缩 3 个月

临床资料

患者，男，22 岁，因"肢体麻木 6 个月，舌肌萎缩"以"周围神经病"于 2017 年 12 月 1 日收入神经科。

现病史：患者 6 个月前无明显诱因逐渐出现左手麻木，以左手中指及无名指麻木为主，针刺样，持续性，按压时麻木加重。同时伴有左手不自主抖动，持物及处于某种姿势时明显。患者诉双侧膝关节和肘关节疼痛，无关节僵直或红肿，无晨起关节发僵。5 个月前左手麻木逐渐累及手背侧面和左前臂外侧，并逐渐出现舌头活动不灵，表现为口齿欠清，咀嚼不灵活。4 个月前出现右手手背麻木，逐渐累及右前臂，伴有并指分指费力。3 个月前右侧小腿外侧及足内侧麻木，性质同前，无疼痛。右手无力进行性加重，逐渐出现手固有肌肌肉萎缩，无名指和小指关节屈曲，同时发现舌肌肌肉萎缩及不自主颤动。患者发病以来精神可，睡眠正常，二便正常。病前及病程中始终无发热，未见明显体重减轻。入院后为明确诊断，于 12 月 11 日行腓肠神经活检。

既往史、个人史及家族史：未见特殊。

入院查体：右侧卧位血压 130/80 mmHg，心率 70 次 / 分。双肺呼吸音清，未闻及干、湿啰音。心律齐，未及明显杂音。腹软，无压痛及反跳痛，肝、脾肋下未触及。神经系统查体：神清，语利，时间、地点及人物定向力正常，记忆力及计算力正常。双侧瞳孔等大等圆，直径 3 mm，双侧瞳孔直接及间接对光反射灵敏，眼球各向运动充分，未见眼震。双侧面部针刺觉对称，双侧角膜反射正常引出，双侧咀嚼对称有力。双侧额纹和面纹对称，闭目及示齿有力。双耳粗测听力可，韦伯征居中，林纳试验双侧气导 > 骨导。双侧软腭上抬有力，双侧咽反射存在。双侧转颈、耸肩有力，伸舌受限，可见双侧舌肌萎缩及颤动。右手骨间肌肌萎缩，并指分指肌力 3 级，其余肢体肌力 5 级。双侧肢体腱反射 +。双侧指鼻、跟膝胫试验稳准，闭目难立征阴性。双手虎口、尺侧半、桡侧半、前臂外侧针刺觉减退，右下肢小腿外侧以及足内侧针刺觉减退。双侧掌颏反射、霍夫曼征阴性。双侧巴宾斯基征未引出。颈软，脑膜刺激征阴性。尺神经无增粗。

辅助检查：血常规、尿常规、大便常规及凝血 4 项正常。生化全项：肝功能、肾功能、CK-MB、胆红素、血脂及电解质均正常，肌酸激酶 253.5 U/L，葡萄糖 3.65 mmol/L，血清同型半胱氨酸 16.2 μmol/L。糖化血红蛋白在正常范围。甲状腺功能正常。肾功能检查正常。传染病筛查阴性。毒物筛查未见明显异常。ASO、类风湿因子、红细胞沉降率及 SCRP 正常。ANCA 及免疫全套阴性。免疫固定电泳阴性。抗心磷脂抗体阴性。副肿瘤筛查：Hu、Yo 及 Ri 阴性。甲状腺彩超示甲状腺未见占位性病变。泌尿系统彩超示双肾、膀胱及前列腺未见异常。腹部彩超示肝、胆、胰、脾及双肾未见明显异常。胸部 X 线片示两肺、心、膈未见明显异常。心脏彩超检查示心内各主要结构及血流未见明显异常，左心功能正常。颈椎 MRI 示颈椎生理曲度变直；C5 — 6、C6 — 7 椎间盘轻度后突出。头颅 MRI 示蝶窦及上颌窦囊肿。右侧后组筛窦结节，囊肿可能大。肌电图示：①上、下肢周围神经源性损害。②舌肌静息时可疑少量自发电位。③节段性运动传导测定未见肯定传导阻滞。脑脊液检查见表 50-1。

表50-1 脑脊液检查

日期	压力 （mmH₂O）	WBC （/UL）	多核 （%）	单核 （%）	NG （mmol/L）	C-Pro （Mg/dl）	NCL （mmol/L）	OB （CSF）	24h IgG 合成率 （-10～10）
2017 年 12 月 7 日	140	4	/	/	3.19	41.35	125	+	1.3
2017 年 12 月 15 日	130	6	16.6	83.4	3.2	39.37	124	/	/

入院后给予神经营养治疗。此患者的临床症状及体征符合多数单周围神经表现。入院后进一步完善肌电图检查。肌电图检查提示上、下肢周围神经源性损害，以轴索损害为主，同时存在脑神经病变，节段传导未见传导阻滞，提示此患者为多数单、轴索性周围神经病。多数单周围神经病的疾病谱见于营养代谢障碍、血管炎、冷球蛋白血症及淀粉样变性，感染性疾病如莱姆病、布鲁氏菌感染及麻风等，也见于糖尿病、代谢中毒性疾病及遗传压力易感性周围神经病等。入院后进一步完善免疫全套、ANCA、RF 及红细胞沉降率等免疫相关检查，以除外血管炎相关周围神经病的可能；进行免疫固定电泳，以排除副蛋白血症相关周围神经病的可能，并进行 OGTT 及毒物重金属筛查等。检查结果回报除外了系统性血管炎、冷球蛋白血症、淀粉样变性和代谢中毒可能外，莱姆 IgG 抗体为阳性，故将病因锁定在单器官性血管炎及感染相关周围神经病，遂行腓肠神经活检。

病理结果

对腓肠神经进行活检，石蜡包埋 10 μm 切片 HE 染色和半薄切片苯胺蓝染色。病理观察可见五个神经束，神经内膜和血管周围炎症细胞浸润，在束膜和神经束之间的间质未见明显的炎症细胞浸润（图 50-1），神经纤维可见轴索变性，大有髓神经纤维数量减少，可见较多再生神经纤维（图 50.2）。免疫组织化学染色：神经束内可见 CD68（＋）、CD45RO（＋）和 CD20（＋）细胞，抗 SMA 染色可见炎症细胞浸润，血管平滑肌细胞不连续（图 50-3 至 50-6）。抗酸染色见神经束内紫红色颗粒样沉积物。电镜观察：透射电镜下可见神经纤维间直径＞0.5 μm 的圆形螺旋体结构（图 50-7），扫描电镜可见螺旋体，长度为 10～20 μm（图 50-8）。

免疫抗体检测（热带病研究所）：莱姆抗体阳性。

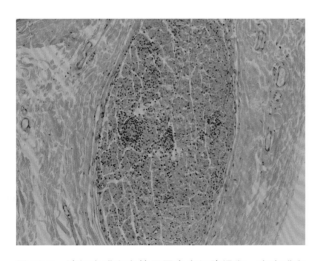

图 50-1 神经内膜和血管周围炎症细胞浸润，在束膜和神经束之间的间质未见明显的炎症细胞浸润（HE 染色，×200）

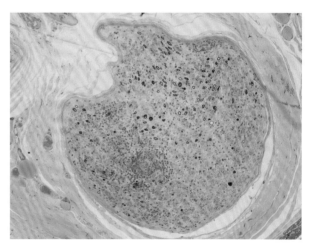

图 50-2 神经内膜和血管周围炎症细胞浸润，神经纤维可见轴索变性，大有髓神经纤维数量减少（半薄切片苯胺蓝染色，×200）

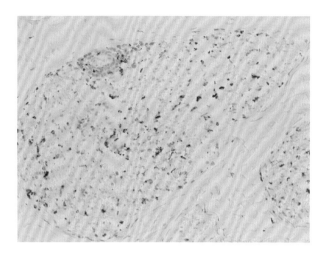

图 50-3　CD68（+）细胞（抗 CD68 染色，×200）

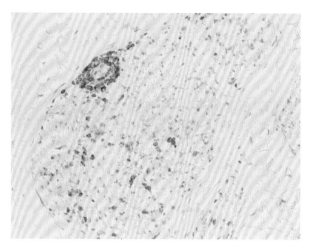

图 50-4　CD45RO（+）细胞，（抗 CD45RO 染色，×200）

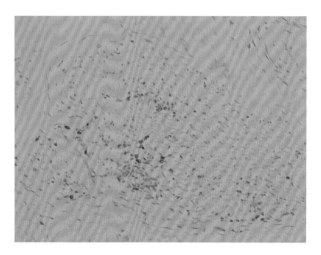

图 50-5　少量 CD20（+）细胞（抗 CD20 染色，×200）

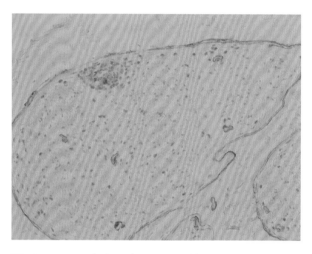

图 50-6　可见炎症细胞浸润，血管平滑肌细胞不连续（抗 actin 染色，×200）

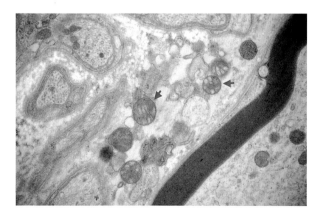

图 50-7　可见神经纤维间直径 >0.5 μm 的圆形螺旋体结构（透射电镜，×25 000）

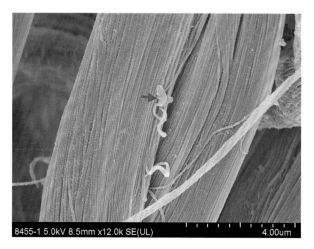

图 50-8　扫描电镜可见螺旋体，长度为 10～20 μm

临床病理诊断：神经莱姆病。

讨论

莱姆病是一种自然疫源性疾病，其病原体是伯氏疏螺旋体（*Borrelia burgdorefri，BB*），传播媒介为硬蜱。症状早期以慢性游走性红斑为主，中期表现神经系统及心脏异常，晚期主要是关节炎。居住于森林地带和乡村者更易发病，常与旅行、野营及狩猎有关，多见于夏秋季，任何年龄均可患病，男女发病无明显差异。莱姆病的主要传播媒介是蜱。蜱叮咬宿主后，伯氏疏螺旋体侵入皮肤并在局部孵育，继而向表皮移行产生慢性游走性红斑，可经淋巴管进入局部淋巴结，并经血行播散到眼、心脏、神经系统、关节、网状内皮系统及皮肤，引起各种病变。1977年由 Steere 报告在美国康涅狄克州莱姆镇流行的青少年关节炎是一种独立的疾病，称为莱姆关节炎。随后的调查研究表明该病是一种能引起人体多系统器官损害的全身感染性疾病，并命名为莱姆病。我国于1986年由艾承绪等首次报道黑龙江省海林县人感染莱姆病。

流行病学显示，全世界70多个国家有莱姆病的存在，发病区域逐渐扩大。迄今我国已有30个省、市、自治区报道过人感染莱姆病的病例，并且19个省、市及自治区存在莱姆病的自然疫源地，我国的主要疫区在东北、西北和华北的林区[1-2]。早期病例有明显的季节性，初发于4月末，于6月中达高峰，8月份以后仅见散在病例。晚期病例均有发生，无明显季节性。平均年龄分布为2~88岁，以青壮年为主，男女性别差异不大，可存在一部分隐性感染人群。

莱姆病的病原体为伯氏疏螺旋体[3]，国际上伯氏螺旋体至少可分为20个不同的基因型，至少有5个基因型具有致病性。不同基因型的螺旋体引起的莱姆病在感染力、宿主范围和组织嗜性方面存在差异。莱姆病是一种人畜共患病，现已查明有30多种野生动物、49种鸟类及多种家畜（狗、牛和马等）可作为莱姆病的动物宿主。其中啮齿类动物由于其数量多、分布广及感染率高是莱姆病的传染源。莱姆病疫源地的存在是伯氏疏螺旋体通过动物—蜱—动物的传播循环而建立起来的。

莱姆病的临床表现分为三期，第一期为感染早期，病变为局限于叮咬部位的皮肤游走性红斑，3~30天出现（典型者7~10天）。游走性红斑以红色的斑疹或丘疹开始，常在数天至数周内扩张。这与螺旋体在皮肤的离心运动有关。没有被蜱叮咬的地方出现继发性皮肤损害，可能与螺旋体在血中播散有关。游走性红斑可以表现为不同程度的中央缺损的靶样损害，偶尔也表现为中央小疱或坏死；也有萎缩性肢皮炎、皮下包块或硬皮病。在疾病的第二期，病变播散，多系统受累，可以累及皮肤、骨骼肌、淋巴结、心脏、眼、肾和肝等多系统，表现为颧骨皮疹、淋巴细胞瘤、肌肉关节疼痛、骨髓炎、淋巴结病、心肌炎及心包炎等。神经系统受累可以表现为脑膜炎、神经根炎、脑神经炎及多数单神经炎。第三期为感染晚期，即症状迁延期，表现为关节炎和肌皮炎等。

伯氏疏螺旋体具有高度的嗜神经性。在莱姆病的第一期，出现皮肤红斑时，病原体可能已侵犯到中枢神经系统。在莱姆病第二期，神经系统损害表现为脑膜炎、脑神经炎、神经根炎与多数单周围神经病。其神经系统损害的发病机制目前倾向于免疫学说和血管源性学说。周围神经受累的特点为以感觉周围神经病为主要表现，非对称的远端周围神经病，多数单周围神经病，疾病晚期可以表现为手套袜套样感觉性轴索神经病及大纤维轴索神经病。病程表现为慢性，进展缓慢，无自发缓解。虽然少数文献报道有类似吉兰-巴雷样病理表现，多数表现为多灶炎症表现，多数为单神经病，以轴索受累为主。总体发病率在10%。中枢神经系统受累可以表现为脑炎和脊髓炎，脑实质受累少见，表现为多灶炎症[6]。

在辅助检查方面[5]，在脑脊液可见淋巴细胞增多，为（100~200）×10^6/L，蛋白质轻度升高，葡萄糖含量正常。病后4~5周可出现脑脊液 IgG 升高及脑脊液寡克隆带，提示鞘内免疫球蛋白合成。通过 ELISA 法可迅速检测出脑脊液和血清特异性伯氏疏螺旋体抗体，感染后3~4周出现 IgM 抗体，

6~8周达峰，4~6个月恢复正常；6~8周出现IgG抗体，4~6个月达峰，数年内仍可测试出。从患者的血液、脑脊液和皮肤可分离培养出伯氏疏螺旋体，但不作为常规检查。脑电图、头部CT和MRI检查多为正常，在慢性期CT及MRI可显示脑部多灶性及脑室周围病变。关于实验室诊断方法目前通常推荐使用两步法，使用ELISA、IFA方法检测为阳性或可疑阳性的血清，须要用WB法进行核实诊断。

对于本病中国预防医学科学院的诊断标准为[2]：①发病前数天或数月到过疫区，有蜱暴露史或叮咬史。②有典型的皮肤损害，红斑直径大于3 cm。③有脑膜脑炎、脑神经炎（面神经麻痹）、神经根炎或其他神经系统损害。④有心脏损害并能排除有关疾病。⑤有单个或多个关节损害。⑥病原检查阳性或血清抗莱姆病螺旋体抗体阳性。必须同时具备②和⑥，或③—⑤中的任何两条加上⑥方可确诊。其他诊断标准还有美国神经病学学会、澳大利亚诊断指南及ILADS莱姆病证据评估和指南建议等。

对于此病的治疗，对早期感染，一线治疗为多西环素100 mg，2次/日；或阿莫西林500 mg，3次/天。二线药物为头孢呋辛500 mg，2次/天，疗程均为14~21天。对于神经莱姆的治疗，一线药物为头孢曲松2 g/d或头孢噻肟6 g/d，二线药物为多西环素100 mg，3次/天，疗程均为14~28天[4]。

本病例的特点及给我们带来的启示为：①对于周围神经病的诊断，应该依据周围神经病的诊断流程，首先做好定位诊断，明确是否是周围神经损害。然后依据临床表现、体征和肌电图等判断是多发性周围神经病，还是多数单、小纤维神经病等，是脱髓鞘病变，还是轴索病变，以便我们依据Midnights原则寻找相应的疾病谱，缩小病因的范围，完善有针对性的辅助检查，从而做出最终诊断。②在对周围神经病的病因诊断中，神经活检是重要的必不可少的辅助检查手段，同时不能过分地依赖辅助科室。此例患者活检前将病因锁定在感染性疾病如麻风及血管炎性周围神经病，抗酸染色异常，但不符合麻风感染的典型表现。③神经莱姆病并不是少见病，在非疫区的北京，尤其是延庆和平谷等山区多发，应作为周围神经病诊断的常规鉴别诊断。对此病早期诊断及早期治疗后预后良好，故应加强对此病的认识。

（首都医科大学北京天坛医院唐鹤飞、张在强整理）

参考文献

[1] 李丹丹, 石冬梅, 宋莉, 等. 国内文献报道莱姆病1874例分析中华劳动卫生职业病杂志. 2017, 35: 610-612.
[2] 石冬梅, 李丹丹, 宋莉. 莱姆病的实验室诊断研究进展. 中华劳动卫生职业病杂志. 2017, 35:479-481.
[3] Halperin JJ. Nervous System Lyme Disease. Clin Lab Med, 2015, 35(4): 779-795
[4] Sanchez JL. Clinical Manifestations and Treatment of Lyme Disease. Clin Lab Med, 2015, 35(4):765-778.
[5] Randolph SA. Lyme Disease. Workplace Health Saf, 2016, J; 64(1): 40-48.
[6] Eugene D Shapiro MD. Lyme Disease. N Engl J Med, 2014, 371(7): 684-688.

病例 51

29 岁女性进行性双下肢无力伴肌肉萎缩 6 年余

临床资料

患者，女，29 岁，因"进行性双下肢无力伴肌肉萎缩 6 年余"于 2012 年 5 月收入神经科。

现病史：患者于 6 年前无明显诱因发现左小腿肌肉萎缩，伴有左膝及左踝关节疼痛，无关节肿胀，双下肢活动、双下肢行走及蹲下站起如常，否认肢体放射痛、麻木、行走踩棉花感及肉跳等不适，就诊于某医院神经科。门诊查体示：左下肢肌力 5- 级，右下肢肌力 5 级，肌电图示"双下肢神经源性损害"。腰椎 MRI 及头 CT 检查正常，给予营养神经治疗后患者自觉症状无好转，并逐渐加重。4 年前患者出现双下肢行走不利，容易摔跤，行走距离不受限，蹲下站起尚可，可在扶助下上 2 层楼，遂再次就诊于某医院。查体示双足背屈力弱，不能用足跟及足尖行走，双下肢小腿肌肉萎缩，双踝反射消失，无感觉障碍，未引出病理征。复查肌电图示"运动神经传导提示双腓总神经 CMAP 波幅下降"，考虑"腓骨肌萎缩症可能"，予以弥可保及能气朗治疗。患者自觉症状未见好转。症状仍渐进性加重，1 年前患者感双下肢行走乏力较前加重，摔跤次数较前增多，伴行走步态异常，行走时因足下须甩步，行走距离及上下楼梯同前，仍否认肢体放射痛、麻木、脚踩棉花感、肌痛及肉跳等不适。症状为持续性，否认症状的波动，遂再次诊于某医院门诊。查体示：脑神经（－），左手握力 4 级，双下肢小腿肌肉萎缩，双足背屈肌力 3 级，跖屈肌力 4 级，双侧病理征阴性，双侧感觉正常，双膝反射正常。进一步查肌电图示"MCV：双侧腓神经潜伏期延长，波幅明显降低；SCV：左腓神经传导速度减慢；EMG：双侧胫前肌、左小指展肌出现大量纤颤、正相电位，运动单位电位时限及波幅正常范围，符合周围神经源性损害"，给予维生素 B_1 及甲钴胺治疗后，上述情况仍未见好转。2012 年 4 月患者就诊于我院门诊，查体示：脑神经正常，双上肢肌力 5 级，双下肢近端肌力 4 级，远端肌力 3 级，反射均可引出，病理征阴性。为进一步诊治收入病房。自发病以来，饮食及睡眠可，大、小便正常，体重较前增加 10 斤。

既往史、个人史及家放史：2010 年发现妊娠糖尿病，妊娠后未曾监测血糖。否认高血压、甲状腺及甲状旁腺疾病病史。2010 年行剖宫产术，否认其他手术外伤史。否认食物药物过敏史。否认肝炎及结核病史。否认光过敏、口腔及外阴溃疡、关节肿痛、口眼干及双手雷诺现象等免疫疾病表现。余无殊。

入院查体：高级智能：分析、理解、定向、记忆及计算力均正常。脑神经检查未见异常。双上肢近远端肌力均为 5 级，左手并指分指肌力 5-，双下肢近端肌力 5- 级，双足背屈 3 级，跖屈 4 级，足跟及足尖行走不能，行走呈跨阈步态，双下肢小腿肌肉对称性萎缩，可疑鹤腿表现，双下肢膝上 10 cm 周径均为 46 cm，双下肢膝下 5 cm 周径均为 32 cm。双肱二头肌腱反射及肱三头肌腱反射对称减低，膝腱反射对称引出，双下肢跟腱反射未引出，腹壁反射未引出，双侧病理征阴性。双手短手套样的针刺觉减退，音叉振动觉及关节位置觉对称存在。双侧指鼻、轮替及跟膝胫试验正常对称。

辅助检查：血常规、尿常规、大便常规、感染四项（HIV、HBsAg、HCV 及 RPR）及凝血 I 均正常。肝、肾功能 + 质检查：UA 365 μmol/L ↑，TG 1.78 mmol/L ↑，余均正常。肌酶谱：CK 287U/L↑，AST 和 LDH 均正常。补体：CH50 60.4 U/ml ↑，余正常。ANA：S 为 1：640，抗 ENA 抗体、自身抗体、ANCA 及 ESR 均正常。甲状腺功能示 T_3、T_4、TSH、TR-Ab 及 TPO 均正常。维生素 B_{12} 水平正常，RBC-Fa 274 ng/ml ↓。血糖谱：空腹 6.1 ~ 6.2 mmol/L，餐后波动于 7.5 ~ 8.8 mmol/L。免疫固定电

泳正常。TPA、NSE、Cyfra211、CA153、CA199、CA724、CA242、CA125、CEA 及 AFP 均正常。脑脊液常规和生化均正常；细胞学 WBC 10/0.5ml，未见异常；GM1 抗体、MBP、抗 Hu-Yo-Ri 及 OB 均正常。X 线胸片正常。心电图示窦性心律，正常心电图。腹部 B 超检查未见异常。肌电图示肌源性损害，NCV 下肢运动波幅下降，RNS 未见异常。为进一步诊断，行左侧股四头肌肉活检。

病理结果

活检肌肉组织，并在光镜下观察。肌纤维明显大小不等，散在许多中重度萎缩肌纤维，个别小角形肌纤维，未见束周萎缩，个别肌纤维肥大，散在一些肌纤维变性。细胞质内嗜碱性颗粒或裂隙状空泡，个别肌纤维坏死，极个别伴吞噬现象，一些肌纤维内可见镶边空泡（图 51-1），少数肌纤维肌核内移，肌内膜及束膜轻度增厚，未见明显灶性单核细胞浸润。MGT 染色示散在一些肌纤维内可见镶边空泡（图 51-2）。NADH、SDH 及 CCO 染色示少数萎缩肌纤维网状结构紊乱，部分肌纤维中央着色浅，个别肌纤维周边深染。ACP 染色：一些肌纤维内细小阳性颗粒（图 51-3）。NSE 染色：散在少数深染小角形肌纤维（图 51-4）。PAS 及 ORO 染色未见特殊。ATP 酶染色：Ⅰ、Ⅱ型肌纤维比例大致正常，未见

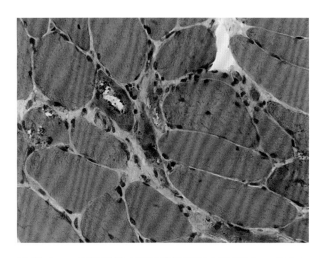

图 51-1　一些肌纤维内可见镶边空泡（HE 染色 ×400）

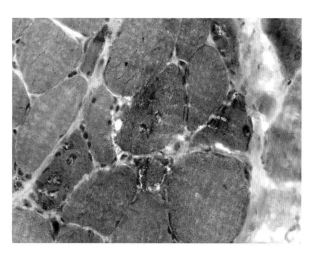

图 51-2　一些肌纤维内可见镶边空泡（MGT 染色 ×400）

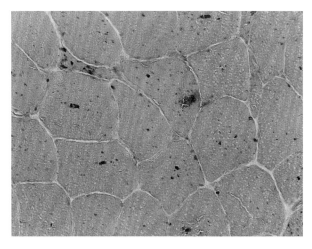

图 51-3　一些肌纤维内细小阳性颗粒（ACP 染色 ×400）

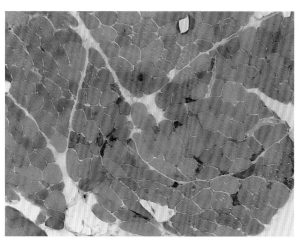

图 51-4　散在少数深染小角形肌纤维（NSE 染色 ×200）

同型肌纤维群组化分布改变。免疫组织化学染色：肌纤维内膜散在个别 CD4$^+$ 细胞和 CD68$^+$ 细胞，偶见 CD8$^+$ 细胞，未见 CD20$^+$ 细胞。肌纤维膜 MHC-I 型表达无明显增强。抗 C5b-9 抗体染色未见特殊。

　　基因检测结果：GNE 基因编码区上发现 1 个框移突变 DC $c.689\_692delGCATinsA$，为杂合子；发现 1 个错义突变 $p.Cys44Ser$，为杂合子。

　　临床病理诊断：伴镶边空泡的远端肌病（distal myopathy with rimmed vacoules，DMRV）。

讨论

　　本病最早由日本学者 Nonaka 于 1981 年首先报道为伴镶边空泡的远端肌病，随后以色列学者 Argov 于 1984 年报告了一组发生在中东犹太人中的股四头肌不受累的空泡肌病（vacuolar myopathysparing quadriceps，VMSQ）。两者的临床特点和病理改变相似，而且除无炎症细胞浸润外，与包涵体肌炎的病理改变也较一致 [1]。2001 年 Esenberg 发现发生在中东犹太人 VMSQ 中的突变基因均与 9p12-13 连锁 DCUDP-N- 乙酰氨基葡萄糖 2- 表位酶 /N 乙酰甘露糖胺激酶（UDP-N-acetylglueosamine2-epimerase/acetytmannosamine kinase-_GNE）基因，而且患者均为 12 号外显子 $c.2135T>C$（$p.M712T$）的错义突变纯合子 [2]，所以 DMRV 与 VMSQ 其实为等位基因遗传性疾病，现已将这两种肌病统称为 GNE 肌病 [3]。GNE 基因编码一个双功能酶。该酶催化唾液酸合成过程最初的两个步骤。唾液酸是重要的生物信息传递分子，它参与细胞黏附和抗原决定族的识别，稳定糖蛋白并阻止其分解。另外，唾液酸在细胞膜上的表达还与肿瘤的转移和浸润密切相关。研究发现 GNE 肌病患者外周血淋巴细胞表位酶的活性明显下降，而肌肉细胞培养中唾液酸的浓度也下降 60%～75%，提示低唾液酸可能为该肌病的致病机制，而且也有相关 GNE 动物模型补充唾液酸治疗好转的报道 [4-5]。

　　GNE 肌病的一个重要病理特点是镶边空泡形成。空泡周边与正常的肌纤维成分有清晰的边界。在 HE 染色下，空泡内含有嗜碱性的颗粒状物质。改良的 Gomori 染色时，这些内容物呈红色。在冰冻切片和染色过程中，空泡内容物部分脱落，只在空泡边缘部分附着，因而被称为镶边空泡。电镜下观察，镶边空泡内容物由大量单层膜空泡或多层膜缠绕形成的髓样结构、细胞质碎片和一些无结构物质组成，镶边空泡多出现在萎缩肌纤维，但其数量并不与肌病的严重程度相关。根据文献报道 [6] 该病多为中青年起病，缓慢进展，胫前肌受累明显，在疾病后期也可以累及全身其他部位的肌群，肌酶轻度升高或正常，肌电图多数提示肌源性损害，少数也可呈神经源损害，与本例报道的临床特征相符合。基因型与表型的关系：GNE 基因的 C 末端编码激酶，而 N 末端编码表位酶。DC 基因突变可能通过影响 GNE 编码蛋白的不同功能区而导致临床症状严重程度的差异。有日本学者报道了 71 例 GNE 基因确诊患者，发现激酶区 DC 基因突变患者的发病年龄早，肌病进展速度快，临床表型重于表位酶区纯和基因突变及表位酶 / 激酶区杂合基因突变患者 [7]。而国内目前基因诊断的共有 18 例患者，以 $p.L508S$ 突变为常见，而在日本和韩国无相关报道，提示 HIBM 依然存在地域及种族差异 [6]。本例报道的复合杂合突变：$c.131G>C$，$c.689\_698delGCATCATTCGinsACATTCT$ 分别位于 2 号和 3 号外显子，均为新发突变，经 SIFT 功能预测均为有害。在 1000 例无血缘关系的健康正常人中均未发现此突变，提示为致病突变，但尚须要进一步研究该基因突变相关蛋白质功能的改变。

　　本例患者进行性双下肢无力 6 年，查体有可疑感觉障碍，诊断难点在于反复 3 次肌电图及神经传导速度检查均提示神经源损害，所以临床一直诊断腓骨肌萎缩。DMRV 的主要病理诊断标准是"镶边"空泡，但"镶边"空泡不仅仅见于 DMRV，在个别神经源性萎缩肌纤维内也可出现。本例患者隐袭起病，病程 6 年，表现为下肢远端无力起病并进行性肌肉萎缩但上肢肌力相对保留，我院肌电图检查示肌肉出现纤颤和正相电位，但结合运动神经传导速度提示肌源性损害均不支持周围神经病。行股四头肌肉活检发现典型镶边空泡，并且有个别小角形肌纤维，提示存在轻度神经源改变。在文献报道中 DMRV 30%～50% 的肌电图可出现神经源损害。最后结合本例患者下肢无力的特点，早期足跟行走费力提示以胫前肌肉受累为主，而肌酶轻度升高或正常，临床病理诊断为"伴镶边空泡的远端肌病"。本例患者虽然有下肢肌萎缩并呈鹤腿样表现，但下肢感觉障碍并不明显。如果为纯运动型周围神经病，上肢相对保留不符合，所以结合肌肉活检，诊断应考虑伴镶边空泡的远端肌病。由于本例患者所的取肌活检为股四头肌，是肌病逐渐进展后期表现，可以解释标本中只有少量镶边空泡，如果取材部位为胫前肌肉可能更为典型。进一步针对性 GNE 基因检测发现了复合性杂合突变，可以说是锦上添花。对本例的诊断主要还是靠临床和肌肉病理。须要与包涵体肌炎进行鉴别。肌肉病理检查也可发现镶边空泡，但多见于 50 岁以上的患者，早期肌肉以股四头肌及上肢指深屈肌受累为主，与本例不符。还有一种 Miyoshi 远端肌病临床上以腓肠肌受累为主，疾病早期多以足尖行走费力为主，肌酶多数明显升高，且肌肉活检无镶边空泡，均与本例不符，故可进行鉴别诊断。

（北京协和医院刘智、陈琳、郭玉璞整理）

参考文献

[1] Tomimitsu H, Shimizu J, Ishikawa K, et al. Distal Myopathy with Rimmed Vacuoles(DMRV): New GNE Mutations and Splice Variant. Neurology, 2004, 62(9):1607-1610.

[2] Eisenberg I, Avidan N, Potikha T, et al. The UDP N-acetylglu-Cosamine 2-Epimerase/N-Acetylmannosamine Kinase Gene is Mutated in Recessive Hereditary Inclusion Body Myopathy. Nat Genet, 2001, 29:83-87.

[3] Huizing M, Rakocevic G, Sparks SE, et al. Hypoglycosylation of Alpha-Dystroglycan in Patients with Hereditary IBM Due to GNE Mutations. Mol Genet Metab, 2004, 81(3):196-202.

[4] Malicdan MC, Noguchi S, Nonaka I, et al. A Gen Knockout Mouse Expressing Human GNE D176V Mutation Develops Features Similar to Distal Myopathy with Rimmed Vacuoles or Hereditary Inclusion Body Myopathy. Hum Mol Genet, 2007, 16:2669-2682.

[5] Malicdan MC, Noguchi S, Hayashi YK, et al. Prophylactic Treatment with Sialic Acid Metabolites Precludes the Development of the Myopathic Phenotype in the GNE Myopathy Mouse Model. Nat Med, 2009, 15: 690-695.

[6] Honghao Li, Qi Chen, Chuanzhu Yan, et al. Clinical and Molecular Genetic Analysis in Chinese Patients with Distal Myopathy with Rimmed Vacuoles. Hum Genetics, 2011, 56: 335-338.

[7] Mori-Yoshimura Kazunari Monmak, Naoki Suzuki N, et al. Heterozygous UDP-GlcNAc 2-Epimerase and N-Acetylmannosamine Kinase Domain Mutations in the GNE Gene Result in a Less Severe GNE Myopathy Phenotype Compared to Homozygous N-Acetylmannosamine Kinase Domain Mutations. J Neurol Sci, 2012, 318(1-2):100-105.

病例 52

52 岁女性进展性右侧肢体无力 45 天，加重伴左侧肢体无力 1 周

临床资料

患者，女，52 岁，主因"进展性右侧肢体无力 45 天，加重伴左侧肢体无力 1 周"收入神经内科。

现病史：患者入院前 45 天无明显诱因出现右手尺侧两指无力，无其他伴随症状，在当地医院诊断为"尺神经损害"，未予重视。其间因"失眠半年"于当地住院。口服"抗抑郁药物"和中成药改善睡眠，具体不详。住院期间（入院前 30 天）出现右上肢前臂及上臂无力，右下肢远端及近端无力，行走及上下楼梯费力，洗脸费力，实验室检查发现"肌酶高，> 9000 IU/L"，遂停中药，肢体无力仍继续加重。遂出院而就诊于当地上一级医院。入院后查头颅 MRI 示大致正常，ALT 223 U/L，AST 386 U/L，CK 9780 U/L，CK-MB 914 U/L，LDH 1367 U/L，CHOL 5.89 mmol/L，TG 1.82 mmol/L，LDL 3.21 mmol/L，诊断为"肌无力"，建议上级医院行肌电图检查。10 天前肌无力继续进展，出现左侧上下肢无力，双上肢不能抬举洗脸，双下肢行走不能。为进一步诊治急诊来我院，以"四肢无力待查"收入院。患者自发病以来精神尚可，食欲正常，睡眠差，体重减轻 5 kg 左右，二便正常。

即往史、个人史及家族史：既往失眠半年，口服阿普唑仑效果不佳。患原发性高血压半年，血压最高达 170/120 mmHg，口服"硝苯地平、替米沙坦"治疗。10 天前发现高脂血症，但未服他汀类药物。患者为图书管理员，半年前退休后在面点房做总管。21 岁结婚，配偶有高血压病史，育有一子，体健。已绝经。父亲因"脑梗死"去世，母亲死因不详，5 个姐姐均体健，家族中无传染病及遗传病史。

入院查体：T 36.5 ℃，P 74 次 / 分，R 20 次 / 分，BP 120/80 mmHg。意识清楚，轻度构音障碍，抬头费力，肋间肌和膈肌轻度无力，无吞咽困难和饮水呛咳。四肢骨骼肌肌容积减小，四肢及躯干肌肉未见肉跳和肌纤维束颤，右侧近远端肢体肌力 3 级，左侧近远端肢体肌力 4 级，四肢肌张力明显降低，四肢腱反射对称存在，双侧肢体针刺温触觉及音叉震动觉对称正常，双侧病理征阴性。颈软，无抵抗。

辅助检查：头颅 MRI 检查未见异常。颈椎 MRI 检查见颈椎退行性变，C5 — 6、C6 — 7 椎间盘轻度突出。颈部血管超声未见异常。心电图检查见窦性心律、异常 Q 波及 ST-T 段改变。心脏超声检查见左室舒张功能减低。胸部 CT 检查见两肺小结节，右肺下叶少许膨胀不全。腹部超声检查未见异常。腹盆腔 CT 见左侧肾上腺体部小结节，腺瘤可能，腹膜后未见肿大淋巴结，子宫肌瘤的可能大。全身 PET-CT 检查见视野内全身肌肉代谢升高，右肺上叶磨玻璃影，左肺下叶多发结节影，右肺中叶、下叶膨胀不全，子宫肌瘤、脂肪肝、左侧肾上腺腺瘤，右下腹结肠旁小结节影，非特异性改变。脑部 PET-CT 检查未见明显的异常代谢征象。双侧股四头肌少量自发电位（自发正尖收缩时，右股四头肌、肱二头肌及胫前肌 CMAP 平均时限缩窄。大力收缩时，右肱二头肌和胫前肌病理干扰相，左股四头肌混合相，右股四头肌干扰相。神经传导速度、F 波和 H 反射未见异常，符合肌纤维严重损害。股部 MRI 检查（图 52-1）见双侧对称长 T2 信号，以股外侧肌和半膜肌为著。感染八项均为阴性，甲状腺功能全套正常，凝血四项和 D 二聚体均正常。肿瘤全套（女）：神经元特异性烯醇化酶（neuron-specific enolase，NSE）32.35 ng/ml，β_2 微球蛋白 3.18 μg/ml，铁蛋白 111.5 ng/ml。T 淋巴细胞亚群检测见淋巴细胞绝对值 1260/μl（正常 800 ~ 4000/μl），CD4+/CD8+ 1.91%（正常 1.0% ~ 2.16%），细胞毒 / 抑制 T 细胞绝

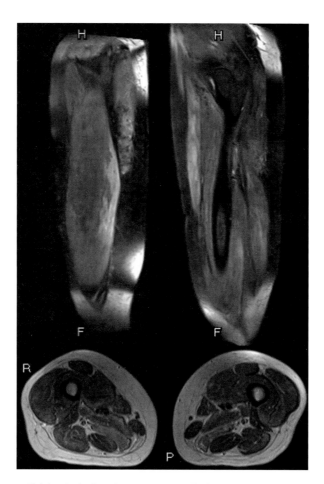

图 52-1　双侧股部 MRI 检查。股外侧肌和半膜肌在 PDWI-FS 示高信号（肌肉水肿），T2WI-TSE 较高信号示肌肉水肿，可见轻度萎缩和脂肪浸润

对值 262/μl（正常 330～910/μl），双阳性 T 细胞绝对值 6/μl（0～80/μl），总 T 细胞百分比 61.77%（58.0%～86.0%），总 T 细胞绝对值 778（正常 1000～2470）。腰椎穿刺初压 200 mmH$_2$O，呈无色透明，蛋白质定性阴性，细胞数 4×10^6/L，WBC 1×10^6/L，红细胞呈圆盘状。葡萄糖 3.79 mmol/L，氯 122.47 mmol/L，微量蛋白质 0.32 g/L。抗核抗体 1∶320，细胞质呈颗粒型，免疫印迹法抗 SRP 抗体阳性，余肌炎相关检查和特异抗体均为阴性。

入院后 2017 年 7 月 11 日甲泼尼龙冲击治疗 1 g×3 d，0.5 g×6 d，240 mg×3 d，120 mg×3 d，2017 年 7 月 24 日静脉注射人免疫球蛋白 0.4 g/（kg·d）×5 d。治疗后四肢无力情况仍继续加重，四肢肌容积进一步减少，并出现吞咽困难及饮水呛咳，于 2017 年 7 月 29 日插胃管鼻饲进食。为了明确诊断，2017 年 7 月 4 日于宣武医院行肌肉活检病理检查。

病理结果

肌肉活检：取材部位为左侧肱二头肌。HE 染色及 GT 染色示肌束衣和肌内衣结缔组织轻度增生，肌间小血管壁无增厚，管腔无狭窄，未见异常物质沉积，血管周围未见炎症细胞浸润。肌束内肌纤维大小不等，萎缩的肌纤维主要呈圆形或角形，散在分布，可见代偿肥大的肌纤维，可见肌纤维变性、坏死和吞噬，以及肌纤维再生，未见炎症细胞灶样浸润。可疑炎症细胞侵入一个非坏死肌纤维，可见一个不典型破碎红染细胞。NADH-TR 及 SDH 染色示少数肌纤维内氧化酶分布不均，可见一个破碎红染细胞。NSE 染色部分角形萎缩肌纤维深染。ORO 染色及 PAS 染色未见明显异常（图 52-2）。ATP 酶染色（pH 4.2、4.6 及 9.4）示两型肌纤维呈棋盘样分布，萎缩的肌纤维累及两型。诊断：活动性肌病。

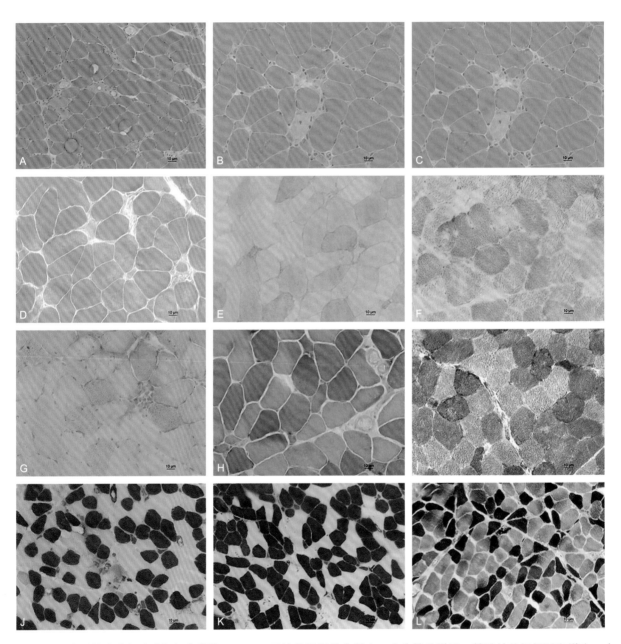

图 52-2　肌肉活检冰冻切片酶组织化学结果，A–D 示结缔组织轻度增生，小血管壁增厚，管腔结缔组织温和增生，小血管壁增厚，管腔狭窄，无异常物质沉积，无炎症细胞浸润周围血管。萎缩肌纤维主要呈圆形或角形分布，可见肌肉纤维的补偿性肥大，肌肉纤维可见退化、坏死、吞噬和再生，无炎症细胞浸润。(A)HE 染色，×10；(B–C)HE 染色，×20；(D) Gomeri 染色，×20。(E) 未见明显异常，PAS 染色 ×20。(F) 在少数肌纤维中氧化酶的分布是不均匀的（SDH 染色 ×20。(G) NADH–TR 染色 ×20 和 (F) SDH 染色 ×20，在少数肌纤维中氧化酶的分布是不均匀的。(H) 部分角萎缩肌纤维被严重染色 NSE 20×。(F) ORO 染色 ×20 和 (J–K–L) ATP 酶 10×(pH 4.2、4.6、9.4) 显示出棋盘图案分布和两种肌纤维萎缩

免疫组织化学染色：CD8（－），CD4（＋），CD68（＋＋），CD45RO（＋），CD20（－）（图 52-3）。
MHC-I 染色示部分肌束内肌纤维膜普遍表达上调，MHC-2 染色未见明显异常。

最后诊断

抗体测定（2017 年 7 月 7 日天津金域医学检验所）：SRP 阳性。
综合诊断：抗 SRP 抗体阳性的免疫介导性坏死性肌病。

入院诊治及随访预后

入院诊断：中年女性，慢性病程，进行性四肢无力。腱反射正常，病理征阴性；肌酶 CK 进行性
升高，抗 SRP 抗体阳性，肌电图检查见肌源性损害，影像学检查见双股部肌肉对称性稍长 T2 信号，
肌肉活检见活动性坏死性肌病。

入院治疗：2017 年 7 月 11 日注射用甲泼尼龙 1 g×3 d，0.5 g×6 d，40 mg×3 d，120 mg×3 d，改
为口服后 3 天减半至停药。2017 年 7 月 24 日静脉注射人免疫球蛋白 [0.4 g/（kg·d）×5d]。2017 年 8
月 5 日给予甲氨蝶呤 10mg，每周一次。75 天后患者双上肢远端肌力 4 级，近端肌力 3 级，双下肢远端

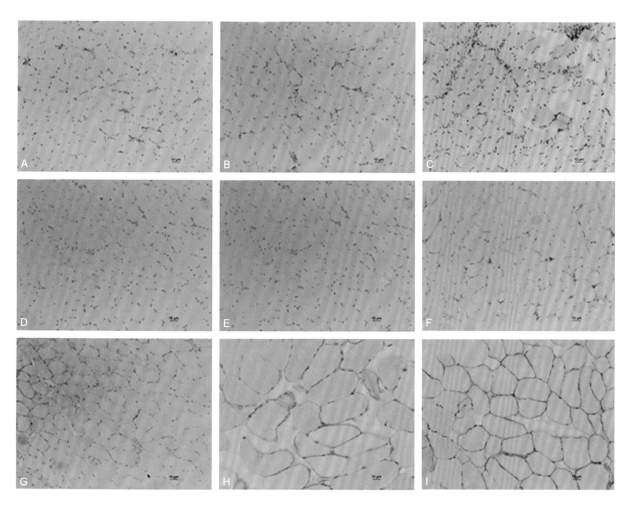

图 52-3　肌肉活检免疫组织化学结果。(+)，棕黄色颗粒。(A) CD4 (+)，(B) CD45RO (+)，(C) CD68 (+ +)，(D) CD8
(-)，(E) CD20 (-)，(F) MHC-2 (-)，(G, H, I) MHC-1 (+++)

肌力 4 级，近端肌力 3 级，抬头无力消失，呼吸及吞咽困难及饮水呛咳消失，于 2017 年 9 月 8 日好转出院。

出院后随访：2017 年 9 月 23 日患者无明显诱因出现四肢无力加重，吞咽费力，无胸闷及呼吸困难，食欲正常，睡眠差，体重无明显变化，大便正常，排尿正常。失眠 1 年余，曾服用"地西泮、佐匹克隆、盐酸帕罗西汀及草酸艾司西酞普兰"等，效果不佳。入院查体：意识清楚，语言正常，双侧眼球位置运动正常，双侧瞳孔等大等圆，直径约 3 mm，对光反射灵敏，双侧鼻唇沟对称存在，示齿口角无偏斜，伸舌居中，双侧软腭抬举力弱，咽反射减弱，耸肩、转头力弱，双侧上肢近端肌力 3 一级，远端 4 一级，双侧下肢近端肌力 2 级，远端 4 级，四肢肌张力减弱，四肢腱反射减弱，双侧病理征阴性。ALT 52.9 U/L，AST 164.7 U/L，乳酸脱氢酶 788 IU/L，肌酸激酶 5774 U/L，肌红蛋白 108.9 μg/L。入院后治疗：2017 年 10 月 1 日给予丙球免疫调节，辅酶 Q10 能量支持，他克莫司胶囊调节免疫等。2017 年 10 月 5 日 FK 506 2.3 ng/ml，他克莫司加量 2 mg。2017 年 10 月 8 日复查 CK 5017.1 U/L，出现憋气，血气分析见 PCO_2 51 mmHg，氧分压正常，血常规及肿瘤标志物正常。2017 年 10 月 11 日复查 CK 5453 U/L，LDH 811 U/L，ALT 70.7 U/L，AST 207.5 U/L。肿瘤标志物 NSE 64.39 ng/ml（正常 0 ~ 16.3 ng/ml），铁蛋白 178.5 ng/ml（正常 9 ~ 89 ng/ml），$β_2$ 微球蛋白 3.85 μg/ml（正常 0 ~ 3.04 μg/ml）。2017 年 10 月 16 日复查 CK 5442 U/L，LDH 870 IU/L，ALT 64.5 U/L，AST 190.6 U/L。C 反应蛋白 6.51 mg/L。FK 506 4.2 ng/ml，2017 年 10 月 20 日血气分析示氧分压 50 mmHg，二氧化碳分压 55 mmHg，氧饱和度 90%，2 型呼吸衰竭。予无创呼吸机辅助呼吸，憋气症状较前明显缓解。白细胞 $10.54 × 10^9$/L，中性粒细胞占 78%，ALT 61.3 U/L，AST 168.2 U/L，LDH 871 IU/L，CK 4618 U/L，钾 3.23 mmol/L，C 反应蛋白 3.07 mg/L。心脏超声检查未见异常。协和医院免疫科会诊建议甲氨蝶呤与他克莫司联用，告知患者及家属联用可能导致免疫力低下，易感染。患者家属表示知晓并签字同意。2017 年 10 月 24 日出现憋气、咳嗽及咳痰，FK 506 5.2 ng/ml，复查血气分析示氧分压 85 mmHg，二氧化碳分压 48 mmHg，氧饱和度 97%，无创呼吸机 PS 7 mmH_2O，PEEP 4 mmH_2O，神经系统查体同前，出院后就诊于北京协和医院风湿免疫科。2017 年 10 月 27 日行血浆置换 3 次，每次间隔 1 天，效果不佳，5 次 / 疗程。予甲泼尼龙 250 mg 起始冲击治疗，逐渐减量口服维持，同时口服甲氨喋呤 8 mg 联用至今，四肢肌力改善不明显。

讨论

免疫介导性坏死肌病（immune-mediated necrotising myopathy，IMNM）是一种特发性炎性肌病，于 1969 年首次报道。在此之前，它被认为是多肌炎的一组，但现在被称为独立疾病 [1]。它不同于其他的 IIMs [2-4] 如多肌炎、皮肤肌炎、散发性包涵体肌炎、抗合成酶综合征和重叠综合征。本病表现为急性或渐进性发作的临床特征，对称近端肢体虚弱，肌酸激酶升高，肌电性肌原性损伤，组织病理学特征为肌肉纤维坏死和再生，以及单个肌肉细胞的淋巴细胞浸润 [5]。

IMNM 的风险因素主要恶性肿瘤 [6]，病毒感染如丙肝 [7] 和艾滋病 [8]，结缔组织疾病如硬皮病等 [9]，以及肌炎特异性抗体相关（抗 SRP 抗体和抗 HMGCR 抗体）[10]、药物（服用他汀）[11] 和中毒（乙醇）。本病例经详细排查未发现恶性肿瘤，病毒感染相关指标阴性，结缔组织病相关症状和抗体检测阴性，否认他汀服用史，但抗 SRP 抗体阳性，所以定性为抗 SRP 抗体阳性 IMNM。

IMNM 在临床、血清肌酶、肌电图和肌肉活检病理上与肌营养不良非常相似 [10, 12-13]，容易混淆诊断，所以鉴别诊断极大程度地依赖于特异性抗体的检测，被认为是 IMNM 的诊断标志物 [14-15]。IMNM 最常见的两种特异抗体是抗 SRP 和抗 HMGCR 抗体，阳性率分别是 39% 和 26%。这两个抗体相互排斥，双阳性患者相当罕见 [10]，30% ~ 40% 没有已知的抗体。研究报道在多肌炎和皮肤肌炎患者中抗 SRP 抗体的阳性率是 5% ~ 10%，在非散发性包涵体肌炎的特发性炎性肌病中阳性率是 18% [17]，所以抗体检测要结合肌肉活检病理来诊断。1986 年 Reeves 等首次在临床诊断多发性肌炎患者的血清中发现了抗 SRP 抗体，其滴度与血清 CK 水平相关，间接表明 SRP 的结构病理联系[18]。本病例患者的抗 SRP 抗体检测只有定性，没有定量，不能用于监测病情变化，但结合肌肉活检病理结果可以诊断抗 SRP 阳性 IMNM。

抗 SRP 抗体阳性的 IMNM 临床表现[19]为双下肢对称性近端无力为主占 76%（52/68），偏侧化占 18%，远端无力占 1%，颈肌无力占 71%（48/68），吞咽困难占 68%（46/68），面肌受累占 4%，心肌受累占 1%，呼吸肌无力占 12%，肌肉萎缩多见占 68%（45/68），肌外表现相对少见，伴恶性肿瘤或结缔组织疾病少见。本病例以右手尺侧两指无力起病，单侧上肢远端起病，进展过程中出现偏侧化，进展顺序为右侧前臂 - 上臂 - 右侧下肢远端 - 右侧下肢近端 - 左侧前臂 - 左侧上臂 - 左侧下肢远端 - 左侧下肢近端 - 四肢肌肉萎缩明显 - 颈肌抬头无力 - 膈肌和肋间肌 - 吞咽困难饮水呛咳。但在恢复过程中，四肢远端较近端先恢复，远端先累及但也先恢复肌力，这是本例患者与众不同的特点。

肌酶广泛存在于骨骼肌、心肌和脑组织中。骨骼肌肌酶包括肌酸激酶（CK）、乳酸脱氢酶（LDH）、谷丙转氨酶（ALT）和谷草转氨酶（AST）。其中 CK 反映骨骼肌损害最为敏感。ALT 和 AST 升高而临床不考虑肝损害，提示骨骼肌损害所致；肌酸激酶同工酶（CK-MB）和肌钙蛋白 I（TnI）升高而临床考虑心肌损害，须排除心肌受累。血清中 CK 升高提示已有或正发生肌肉损害，常见于肌力改变之前糖皮质激素治疗前后，肌力与肌酶的改变常不平行，因此，观察疗效更重要的是临床肌力的改善。对于某些特发性炎性肌病亚型如 IBM 和皮肤肌炎，尽管肌肉组织内活动性炎症浸润，CK 可正常或轻度升高，广泛的肌肉萎缩后 CK 释放减少，血清 CK 并不升高[20]。抗 SRP 抗体阳性 IMNM，较其他肌炎或肌病明显升高，有助于诊断，有报道肌酸激酶 6589±4233IU/L[21]。本病例符合肌酶明显升高的肌细胞坏死特点，在采用糖皮质激素及后续免疫抑制剂抑制炎症后肌酶均下降，且在肌力改变之前，与肌力改变不同步，但肌酶间 CK/LDH/ALT/AST 的变化基本是同步的。CK-MB 和 TnI 的检测排除了心肌的损害。

2004 年欧洲神经肌肉病中心将肌肉 MRI 作为特发性炎性肌病特别是 IMNM 的诊断标准。但 IMACS 组因 MRI 主要来自研究人群未在临床广泛应用而未纳入诊断标准。T_2WI-FS 或 STIR 见骨骼肌或筋膜高信号，代表活动性炎症水肿，敏感性达 89%~100%，高于肌肉活检（66%）[22]。T1WI 见骨骼肌内高信号为脂肪浸润或脂肪替代信号，肌肉低信号形态反映肌肉代偿性肥大或萎缩。同时观察肌肉炎性水肿、脂肪浸润或替代、代偿性肥大或萎缩在不同肌肉的分布特点，有助于指导肌活检部位，缩小鉴别诊断的范围。皮肤肌炎的肌筋膜水肿突出；散发性包涵体肌炎非对称性下肢前部和远端肌群水肿或脂肪化突出；肌营养不良选择性肌肉萎缩或脂肪化伴水肿突出[17]。抗 SRP 阳性 IMNM 股外侧肌水肿明显，股中间肌相对保守，大腿肌肉水肿、萎缩和脂肪浸润[23]。水肿在 T1WI 为低信号，在 T2WI 和 PDWI-FS 为高信号。脂肪浸润在 T1WI、T2WI 和 PDWI 均为高信号，但在 PDWI-FS 为低信号。所以本病例在 T1WI 观察双侧股部肌肉形态缩小提示萎缩明显，间有少量脂肪浸润或替代，股外侧肌半膜肌为著。T2WI 和 PDWI-FS 结合观察水肿，发现诸肌肉内不规则片絮状高信号影，提示活动性炎性水肿。与肌营养不良相较，脂肪浸润或替代较轻，以活动性炎症水肿为著，结合临床及抗体检测，更加支持 IMNM。

肌电图肌源性损害一般不出现自发电位（纤颤电位和正锐波），部分出现强直电位和纤颤电位。IMNM 的经典肌电图表现为自发性纤颤电位、正性尖锐波及插入兴奋活动。而这些表现可见于大多数 IMNM 患者[20,24]。纤颤电位在正常肌肉上偶然出现，但如同一块肌肉出现两处以上则考虑病理性。通常代表神经源性损害，也可见炎性肌病和一些肌营养不良的肌源性损害，由肌肉坏死后继发失神经改变所引起。纤颤电位和正锐波的分级为：（+）至少一块肌肉两个不同点检测到超过 2~3 s 以上自发电位发放；（++）至少一块肌肉三个或更多点检测到中等量自发电位发放。本病例肌电图四肢肌肉多发自发纤颤电位和正锐波（+）~（++），反映出较一般的肌源性损害坏死更加严重而继发失神经改变。

肌肉活检酶组织化学和免疫组织化学是肌炎肌病诊断和鉴别诊断的最重要手段之一。在酶组织化学上，IMNM 以坏死为主，伴有变性和再生，缺乏炎症细胞浸润，PM 以炎细胞灶性浸润为主，DM 以血管周围炎症细胞浸润和束周萎缩为特点，IBM 在肌细胞质和（或）核内可见特征性包涵体。免疫组织化学染色对鉴别很重要[25]。IMNM 非坏死肌纤维胞膜或胞质内 MHC-1 抗原上调，毛细血管和非坏死肌纤浆膜 C5b-9 膜攻击复合物沉积[26]，最终的肌细胞坏死是由巨噬细胞来执行的。PM 肌纤维内"CD8/MHC- 复合物"损伤为特征。在 DM 血管周围、束间隔及周围以 MHC-/B 细胞 /CD$_4^+$T 细胞 / 束周萎缩为特点。本病例肌活检未见炎症细胞灶样浸润，CD8（－），不考虑 PM。血管周围未见炎症细胞浸润，萎缩肌纤维散在分布，未见束周 I 萎缩，B 细胞相关 CD20（－），辅助性 T 细胞相关 CD4（＋），部分肌束肌纤维膜 MHC- I 普遍上调，不支持 DM。HE 染色未见特征性包涵体，不支持 IBM。单核巨噬细胞相关抗原 CD68（＋＋），肌束肌纤维膜 MHC- I 普遍上调，支持 IMNM。

IMNM 罕见，多为个案报道，缺乏随机对照临床研究，所以没有切实可行的治疗战略，须要患者对治疗的适应。77% SRP 的阳性患者须要联合免疫治疗，日本习惯使用 IVIG 序贯他克莫司治疗，而欧美国家则亲赖于吗替麦考酚酯、甲氨蝶呤和硫唑嘌呤。超过一半的 SRP 阳性患者对各种免疫治疗效果不佳[26]。激素治疗抗 SRP 抗体 IMNM 大多在 1 mg/kg，高复发率（40%～70%）导致激素和免疫抑制剂很少能停药[27]。治疗恢复主要体现在肌肉力量改善，血清 CK 下降，免疫抑制剂剂量减少。本病例起始治疗使用静脉内甲泼尼龙冲击治疗后，肌酶明显下降，但肌肉力量仍在进行性下降，激素改为口服后逐渐停药，序贯静脉内免疫球蛋白和口服甲氨蝶呤后，肌酶维持在较低水平，肌肉力量恢复明显滞后，分析原因可能激素起效较慢。激素抑制免疫性炎症，避免肌细胞膜进一步破坏，稳定肌细胞膜，肌酶明显下降，但肌肉力量的恢复明显滞后。约 2 个月后症状复发，进行性加重，呼吸肌受累，呼吸机辅助呼吸，此次治疗 IVIG 冲击治疗序贯他克莫司（1 mg，Qd 增量至 2 mg，Bid）免疫治疗，肌力改善仍不明显。分析原因可能激素过早停药，导致复发。病情凶险，免疫治疗只可能暂时缓解症状。后经 3 次血浆置换序贯甲氨蝶呤（15 mg，每周 1 次）和小剂量激素口服维持治疗，可以脱离呼吸机，但仍卧床，四肢肌力仍很差。治疗体会是本例抗 SRP 阳性 IMNM 联合免疫治疗预后不佳，将继续跟综病情进展。

（中国人民解放军总医院第八医学中决陈娟、王卫，宣武医院笪宇威整理）

参考文献

[1] Simon JP, Marie I, Jouen F, et al. Autoimmune Myopathies: Where do We Stand? Front Immunol, 2016, 7: 234.

[2] Lundberg IE, Miller FW, Tjarnlund A, et al. Diagnosis and Classification of Idiopathic Inflammatory Myopathies. J Intern Med, 2016, 280:39-51.

[3] Dalakas MC. Inflammatory Muscle Diseases. N Engl J Med, 2015, 372:1734-1747.

[4] S C. Antisynthetase Syndrome: Not Just an Inflammatory Myopathy. Cleve Clin J Med, 2013, 80:655-666.

[5] Mandel DE, Malemud CJ, Askari AD. Idiopathic Inflammatory Myopathies: a Review of the Classification and Impact of Pathogenesis. Int J Mol Sci, 2017, 18:1084

[6] Dalakas MC. Review: an Update on Inflammatory and Autoimmune Myopathies. Neuropathol Appl Neurobiol, 2011, 37:226-242.

[7] Satoh J, Eguchi Y, Narukiyo T, et al. Necrotizing Myopathy in a Patient with Chronic Hepatitis C Virus Infection: a Case Report and a Review of the Literature. Intern Med, 2000, 39:176-181.

[8] Liang C NM. Necrotizing Autoimmune Myopathy. Curr Opin Rheumatol, 2011, 23:(6)612-619.

[9] Ellis E, Ann Tan J, Lester S, et al. Necrotizing Myopathy: Clinicoserologic Associations. Muscle Nerve, 2012,

45: 189-194.

[10] Suzuki S, Uruha A, Suzuki N et al. Integrated Diagnosis Project for Inflammatory Myopathies: An Association Between Autoantibodies and Muscle Pathology. Autoimmun Rev, 2017, 16:693-700.

[11] Christopher-Stine L, Casciola-Rosen LA, Hong G, et al. A Novel Autoantibody Recognizing 200-kd and 100-kd Proteins is Associated with an Immune-Mediated Necrotizing Myopathy. Arthritis Rheum, 2010, 62:2757-2766.

[12] Liang WC UA, Suzuki S, Murakami N, et al. Pediatric Necrotizing Myopathy Associated with Anti-3-Hydroxy-3-Methylglutary-Coenzyme A Reductase Antibodies. Rheumatology, 2017, 56:(2)287-293.

[13] Ikeda K, Mori-Yoshimura M, Yamamoto T, et al. Chronic Myopathy Associated with Anti-signal Recognition Particle Antibodies can be Misdiagnosed as Facioscapulohumeral Muscular Dystrophy. J Clin Neuromuscul Dis, 2016, 17:197-206.

[14] Kao AH LD, Lucas M, et al. Anti-Signal Recognition Particle Autoantibody in Patients with and Patients Without Idiopathic Inflammatory Myopathy. Arthritis Rheum, 2004, 50.

[15] Limaye V, Bundell C, Hollingsworth P, et al. Clinical and Genetic Associations of Autoantibodies to 3-Hydroxy-3-Methyl-Glutaryl-Coenzyme a Reductase in Patients with Immune-Mediated Myositis and Necrotizing Myopathy. Muscle Nerve, 2015, 52:196-203.

[16] Pinal-Fernandez I, Casal-Dominguez M, Carrino JA, et al. Thigh Muscle MRI in Immune-Mediated Necrotising Myopathy: Extensive Oedema, Early Muscle Damage and Role of Anti-SRP Autoantibodies as a Marker of Severity. Ann Rheum Dis, 2017, 76:681-687.

[17] Benveniste O, Drouot L, Jouen F, et al. Correlation of Anti-Signal Recognition Particle Autoantibody Levels with Creatine Kinase Activity in Patients with Necrotizing Myopathy. Arthritis Rheum, 2011, 63:1961-1971.

[18] Watanabe Y, Uruha A, Suzuki S, et al. Clinical Features and Prognosis in Anti-SRP and Anti-HMGCR Necrotising Myopathy. J Neurol Neurosurg Psychiatry, 2016, 87:1038-1044.

[19] Rider LG. Assessment of Disease Activity and its Sequelae in Children and Adults with Myositis. Curr Opin Rheumatol, 1996, 8:495-506.

[20] Basharat P, Christopher-Stine L. Immune-mediated Necrotizing Myopathy: Update on Diagnosis and Management. Curr Rheumatol Rep, 2015, 17:72.

[21] Day J, Patel S, Limaye V. The Role of Magnetic Resonance Imaging Techniques in Evaluation and Management of the Idiopathic Inflammatory Myopathies. Semin Arthritis Rheum, 2017, 46:642-649.

[22] Zheng Y, Liu L, Wang L, et al. Magnetic Resonance Imaging Changes of Thigh Muscles in Myopathy with Antibodies to Signal Recognition Particle. Rheumatology, 2015, 54:1017-1024.

[23] Khan NAJ, Khalid S, Ullah S, et al. Necrotizing Autoimmune Myopathy: a Rare Variant of Idiopathic Inflammatory Myopathies. J Investig Med High Impact Case Rep, 2017, 5:5(2):1-4.

[24] Bergua C, Chiavelli H, Simon JP, et al. Immune-Mediated Necrotizing Myopathy. Z Rheumatol, 2016, 75: 151-156.

[25] Vattemi G, Mirabella M, Guglielmi V, et al. Muscle Biopsy Features of Idiopathic Inflammatory Myopathies and Differential Diagnosis. Auto Immun Highlights, 2014, 5:77-85.

[26] Suzuki S, Nishikawa A, Kuwana M, et al. Inflammatory Myopathy with Anti-Signal Recognition Particle Antibodies: Case Series of 100 Patients. Orphanet J Rare Dis, 2015, 10:61.

[27] Mammen AL, Tiniakou E. Intravenous Immune Globulin for Statin-Triggered Autoimmune Myopathy. N Engl J Med, 2015, 373:1680-1682.